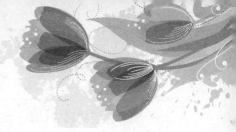

常见病健康管理答疑丛书

月经病预防与治疗 383 问

YUEJINGBING YUFANG YU ZHILIAO 383 WEN

主　编　彭伟明　　谢英彪

副主编　史兰君　　黄志坚　　房斯洋

编　委　虞丽相　　周晓慧　　刘欢团　　朱梦甜

　　　　刘嘉伟　　李　晶　　章盈盈　　张杨洋

　　　　黄　瑶　　宋　鑫　　谢　春

U0273185

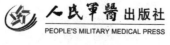

人民軍醫出版社

PEOPLE'S MILITARY MEDICAL PRESS

北　京

图书在版编目（CIP）数据

月经病预防与治疗383问 / 彭伟明，谢英彪主编. —北京：人民军医出版社，2015.12

（常见病健康管理答疑丛书）

ISBN 978-7-5091-8931-3

Ⅰ. ①月… Ⅱ. ①彭… ②谢… Ⅲ. ①月经病－防治－问题解答 Ⅳ. ①R711.51-44

中国版本图书馆CIP数据核字（2015）第266011号

策划编辑：崔晓荣 文字编辑：汪东军 陈 娟 责任审读：郁 静
出版发行：人民军医出版社 经销：新华书店
通信地址：北京市100036信箱188分箱 邮编：100036
质量反馈电话：（010）51927290；（010）51927283
邮购电话：（010）51927252
策划编辑电话：（010）51927288
网址：www.pmmp.com.cn

印、装：北京国马印刷厂
开本：850mm×1168mm 1/32
印张：11.625 字数：255千字
版、印次：2015年12月第1版第1次印刷
印数：0001－4000
定价：33.00元

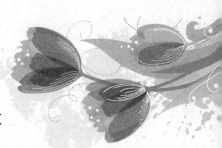

内容提要

　　编者以专家答疑的形式首先介绍了月经病的病因、临床表现和诊断，然后从起居养生、合理饮食、运动健身、心理调适等方面尽可能详细而通俗地阐述与疾病防治的关系，重点解读了西医和传统医学的治疗方法，最后强调了预防保健的重要性，着重选答患者经常询问医生的问题，为读者提供可靠、实用的防病治病知识，适合月经病患者及家属阅读参考。

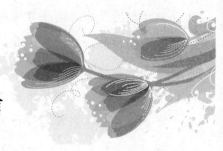

前　言

　　疾病是人体在一定的条件下，受病因作用后而发生的异常生命活动过程，人体的形态或功能发生了一定的变化，正常的生命活动受到限制、破坏，或早或迟地表现出可觉察的症状，这种状态的结局可以是康复或长期残存，甚至会导致死亡。

　　现代医学对人体的各种生物参数都进行了规定，其数值大体上遵从统计学中的常态分布规律，即可以计算出一个均值和95%健康个体的所在范围，习惯上称之为正常范围，超出这个范围便是"不正常"，疾病便属于不正常范围。但需要说明的是，不正常的范围并不一定就是疾病。比如，一个长期缺乏体力活动的脑力工作者不能适应一般人能够胜任的体力活动，稍有劳累就腰酸背痛，这不一定就是患有疾病，可以看作是亚健康状态。

　　《常见病健康管理答疑丛书》是一套医学专家集体撰稿的大众科普读物，采用一问一答的形式，首先对多种常见病症的病因、临床表现和诊断作了较为详细的介绍，然后从起居养生、合理饮食、运动健身、心理调适、护理等方面尽可能详细而通俗地阐述与疾病防治的关系，重点解读了西医和传统医学的治疗方法，最后强调了预防保健的重要性，并着重选答在临床诊疗中患者经常询问医生的问题，为读者提供可靠、实用的防治疾病的知识。这套丛书既适用于患者及家属更全面地了解疾病，也可供医护人员向病人介绍病情，解释采取的诊断方法、治疗方案、护理措施和预后判断。

最后，祝愿每位读者珍爱生命，以健康的身体来实现自己的人生目标！也愿这套丛书能成为广大患者及其家属的良师益友。

编 者

2015年7月

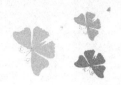

目　录

一、看清月经失调真面目

✿ 1. 女性为什么会有月经

月经是周期性的子宫出血，因多数人是每月出现1次而称为月经。月经的成分主要是血液（3/4动脉血，1/4静脉血），子宫内膜组织碎片和各种活性酶及生物因子。其中纤维蛋白溶解酶使月经血呈液态，不致凝固，前列腺素起收缩子宫的作用。医学上认为唯有灵长类（包括人类在内）经历的生殖周期才叫作月经，除此之外其他哺乳类动物的生殖周期称为发情周期，月经由生殖激素系统调节，是生物繁殖的需要。一个女人的初次月经被称为初潮，而初潮的出现标志着女性已经步入了青春期。女性初潮时的平均年龄为12岁。遗传、饮食与身体健康等多方面因素可以使初潮提前或者延后到来。月经的停止标志着女性已经迈入了绝经期，又称更年期。绝经期女性的平均年龄为51岁，当然就像初潮一样，遗传、疾病、手术与医学治疗等多方面因素会使绝经期提前或者延后，40~58岁步入绝经期均属于正常现象。而绝经期在35岁或之前到来则定义为早衰。

女性的内生殖器官由卵巢、子宫、输卵管构成。卵巢的主要功能是产生卵子和合成卵巢激素，子宫和输卵管则是生育器官，卵巢中含有几十万个卵泡，每个卵泡中含有1个卵子。青春期之前卵泡基本上没有功能。到了青春期，在脑垂体前叶促性腺激素的作用下，不成熟的卵泡逐渐发育，同时合成雌激素。当卵泡发育成熟并排卵之后，卵泡壁塌陷，细胞变大、变黄，称为黄体，它不仅合成雌激素同时还产生孕激素。随着卵巢的变化，子宫内膜受其影响也发生相应的周期性变化。雌激素使子宫内膜增厚，内膜细胞增多、增大，血管变得愈加迂曲，呈螺旋状，称为增殖期子宫内膜。

排卵后，由于雌激素和孕激素的共同作用，子宫内膜发生水肿，腺体产生大量黏液及糖原，内膜厚度由1毫米增加到6毫米，称为分泌期子宫内膜。如果此时排出的卵子受精了，则受精卵经输卵管运送到子宫内发育，称为妊娠，妊娠组织合成一种绒毛膜促性腺激素，它支持卵巢黄体继续发育；如果卵子没有受精，在排卵后14天左右，黄体萎缩，停止分泌雌激素和孕激素，此时子宫内膜中的血管收缩，内膜坏死而脱落，引起出血，形成月经。

因此，月经周期的长短，取决于卵巢周期的长短，一般为28~30天，但因人而异，也有23~45天，甚至3个月或半年为1个周期。只要有规律，一般都属于正常月经。出血的时间一般为2~7天，每一次月经出血总量不超过100毫升。

月经周期则有很大的个体差异，有人少至20天，还有人多达36天，这期间都算正常。据有关调查统计，被调查者中真正每次都能在28~30天来一次月经者大概只占10%。只要每次月经的间隔周期都是一样的就正常。不规则的提前或延后都是不正常的，很可能是某种疾病的症状。

❊ 2. 月经周期的变化过程是怎样的

月经周期是由下丘脑、垂体和卵巢三者生殖激素之间的相互作用来调节的，在月经周期中出现下列的变化过程。

（1）女性达到青春期后，在下丘脑促性腺激素释放激素的控制下，垂体前叶分泌促卵泡激素（follicle stimulating hormone，FSH）和少量黄体生成素（luteinzing hormone，LH）促使卵巢内卵泡发育成熟，并开始分泌雌激素。在雌激素的作用下，子宫内膜发生增生性变化。

（2）卵泡渐趋成熟，雌激素的分泌也逐渐增加，当达到一定浓度时，又通过对下丘脑垂体的正反馈作用，促进垂体前叶增加促性腺激素的分泌，且以增加黄体生成素分泌更为明显，形成黄体生成素释放高峰，它引起成熟的卵泡排卵。

（3）在黄体生成素的作用下，排卵后的卵泡形成黄体，并分泌雌激素和孕激素。此期子宫内膜，主要在孕激素的作用下，加速生长且功能分化，转变为分泌期内膜。

（4）由于黄体分泌大量雌激素和孕激素，血中这两种激素浓度增加，通过负反馈作用抑制下丘脑和垂体，使垂体分泌的卵泡刺激和黄体生成素减少，黄体随之萎缩因而孕激素和雌激素也迅速减少，子宫内膜骤然失去这两种性激素的支持，便崩溃出血，内膜脱落而月经来潮。

❊ 3. 怎样才算正常的月经

由于月经可能受到各种内外因素的影响，故不是一成不变的，只要变化的范围在一定的限度之内，就属于正常月经。正常的月经应具有以下特征。

（1）月经周期：大多数女子的月经周期在28~30天，约有20%的妇女月经周期要长些或短些，只要在20~36天限度内，临床即属正常，即使有些人的周期一贯为40天或更长，但其生理及生殖功能没有受影响，仍可视为正常。

（2）月经天数：一般为3~7天。一次月经量30~80毫升。多数人来月经的第二三天偏多，相当于每天更换卫生巾3~5次。

（3）经血性质：经血与人体内的血液没有区别，但经血流出时混有子宫内膜碎片和黏液，因而为暗红色，比较黏稠，不易凝结。

（4）伴随症状：月经期前后，由于体内激素水平的波动，血管张力的变化及盆腔器官充血，可以出现以下反应：①精神和情绪的改变，如焦虑不安、激动、头痛等；②乳房可有轻微的胀痛和触痛；③轻微的腰痛、下腹胀痛或下坠感。

❀ 4. 从月经量的多少能预知什么

女性一旦出现月经不调，便预示着女性正常的生理过程也发生了紊乱。月经是周期性子宫出血的生理反应，怎样才能知道月经量多了还是少了呢？一般每次月经量30毫升是太少，180毫升又过多。正常的应该是每次60毫升左右。这就需要平时留意卫生巾的使用量，每个周期不超过2包。假如每次用3包卫生巾还不够，每片卫生巾都是湿透的，就属于经量过多。相反，如果每次月经1包都用不完，则属经量过少，应及早去看医生。

盆腔炎症、子宫内膜息肉、子宫内膜炎等均因子宫内膜血液循环不良、退化坏死或盆腔淤血等引起月经过多和经期延长。

❋ 5. 月经紊乱是何因

月经是女性的性别特征，也是女性内分泌的重要信号，月经紊乱是症状，重要的是寻找导致月经紊乱的病因。月经周期的规律性、月经频度、经期持续时间、经量构成月经的4个关键要素（表1）。

表1　月经关键要素等级

周期规律性	不规则	规则	缺如
月经频度	频发	正常（21~35天）	稀发
经期持续时间	延长	正常（4~6天）	缩短
经量	多	正常（30~60毫升）	少

月经的发生需要大脑-下丘脑-垂体-卵巢轴系的正常功能，需要子宫-宫颈-阴道-处女膜月经流通通道的存在与畅通，并且大多数情况下需要体内存在周期性的排卵与其他内分泌腺体的功能正常调节。

依靠大脑-下丘脑-垂体-卵巢轴系的启动，分泌GnRH、FSH、LH，卵巢内卵泡发育与排卵，分泌雌、孕激素，周期的刺激子宫内膜，为受精卵着床发育准备。一旦卵子未受精，黄体萎缩，雌、孕激素水平下降，内膜失去支持而脱落，从阴道排出，表现为月经。

月经紊乱分器质性和功能性。国际妇、产科联合会（FIGO）将所有导致异常子宫出血的病因总结为9个字母（PALM—COEIN）。PALM：P-polyp，息肉；A-adenomyosis，腺肌症；L-leiomyoma，肌瘤；M-malignancy and hyperplasia，恶性肿瘤与增生。这些都是可以通过超声或检查明确的。COEIN：C-coagulopathy，凝血障碍；O-ovulatory dysfunction，排卵异常；E-endometrial，内膜局部异常；I-itrogenic，医源性；N-not yet classified，尚无法分类的。这些多是功能性的。

异常子宫出血分器质性与功能性，后者居多。功能失调性子宫出血（简称功血），是指由于神经内分泌系统功能失调引起的子宫出血。功能性子宫出血分为两大类：无排卵性与排卵性。

青春期功血是最容易解决，也是最让人失望的情况，挺简单的问题，却常常拖到严重贫血的时候才来看病。青春期无排卵性功血是下丘脑-垂体-卵巢轴尚未完全成熟到规律的排卵周期。青春期少女初潮后第1年内80%的周期是无排卵的；第3年内为50%；第6年内为10%。青春期少女初潮后一段时期下丘脑-垂体-卵巢轴复杂而精密的调节关系是不稳定的，易于受各种内外环境改变，如剧烈运动、精神紧张或疾病等影响而失调，需注意保护。

再来说说绝经过渡期功血，虽与青春期无排卵性功血有相似之处，但仍有很多不同之处。绝经过渡期是从规律的月经周期开始出现不规律，月经提前或错后提示已开始进入绝经过渡期。自过渡期至绝经平均约4年。绝经过渡期在出现无排卵周期后又可有正常的排卵月经，无排卵周期逐渐增多，最后卵泡耗竭而绝经，因此过渡期是无排卵与有排卵相间隔的一个阶段，出血亦可能持续反复，亦可间隔正常月经，在绝经前最后几个周期多数是无排卵的。绝经过渡期出血需要仔细的鉴别，绝经过渡期器质性病变较多，常见的包括子宫肌瘤、子宫腺肌病与子宫内膜异位症、内膜息肉、带避孕环出血或与妊娠有关，除外癌前病变或已发生的癌变十分重要。除外器质性病变后方可认为是功血。

更年期出血要详细询问病史，仔细进行盆腔器官检查，有时一检查就能发现出血的原因，B超检查对了解器质病变有帮助。更年期月经紊乱很常见，处理也不难，但要及时就诊，否则不规则出血超过1个月，就诊时可能要诊断性刮宫，即可快速止血，更重要的是需要除外内膜器质性病变，内膜病检对绝经过渡期十分必要，早点来找医生，可能少受此罪。

绝经过渡期功血的处理与青春期类似，一般采用孕激素撤退出血，可适当加用雄激素，以减少出血量。止血后的关键，是要定期随诊，这是一个原则，月经要按时来按时走，否则就要及时就诊。

排卵性功血顾名思义发生于有排卵妇女，以育龄期妇女多见，出血特点是有周期规律。分为两种情况，一种是没有明确病因的出血过多，一种是点滴出血，持续时间较长，出血可在周期的不同阶段。

（1）月经过多指连续数个规则周期月经出血量>80毫升，周期及经期皆正常，常伴有大血块与贫血，或自己感觉月经量增多，影响正常生活，即算月经过多。可能与子宫内膜局部生成因子紊乱或局部纤溶亢进，引起血栓不稳定或再通、内膜剥脱广泛持久有关。

（2）治疗包括药物治疗和手术治疗，包括止血药、口服避孕药、孕激素、放置含孕激素的宫内节育器、手术切除子宫或经宫颈子宫内膜切除术等，医生会根据你的需求提供相应的治疗方案。

（3）点滴出血包括排卵期出血、经前出血和经后出血。排卵期出血系排卵前有雌激素高峰，后下降不能维持内膜而有少量出血。治疗上，明确诊断后，出血不多可以观察；影响生活的可采用月经前半期加用小剂量雌激素，或使用口服避孕药、止血药等。经前出血系黄体分泌雌、孕激素不足，不能支持内膜而提前少量出血，多见于40岁以上卵巢功能开始衰退的妇女。经前出血发生在生育期可影响受孕或易流产。月经后半期加用孕激素可改善经前出血情况。经后7天以上持续出血，可由于黄体萎缩不全或持续过久，雌、孕激素不能迅速下降，内膜不规则脱落而使出血延长。亦可能是下一个卵泡未能及时分泌足量雌激素而修复内膜。在黄体期加用黄体酮可协助内膜全部脱落，若属雌激素不足可用小量雌激素使内膜修复止血。

✳ 6. 月经为什么会失调

　　月经失调也称月经不调，是妇科常见疾病，表现为月经周期或出血量的异常，可伴月经前、经期时的腹痛及全身症状。病因可能是器质性病变或是功能失常。

　　（1）情绪异常引起月经失调：情绪异常，如长期的精神压抑、精神紧张或遭受重大精神刺激和心理创伤，都可导致月经失调或痛经、闭经。这是因为月经是卵巢分泌的激素作用于子宫内膜后形成的，卵巢分泌激素又受垂体和下丘脑释放激素的控制，所以无论是卵巢、垂体、还是下丘脑的功能发生异常，都会影响到月经。

　　（2）寒冷刺激引起月经过少甚至闭经：妇女经期受寒冷刺激，会使盆腔内的血管过分收缩，可引起月经过少甚至闭经。因此，妇女日常生活应注意经期防寒避湿。

　　（3）节食引起月经不调：少女的脂肪至少占体重的17%，方可发生月经初潮，体内脂肪至少达到体重的22%，才能维持正常的月经周期。过度节食，由于机体能量摄入不足，造成体内大量脂肪和蛋白质被消耗，致使雌激素合成障碍而明显缺乏，影响月经来潮，甚至经量稀少或闭经，因此，追求身材苗条的女性，切不可盲目节食。

（4）嗜烟酒引起月经失调：香烟中的某些成分和酒精可以干扰与月经有关的生理过程，引起月经失调。在吸烟和过量饮酒的女性中，有25%~32%的人因月经失调而到医院诊治。每天吸烟1包以上或饮高度白酒100毫升以上的女性中，月经失调者是不吸烟喝酒女性的3倍。故女性应不吸烟，少饮酒。

✹ 7. 月经失调有什么表现

（1）不规则子宫出血：这是一个临床症状，具体包括：月经过多或持续时间过长或淋漓出血。常见于子宫肌瘤、子宫内膜息肉、子宫内膜异位症等疾病情况或功能失调性子宫出血。

（2）功能失调性子宫出血：指内外生殖器无明显器质性病变，而由内分泌调节系统失调所引起的子宫异常出血。是月经失调中最常见的一种，常见于青春期及更年期。分为排卵性和无排卵性两类，约85%病例属无排卵性功血。

（3）闭经：是妇科疾病中常见的症状，可以由各种不同的原因引起。通常将闭经分为原发性和继发性两种。凡年过18岁仍未行经者称为原发性闭经；在月经初潮以后，正常绝经以前的任何时间内（妊娠或哺乳期除外），月经闭止超过6个月者称为继发性闭经。

（4）绝经：绝经意味着月经终止，指月经停止12个月以上。但围绝经期常有月经周期和月经量的改变。表现为月经周期缩短，以滤泡期缩短为主，无排卵和月经量增多。

✳ 8. 月经失调要做哪些检查

（1）B超检查：反映子宫、卵巢及盆腔情况。

（2）细胞学检查：脱落细胞检查，以检查卵巢功能及排除宫颈恶性病变。

（3）活组织检查：确定病变的性质，多用于肿瘤的诊断。

（4）内分泌测定：目前可以测定卵泡刺激素、黄体生成素、泌乳素、雌激素、孕激素、睾酮、三碘甲腺原氨酸、四碘甲腺原氨酸、促甲状腺激素等下丘脑、卵巢、甲状腺及肾上腺皮质分泌的激素。临床常用以了解卵巢功能的简易方法有阴道涂片、宫颈黏液、基础体温及子宫内膜活检等。

（5）X线检查：子宫碘油造影可了解子宫内腔情况，有无黏膜下肌瘤或息肉。蝶鞍正侧位断层可了解有无垂体肿瘤。

（6）宫腔镜或腹腔镜检查：观察子宫腔及盆腔器官的病变。

（7）其他：酌情做肝、肾功能及血液系统的检查。必要时做染色体检查。

月经失调的诊断主要依据病史、体格检查和辅助检查做出诊断。诊断过程中需要重点除外全身或女性生殖器病理原因引起的出血，如血液病、肝肾衰竭、甲状腺功能异常、妊娠及相关疾病、生殖道损伤、感染和肿瘤等。

✳ 9. 药物引起月经紊乱后怎么办

因病用药治疗引起月经紊乱时，首先应征求医师的意见，是否必须继续治疗，所用药量能不能减少。一般在停药或减少药物用量之后，月经会自然恢复。如果不能停药或减量使用，则应以治病为主，待病治愈以后，再设法恢复月经，因为疾病本身也会引起月经变化。个别情况下，也可以边治病，边用少量药物维持月经，以防止闭经时间过长，发生生殖器官萎缩性变化。但必须经医师全面检查并分析病情后决定，不能自己买药服用。

❋ 10. 月经紊乱会引起卵巢疾病吗

月经紊乱是不少女性常遇到的问题，包括周期不断缩短或延长、出血量增多等，这些都属于功能失调性出血，简称为功血。

育龄期女性一般多是因为卵巢黄体功能不好，造成月经紊乱，也就是说虽然有周期，但是周期会缩短，或者月经出血比较多。有些人20天左右就来一次月经，就是因为黄体功能不好。同样有些人可能30天来一次，但是出血时间比较长，这也是因为黄体功能不好引起的。虽然这些情况比较多，但是问题并不是很严重，因为相对来说，出血量还不是太大。

在青春期和更年期女性中更常见的是无排卵性功血。主要特点是几乎没有规律，有时候几个月不来，一来月经就出血很多。有一些少女和更年期女性有时候检查血红蛋白只有5克，正常人的血红蛋白应该是成年男性12～16克，成年女性11～15克，血红蛋白降低1克相当于出血量400毫升左右，如果出血过多，血红蛋白降低了9克的话，就是说出血量已经达到3600毫升，那么人就会变得非常虚弱。引起功血的最主要原因是多囊卵巢综合征。妇科内分泌门诊中多囊卵巢综合征占总门诊量的1/4～1/3。这种病主要表现为女性体内雄激素水平增高，继而引起多毛、痤疮和肥胖等问题。多囊卵巢综合征还可能诱发不

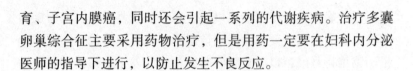

育、子宫内膜癌，同时还会引起一系列的代谢疾病。治疗多囊卵巢综合征主要采用药物治疗，但是用药一定要在妇科内分泌医师的指导下进行，以防止发生不良反应。

❋ 11. 月经期需要忌口吗

月经期胃肠功能常会发生轻度改变，如有人便秘，有人则腹泻，有人不想吃饭，有人恶心。因此，在经期最好不吃或少吃刺激性的食物，更不宜吸烟饮酒。有的人月经来潮期间不敢吃水果和生冷食物，其实西医认为关系不大，再冷的东西到了胃肠道也都变成温暖的了。平时习惯喝凉开水的人，月经期吃水果和生冷食物便不易受影响。但是由于体质和饮食习惯不同，平时不习惯食生冷者，经期进生冷食物，可能就适应不了而出现恶心、腹痛等反应，应该避免。

❋ 12. 经期为什么关节痛

月经性关节疼痛与水盐代谢的紊乱有着密切的关系。月经前期，女性体内的激素水平发生了明显的变化，这时，雌激素和醛固酮分泌得不协调，可造成水和盐分的潴留。过多的水盐积聚在机体的组织内，可出现程度不等的水肿，以颜面、手、足等部位最明显。腹腔脏器及腹壁水肿时，则常有腹胀、满闷的感觉。胃肠道黏膜水肿可产生食欲减退、腹泻等症状。盆腔器官水肿可出现小腹坠胀或疼痛等现象。乳房水肿时可导致乳房胀痛、饱满。水肿明显时，还可以使经前体重大大增加。人体膝关节内有一个三角形的间隙，里面充满脂肪组织，称作髌下脂肪垫，它对关节的功能发挥着重要作用，水盐的潴留使得脂肪垫容易产生肿胀，进而压迫神经末梢，引起疼痛。

预防月经性关节疼痛的发生应主要从以下几方面着手：①要做好经期卫生保健工作，生活要有规律，劳逸结合，保持充足的睡眠，心胸开朗、乐观、豁达大度，尽量避免精神紧张与情绪波动。②饮食以清淡少盐、富于营养且容易消化为宜。③适当进行一些运动，但应防止剧烈的运动。关节疼痛较重的人，可服一些对症的治疗药物，如布洛芬、消炎痛等，或是活血通络、利水消肿的中成药。月经性关节疼痛伴有全身明显水肿者，应及早就医诊治。

❋13. 经期瘙痒怎么办

外阴瘙痒是女性常有的烦恼，常常是遇上经期其痒难忍，真是烦上加烦。发生瘙痒的原因主要由外部因素和内在因素引起的。经期期间，分泌物较多，下阴湿热，如果选用的卫生巾厚实，又不勤于更换，再加上身体的抵抗力下降，很容易发生局部炎症引起瘙痒，如果经期中使用了不洁卫生巾及阴道内藏式卫生棉条的纽带也可成为原因之一，这时如果用手抓或用卫生纸等用力擦拭阴部，或以肥皂用力清洗等动作，都可能使症状恶化，此时，应用温水清洗局部，换掉污垢的卫生巾，穿上纯棉透气的内衣裤，努力做到清洁干燥，还可利用经期护理巾系列内的止痒湿巾拭擦阴部，一般都能起到很好的止痒效果，大部分的瘙痒即可解除。万一瘙痒还不见减轻并伴有其他症状，感觉不正常时，应考虑是其他疾病引起，这时不要犹豫，应速去医院妇科就诊。

✳ 14. 什么是经期过敏

女性在经期，敏感部位的皮肤最易受损伤。据有关调查表明，73%的女性会在经期感到局部皮肤瘙痒、灼痛。使用卫生巾过敏可能有两种原因，一是患者本身皮肤敏感，现在很多卫生巾是干爽网面的，网面是纤维制成的，一部分人可能会过敏。另一种是卫生巾本身不符合标准，达不到卫生要求。此外，对于现在市面上颇为流行的药物卫生巾，有的女性可能也会对这些药物有过敏现象。

有些女性每到经期使用卫生巾后，总会感觉到外阴处有不适感，如微痒、大腿两侧发热、有少许红肿等，这种现象就是卫生巾过敏，原因何在呢？原来平日女性的阴道酸碱值为略酸性，能有效地防止细菌滋长，但到了行经期间阴道呈偏碱性，因而对抗病菌能力大大减弱，此时如果不注意卫生，就容易引起瘙痒、红肿等炎症。对于那些肤质敏感，因生活工作关系走动较多，疏于勤换卫生巾的女性易成为发生对象，而长期使用化纤面料的卫生巾，因透气性差，局部湿热易刺激皮肤也是重要原因之一。因此，有过敏现象的女性千万要注意爱惜自己的身体，切勿以为忍一忍就可以了，而委屈自己，以免影响自己生活的情趣，还给病菌留下可乘之机。经期来时，要保持阴部的干爽清洁，勤于洗换内裤、卫生巾，选用棉质透气性好的卫生巾。

✳ 15. 药物对月经有影响吗

青春期少女或生育期的女性因病用药治疗时会影响月经。影响月经的药物主要有以下几类。

（1）性激素类：不论是雌激素、孕激素，还是雄激素，都影响月经，其影响程度因用量及用药时间长短而不同。

（2）肾上腺皮质激素类：用药时间较久之后，可以引起闭经，或者先发胖，然后闭经。

（3）精神病药物：使用后常常发生闭经，或者发生溢乳-闭经综合征。

（4）抗癌药物：用药量大时，可以抑制卵巢功能，或因全身情况受损而发生月经稀少或闭经。

因此，当月经发生变化时应想想是否用过这些药物。凡因用药物治疗引起月经紊乱时，首先应征求医师的意见，是否必须继续治疗，所用药量能不能减少。一般在停药或减少药物用量之后，月经会自然恢复。如果不能停药或减量使用，则应以治病为主，待病治愈以后，再设法恢复月经，因为疾病本身也会引起月经变化。个别情况下，也可以边治病，边用少量药物维持月经，以防止闭经时间过长，发生生殖器官萎缩性变化。但必须经医师全面检查并分析病情后决定，不能自己买药服用。

❋ 16. 什么是经前期综合证

育龄妇女在月经前7~14天（即在月经周期的黄体期），反复出现一系列精神、行为及体质等方面的症状，月经来潮后症状迅即消失。由于本病的精神、情绪障碍更为突出，以往曾命名为"经前紧张症""经前期综合征"。近年认为本病症状波及范围广泛，除精神神经症状外还涉及几个互不相联的器官、系统，包括多种多样的器质性和功能性症状，故统称为"经前期综合征（PMS）"。经前期综合征是困扰许多女性的主要疾病。经前期综合征具有周期性发作的特征，通常在月经期前7~14天出现症状。它的典型症状包括乏力、紧张、易怒、抑郁、头痛、性欲改变、乳房疼痛、背痛、腹胀、手指及踝关节水肿。在美国，30%~40%的女性都有经前期综合征，它的高发期在30~40岁。大多数女性的症状较轻，而大约10%的女性其症状相当严重。严重的经前期综合征伴有抑郁、易怒及极度情绪不稳，又称为经前期焦虑症。

如果要给经前期综合征下一个较为严格的定义，可以这么说：经前期综合征（PMS）是指反复发生在经前，影响妇女日常生活和工作，涉及身体和精神两方面的综合征。但值得强调的是，90%有周期性月经的妇女有经前生理学改变，但只有对妇女日常生活的安宁有明显影响的才称为经前期综合征。估计有85%的女性在育龄期会时不时地发作经前期综合征、40%的女性经常性发作。另外有10%~15%的女性患有严重的影响生活的经前期综合征。经前期综合征症状有身体方面的，也有精神方面的。一般在经期前1~14天发作。待行经后便奇迹般自然消失了。一般来说，在接下来的2~3周里没有任何症状，直到下一个周期开始。

有100~200种症状与经前期综合征有关，但最主要的包括以下症状：痤疮、焦虑、背痛、水肿、乳房肿痛、嗜甜、爱哭、抑郁、懒惰、疲劳、头痛（包括偏头痛）、敌意、易怒、关节痛、记忆力差、情绪波动、烦渴、体重增加。其他一些比较少见但确实存在的经前期症状包括便秘、哮喘、迷失方向、腹泻、药物滥用、腿脚懒惰、对声音超敏感、自我伤害、颤抖、自杀的想法等。每月都要经历一次这样的痛苦折磨，这真是太可怕了！有些研究者还发现，那些患有严重经前期综合征的病人在这一时期很有可能做出一些过激的行为，如药物和酒精滥用、暴力犯罪等。

值得庆幸的是，并不是每个人都同时发作上述所有的症状，但即使只有一种症状，每年反复发作十多次，也是一件很痛苦的事情。经前期综合征会影响女性生活的各个方面——包括工作、家庭、朋友和内心的安宁。因为经前期的懒惰、疲劳和抑郁，有的育龄女性每个月都有一次情绪失控，这已经严重影响其家庭生活。每次经前期一过，这些育龄女性就得花1~2周的时间来处理之前惹下的麻烦，重新经营夫妻关系。等彼此刚刚要把发生过的不愉快的事情统统忘记的时候，下一个麻烦周期又来了。

有些病人主诉全身都有肿胀的感觉，但是，经过医生检验，往往却是检查不到她们身上有什么不妥。有人推测说，妇女来经前，孕激素分泌减少，雌激素相对过多，促使水盐潴留，才会引起上述症状。关于经前期综合征的症状，其实是各说各的，医生通常都检查不出来，只能从病人主诉中了解她们的感觉。

经前期综合征的症状，除了表现在肉体上，也表现在精神上和行为上。有的病人也主诉失眠、情绪紧张和感到焦虑。流行病学证据表明，妇女在月经前的1周里，比在月经周期的其他时间，更有可能出现狂暴行为，甚至精神病剧烈发作或自杀。经前期综合征的症状，一般是在月经来潮前的7~14天开始出现，到了经前两三天病情就会加重，不过，行经后症状就会消失或者明显减轻。

经前期综合征发病原因虽然还不很明确，但通过近年的深入研究，经前期综合征的发病诱因可能产生于黄体的雌二醇、孕酮和（或）它们的代谢产物。由于它们的周期性改变，通过神经介质的介导（它们包括内啡肽、5-羟色胺，甚至还有 γ-氨基丁酸、肾上腺素能神经系统），而影响脑内某些区域功能，形成精神神经内分泌障碍，产生众多、涉及多系统的症状。外周血内卵巢甾体激素水平在经前期综合征病人虽仍在正常范围，但它并不反映中枢神经系统内的水平，它对中枢神经介质的影响仍与健康妇女不同。预测神经介质学说，可能圆满解释经前期综合征多因素、异原性障碍这一特点。

经前期综合征的病理生理存在多种因素复杂的相互影响。女性激素看来是经前期综合征的必需因素，但不是单纯足以引起经前期综合征的病因。经前期综合征的易感因素可能与患者本身的神经过敏体质或存在其他生物学异常，如甲状腺功能亢进症（甲亢）、甲状腺功能减退症（甲减）、维生素B_6缺陷等有关。在易感患者，性激素与脑神经递质相互作用引起的脑5-羟色胺、阿片肽和单胺类等神经递质活性的改变是引起经前期综合征情感症状和应激行为反应失常的原因。

由于经前期综合征的临床表现多样化，严重性不一，因此不可能一种治疗方法解决所有症状。临床医师必须根据该症的病理生理和精神社会学特点，设计个体化治疗方案以达到最大疗效。

✳17. 什么是月经先期

月经先期系由气虚不固或热扰冲任，血海不宁，导致月经周期提前7天以上，甚或半月余一行的月经病，亦称"经期超前""经早"。月经仅提前3~5天，或偶尔提前一次，又无任何不适者，不作月经先期论。月经先期多见于育龄期妇女。本病可见于有排卵性功能失调性子宫出血病的黄体功能不足、放环后月经失调、慢性盆腔炎等疾病。

月经先期的病因主要是气虚和血热。因为气有摄血功能，气虚则不能摄血，冲任二脉失去调节和固摄功能；血得热则妄行，故血热可使经血运行紊乱而妄行，均可致月经提前。引起气虚和血热的病因有以下几种情况：①气虚：由于饮食失节，或劳倦过度，或思虑过极，均可损伤脾气，而使脾虚气弱，冲任不固，无力统摄经血，以致月经提前而行。②血热：如素体阳热偏盛，或过食辛辣助阳之品，可使热伏于冲任，迫血妄行而致月经提前而行，此属实热所致。如经常急躁郁怒可以伤肝，使肝火妄动，影响血海和冲任对月经的调节功能而致月经先期，也属实热。如素体阴虚内热，或久病阴亏，或因失血后伤阴，均可使阴虚生内热，热扰冲任，而致月经先期。

月经先期可以分成几种类型，症状如下：①气虚型：月经先期，经色淡红，质清稀薄，或伴量多，面色苍白，神疲乏力，头晕心悸，少气懒言，纳少便溏。苔薄，舌质淡，脉细无力。②实热型：月经先期，经色深红，经质黏稠，或伴量多，烦躁口干，大便干结，小便短黄。苔黄，舌质红，脉数。③肝热型：月经提前，经色紫红，有血块，或伴经量多。胸闷胁胀，乳房胀痛，心烦急躁，或口苦咽干。苔薄黄，舌红，脉弦数。④虚热型：月经先期，色红，或伴经量增多，两颧潮红，手足心热，口干咽燥。苔少，舌红少津，脉细数。

诊断：①月经周期提前7天以上，甚至半月余一行，连续2次以上。②月经周期提前半月，应与经间期出血、青春期、更年期月经先期相鉴别。月经周期提前7天以上，经期和经量基本正常，如偶然一次月经周期提前不列入本病。如月经周期提前到10余天的，应与月经中期（排卵期）出血鉴别。经间期出血常发生在月经周期的12~16天，但不一定每次月经中期均出血，出血持续1~2小时或2~3天，流血量一般较少。黄体功能不健是由于黄体发育不良，提早萎缩，故表现为月经周期短，提前来潮，有时伴月经量增多、流产、不孕等症。基础体温呈双相，黄体期体温持续时间短，血内分泌检查孕酮水平降低。放环后月经失调（包括月经先期），该病患者放环前月经正常，放环后出现月经先期及伴随症状。慢性盆腔炎常导致卵巢功能失调，表现为月经失调，经常下腹一侧或双侧疼痛、腰酸、带多，或低热。妇科检查时下腹双侧有压痛，附件增厚或有包块，盆腔B超提示附件区有界限不清之包块或增厚粘连组织。

月经先期常伴经量增多，治疗时应重视经量的变化，恰当增加减少月经量的药物，如仙鹤草、墨旱莲、地榆、生地黄、生蒲黄等。

✳18. 月经先期者的治疗要注意什么

（1）注意饮食：月经先期的发病与饮食失节伤脾、过食辛辣助热的食品和药物有关，故气虚者应调节饮食，要清淡可口，富于营养。血热阳盛体质者尽量避免服用辛辣刺激及膏粱厚味食物。情绪易激动，经常暴怒也可引起月经先期，甚至月经量增多，故平时要调节情绪，减少抑郁或暴怒，可促使月经周期逐渐恢复正常。

（2）及时治疗：月经先期如及时治疗，一般来说预后良好，都能恢复正常月经周期，如不及时治疗，或不按医嘱用药，本病常可诱发月经量多或淋漓不净，甚至发展为崩漏，治疗也较困难，并可进一步影响全身体质状况和脏腑、气血功能。

（3）查清病因：治疗月经先期也应遵循月经病的治疗原则，即全身疾病与月经失调的关系，如果经过较长时期治疗，月经先期仍不能治愈，应进一步寻找原因，例如有盆腔炎者应同时治疗盆腔炎。有放环史的，应检查患者对节育环的适应性及节育环的位置是否正常；必要时可以换另一种类型的节育环或暂时取环，待月经正常后换置另一种类型的节育环。此外还须考虑是否有内科疾病影响月经周期，如血液病、肝炎等。如与后者有关，当以治疗内科病为主。

（4）连续治疗：月经先期者因其月经周期短，要调整其月经周期，单靠经期服药无济于事，应在经前10~14天开始服药，至月经干净后停药。下个周期如法服药。

（5）治愈标准：月经病的治疗要有3个月经周期以上正常才算治愈，然后可用中成药巩固或食疗调治。有些患者认为一次月经正常就算治愈，停止继续治疗，结果时隔不久，月经先期之病又可复发，故必须连续治疗至3个月经周期正常。

❋ 19. 什么是月经后期

月经后期系由营血亏损、阳虚、寒凝、气滞、冲任不畅导致月经延后7天以上而至，甚或40~50天一行的月经病，也称"经期退后""经期错后"或"经迟"。如每次仅延后3~5天，或偶尔错后一次，下次仍能如期来潮的，不做月经后期而论。另外，在青春期月经初潮后数月内，或在更年期绝经前，经期时有延后，如无其他伴随症状，也不视为"月经后期"。月经后期以青年期及育龄期妇女多见，本病一般情况下预后较佳，经治疗后大部分能恢复正常月经周期，少数患者因冲任提早衰竭（卵巢早衰），则恢复正常月经周期比较困难，终至闭经或提早绝经。

月经后期的主要病机是机体营血不足，致血海空虚、经脉不通、冲任受阻或痰湿瘀滞。病因有虚、实两方面，虚者可因久病体虚，营血不足；或长期慢性失血，饮食不当，劳倦过度，损伤脾胃，生化之源不足；或素体阳虚，或久病阳衰，均可导致血源不足，脏腑失于温养，影响血的生化与运行，使血海不能如期满溢，而致月经后期。实者可因外感寒邪或素多忧思抑郁，气不宣达，可使寒凝或气滞，血行受阻，冲任气血运行欠畅，血海不能如期满溢，而致月经后期。

月经后期可以分成几种类型，症状如下：①血虚：月经后期而行，伴量少，色淡红，下腹隐痛，头晕眼花，心悸少寐，面色萎黄。舌质淡，脉细弱。②血寒：月经延后，量少色暗有血块，小腹冷痛，热敷痛减，肢冷畏寒。苔白，脉沉紧。③虚寒：月经后期，量少色淡，质清稀，小腹隐痛，喜用热敷，腰酸乏力，小便色清，大便稀薄。舌淡，苔白，脉沉细弱。④气滞：月经后期，量少色暗，或有血块，下腹胀痛，胸胁及乳房胀痛。苔薄，脉弦。挟瘀者，经行下腹胀痛较甚，舌质紫暗或有瘀斑。

诊断：①月经周期超过35天，连续2个月经周期以上。②育龄妇女周期延后，应与妊娠、青春期、更年期月经后期相鉴别。③妇科检查、B超或气腹造影，以排除子宫及卵巢器质性疾病。

✱20. 月经后期的原因可能有哪些

每月和女性朋友见一次面的"月经"是再正常不过的生理现象了。但是很多女性朋友都有月经方面的困扰，如痛经、月经推迟、月经提前等。这些问题像一颗"定时炸弹"，让女性倍感煎熬。

月经推迟的女性朋友很多。有的经常月经推迟，有的一直很规律却因种种原因在某个月月经推迟。月经推迟首先需要考虑两个方面的原因：妊娠、月经不调。

在排除是妊娠的情况后，还应考虑其他可能性，如避孕药之类药物的不良反应、手术引起的月经推迟、神经内分泌功能失调等。这些原因都有可能引起月经推迟。

月经推迟作为月经不调的一个表现，是很多都市女性烦恼的问题。除了上述原因，生活习惯往往是罪魁祸首。正值生育年龄的女性，如果长期处于压力下，会抑制脑下垂体的功能，使卵巢不再分泌女性激素及不排卵，月经就会开始紊乱。同样，长期的心情压抑、生闷气或情绪不佳，也会影响到月经。

排除压力因素，女性经期受寒，会使盆腔内的血管收缩，导致卵巢功能紊乱，也可引起月经量过少，甚至闭经。此外，滥用药、经常使用电脑、在嘈杂的环境生活等都有可能影响到女性经期，从而发生如月经推迟等情况。

在这种情况下，由于自己很难判断到底是哪种情况引起的月经推迟，为防止发生不良后果，女性朋友应当积极到医院检查就诊，定期做体检，同时保持愉悦的心情，让月经不调远离自己。

✽ 21. 治疗月经后期要注意什么

月经后期经行量少时要与妊娠出血鉴别，尤其是宫外孕出血（未破裂期）。可做尿妊娠试验、血人绒毛膜促性腺激素测定、盆腔B超、妇科检查等可以鉴别。

月经后期及时治疗，一般情况预后良好，可恢复正常月经周期。如不按计划治疗，本病可发展成闭经，尤其是40岁以上的妇女，多次人工流产手术，影响子宫内膜功能和卵巢功能，久而卵巢早衰，提早绝经。

本病如经过较长时间中药治疗无效，血内分泌检查异常，主要表现为促卵泡激素增多，雌二醇减少，应予中西药结合治疗。

❋ 22. 什么是月经先后无定期

月经先后无定期系由肝郁肾虚、气血失调导致血海蓄溢失常，出现月经周期提前或延后7天以上而至的月经病，亦称"经水先后无定期""经乱"。如仅提前或错后3~5天，不作"月经先后无定期"。本病见于妇女各年龄阶段，而以青春期少女多见，更年期妇女见月经先后无定期，常提示即将进入绝经阶段。本病治疗后一般预后良好，除更年期妇女外，多数可恢复正常月经周期，亦有少数病情发展为崩漏，则治疗有一定难度。本病相当于西医的功能失调性子宫出血病。

本病的主要病因是冲任调节气血功能失调，而致血海的蓄溢失常所致，病因以肝郁和肾虚为多见。①肝郁：由于情志抑郁或多怒伤肝，影响肝的疏泄和藏血功能，导致气血失调，血海蓄溢的功能失调，有时疏泄过度，则月经先期而致，有时疏泄不及，则月经后期而行。②肾虚：素体肾气不足，或年少肾功能尚未健全；或久病失养，或年近更年期，肾的功能衰弱，藏泄失常，冲任失调，血海的蓄溢功能紊乱而致月经或先或后。

月经先后无定期可以分成几种类型，症状如下：①肝郁：月经周期或先或后，经量有时多，有时少，色紫红，下行不畅，常伴胸胁、乳房、少腹胀痛，时时嗳气叹息，脘闷食少。

苔薄，脉弦。②肾虚：月经周期或先或后，经行量少，经色淡黯，质稀薄，伴腰骶酸痛，头晕耳鸣。舌淡，脉沉细弱。

诊断：①月经周期或前或后，均逾7天以上，并连续2个月经周期以上。②月经周期紊乱应与青春期、更年期月经紊乱相区别。③妇科检查及B超等排除器质性病变。测基础体温，阴道涂片、宫颈黏液结晶检查以了解卵巢功能情况。血内分泌检查可以提示内分泌紊乱情况和病的预后。

由于月经先后无定期的主要病因在于忧思、抑郁或多产、房劳，因此要注意调情志、节嗜欲。平时要保持心情舒畅，避免忧思郁怒，要节制生育和节欲防病。

23. 青春期和更年期妇女的月经先后无定期的治疗原则有何不同

本病治疗时还需参考年龄因素选择不同的治疗原则。如本病发生于青春期少女，其基本病理是肾气尚未发育健全，冲任气血尚未充盛，血海蓄溢功能紊乱而出现月经或先或后，治疗是以补肾为主，逐渐恢复肾和冲任的功能，恢复正常的月经周期。如本病发生于更年期妇女，其基本病理是肾气已渐渐衰竭，冲任气血亦趋于衰弱，月经由紊乱而至绝经，因此治疗当以扶助肝、脾、肾三脏，尤以扶肾为主，平衡肾中阴阳，顺利地渡过更年期，而不是恢复正常月经周期。

月经先后无定期不及时治疗，或治疗不当出现经量增多如崩，或经期延长，淋漓不净，即发展为崩漏病，即按崩漏治疗。

✳ 24. 什么是月经过多

月经过多系由气虚、血热使冲任不固，或因瘀血内阻，血不归经，致月经量较正常明显增多，而周期基本正常的月经病，亦称"经水过多"。正常情况下，一般每次行经排出的经血总量为50~100毫升。由于个人的体质、年龄和所处的地域、气候、环境及生活条件不同，经血排出量有时会略有增加或减少，如此者多属正常生理范畴，可不作经量失常论。若经血排出量过多或过少，则属病态。

本病主要是由于脾肾亏虚，冲任不固，或血热迫血妄行；或瘀血阻滞，新血不得归经所致。①气虚：素体气虚或病后气虚，以致气不摄血，经血过多。②血热：素体阴虚或热病伤阴，阴虚内热，迫血妄行而经血过多。或阳盛体质，又过食辛辣食品或辛热助阳药物，也可热扰冲任，引起月经过多。③血瘀：经行不畅瘀血留滞，积于冲任，瘀血不去，新血不得归经。

本病可以分成几种类型，症状如下：①气虚：月经量多，色淡红，质清稀，头晕乏力，懒言少气，纳少便溏。苔薄，舌质淡，脉细无力。②血热：实热者经行量多，色红黏稠有块，口干喜冷饮，心烦易怒，便秘尿赤。苔黄，舌红脉弦带数。阴虚内热者伴口干咽燥，头晕耳鸣，腰膝酸软。舌红，脉细数无力。③血瘀：经行量多，色紫暗有血块，下腹胀痛，血块下后痛减。舌质紫暗或有紫斑，脉弦。

诊断：①月经周期基本正常，经量明显增多，在50毫升以上，或时间超过7天。②妇科检查及B超检查，排除子宫肌瘤等器质性疾病。③排除血小板减少症及凝血机制障碍所致月经过多。

要重视节制生育和节欲防病，避免生育过多过频及经期、产后交合，否则损伤冲任、精血、肾气，导致月经疾病。平时应多加注意，在经期、产后更要重视，既可减少又可防止本病的发生。

✳ 25. 月经过多患者要注意什么

精神情绪可以影响丘脑下部的内分泌调节功能，导致月经失调，经量过多。肝主藏血，又有疏泄调达功能，如果情志不畅，肝失疏泄功能，也可引起月经过多。故情绪舒畅可防止月经失调和月经过多。同时平时还应注意饮食调养，保持机体正气充足，也可防止月经过多。

月经过多如不及时治疗或治疗不当，伴发月经周期和经期紊乱，则可发展为崩漏。如果月经过多的病程较长，或经量多如注，会引起血虚（贫血），脏腑失去血的滋养。

月经血是子宫内膜周期性剥落出血，中医认为是胞宫执行"泻"的功能，即行月经，故月经血要下行通畅，而血量又不宜过多，由此治疗月经过多时，在月经的前三天内以减少血量为妥，如果一次使用大剂量的止血药，尤其是炭类止血药，虽然出血已止，但常有下腹胀坠不适等症，继而又淋漓出血不止，导致经期延长，这一点常被疏忽。

月经过多时病人有紧张恐惧情绪，因此要安慰和安定病人的情绪，配合治疗。血止后根据病人的全身情况进行中药调养，调整脏腑气血功能，防止月经过多发生。

有内科疾病者，如肝病、血液病者应同时治疗内科病。因为这类病人的月经病是由内科病引起的，所以当先治病为主，病愈经亦能自调。

提倡劳逸结合，尤其在经期更要适当休息。平时加强体质锻炼，增强脏腑功能。

✿ 26. 上环会引起月经过多吗

个别女性上环后，常常出现月经偏多、月经周期延长、痛经。这一现象的出现，原因是多方面的，并非都是宫内节育器本身的原因。

子宫内膜是很脆弱的，如果在上环时将细菌、病毒带入宫腔，或上环后不注意卫生，均容易造成宫腔感染，发生出血过多、经期延长、痛经。但上环时引起感染的可能，在正规医院是极少发生的。

子宫内膜受到宫内节育器的压迫，可造成局部充血、水肿，甚至发生坏死，形成受压部位溃疡出血。这种情况与少数人不适应有关，一般经过一段时间后可以自愈，当然也可通过治疗很快康复。

宫内节育器可使纤维蛋白溶解酶活性增高。溶解酶活性增高导致纤维蛋白溶解，血液凝固功能遭到破坏，因而出血量增加。不仅如此，个别女性上环后体内前列腺素增加。前列腺素增加的结果，不但会导致血小板凝集功能障碍，还会增加子宫收缩的频度，造成出血增多、痛经。如果发生宫内节育器变形、扭曲、位置异常，嵌顿在子宫壁上，也可引起出血增多或痛经。

此外，如果原来就有出血倾向、凝血功能障碍、慢性子宫内膜炎或平时月经过多等疾病，强行上环也会导致月经过多。

❀ 27. 月经过多怎么办

女性月经来潮时，有的稍多一点，无须治疗。但是有的人月经大量出血，来势很猛，则是病态，中医学称为崩证。有的人虽然每天出血量并不很多，但经期延长，淋漓不止，仍属月经过多，中医学称为漏证。一般合称为崩漏。

崩漏多见于50岁左右绝经期前后的女性，也较常见于青春期的少女。

引起崩漏的原因，大多是体质虚弱，气血不足。病人除阴道大量出血之外，还兼有精神不好、懒说懒动、气短心慌、饮食减少、四肢乏力、面色苍白等症状。应当采用补益止血治疗。一般可服归脾丸、黑归脾丸、八珍丸等成药，也可用黄芪、党参各30克，炒艾叶、炒地榆各15克煎水，另外蒸化阿胶15克，分3次冲入煎剂服用。

有的崩漏，并非体质虚弱，气血不足，而是由瘀血停滞引起的。病人月经淋漓不止，或月经量多而有紫黑血块，小腹疼痛拒按，并有心烦不安等症状。应当采用逐瘀止血的治法，一般可用蒲黄6克、五灵脂6克、香附10克、乌贼骨粉15克煎水，另外蒸化阿胶12克，分3次兑入煎剂服用。

❀ 28. 如何预防上环后月经过多

上环后月经过多是需要认真诊治的。有些人认为"月经多点没有什么，没必要大惊小怪，不需要进行治疗"，这种观点是错误的。因为在正常情况下上环是不会导致月经过多的，月经过多本身就是疾病。

凡是上环后月经明显增多，而且伴有腹痛、腰痛、下坠、发热、出血过多，阴道分泌物有异味等症状，就应引起警惕，及时去医院找医师诊断清楚。

当然，上环要严格掌握适应证，不可勉强为之。上环后一定记住医师的话，不要"闯红灯"，上环后的1周内忌食辛辣、酒类等刺激性较强的食物，不要过于劳累，不要用浴盆洗澡。应注重个人保健，注重阴部卫生。

上宫内节育器后出现异常，应及时查明原因，针对病因进行治疗。如果经X线、B超、子宫造影证实属于宫内节育器形状、位置的问题，则应及时更换。这对于因宫内节育器压迫局部造成的溃疡性出血有良好效果，因更换后出血部位有修复的机会，便于溃疡面的愈合。

对于出血偏多者，可在医师的指导下进行一般的止血治疗。有炎症者，应进行抗生素治疗。

出血较多者，应及时去医院查明原因，针对出血原因采取措施。除了一般的止血药物外，还可运用中医药进行辨证施治。如果出血较多，颜色鲜红，口干舌燥，大便秘结，可用白茅根、生地炭、茜草、炒栀子、生地榆等治疗。倘若出血较多，颜色紫暗，腹痛较重，小腹有下坠感，宜用当归、川芎、丹参、红花、益母草、三七等。假如出血颜色较淡，时间较长，面色无华，四肢乏力，头晕耳鸣，则用炙黄芪、阿胶、墨旱莲、太子参、三七、禹余粮、贯众炭等。

药物治疗没有明显效果，而且出血量又大者，可考虑暂时取出宫内节育器。

❋ 29. 什么是月经过少

月经过少系由精血衰少，血海不盈，或痰阻瘀滞，血行不畅,致使经期虽准,但经量较正常明显减少,或经期不足2天经量少的月经病,又称"经量过少""经少"。如果偶尔一次经量减少,或绝经期妇女出现渐次减少,可不作病论。月经过少常与月经后期并见,常伴体重增加。本病发生于青春期和育龄期者可发展为闭经,发生于更年期者则往往进入绝经。本病相当于西医的功能失调性子宫出血、多囊卵巢综合征、卵巢早衰、人流手术后宫腔粘连或大失血后等疾病。

月经过少的病因病理有虚有实,虚者多因素体虚弱,大病、久病、失血或饮食劳倦伤脾,或房劳伤肾,而使血海亏虚,经量减少;实者多由瘀血内停,或痰湿壅滞,经脉阻滞,血行不畅,经血减少。

月经过少可以分成几种类型,症状如下:①血虚:月经量少或点滴即净,色淡,头晕眼花,心悸无力,面色萎黄、下腹空坠。舌质淡,脉细。②肾虚:经少色淡,腰酸膝软,足跟痛,头晕耳鸣,尿频。舌淡,脉沉细无力。③血瘀:经少色紫,有小血块,小腹胀痛拒按,血块排出后痛减。舌紫暗,脉涩。④痰湿:月经量少,色淡红,质黏腻如痰,形体肥胖,胸闷呕恶,带多黏腻。舌胖,苔白腻,脉滑。

诊断:①月经周期基本正常,经量很少,不足30毫升,甚或点滴即净。②本病应与早孕激经相鉴别。③排除因结核病引起的月经过少。

在经期要注意保暖,忌涉水,不宜过食生冷寒凉之物,以免凝滞气血。经期要保持心情舒畅,注意调情志、适劳逸,以免气滞血瘀。平素要注意营养、加强锻炼,不断增强体质,以预防因气血不足导致的月经过少。做好计划生育,尽量少做人工流产,以减少对子宫内膜的损害。预防结核感染,一旦感染应及时治疗。一旦出现月经过少,应及时针对病因治疗。

✻ 30. 月经过少患者要注意什么

引起月经过少的因素很多，要仔细询问病史和认真检查分析病案，正确辨证治疗，防止其发展为闭经。做内分泌激素检查时必须停服含内分泌激素药物3个月，至少1个月以上。在分析报告时应问清末次月经日期及抽血日期，然后按其抽血处于月经哪一期，对照该期的正常参考值进行分析。对多囊卵巢综合征或卵巢早衰等病表现月经过少要予以重视，如果单纯中药治疗效果不佳时，可采用中西药同时治疗。月经过少伴月经后期者要与流产或宫外孕鉴别，不可疏忽，以免耽误病情。

✻ 31. 什么是经期延长

经期延长系阴虚内热、瘀阻冲任、血不归经致使经期虽基本正常，但行经时间超过7天，甚至淋漓半月方净的月经病。本病可发生于任何年龄，更年期妇女见经行淋漓终月不净者，应警惕宫体或宫颈病变；育龄期妇女经期延长，可见于放环后月经失调或有排卵型月经失调——子宫内膜脱落不全；青春期少女见经期延长者，可能为有排卵型月经失调。经期延长也可见于子宫内膜炎、子宫内膜息肉、子宫黏膜下肌瘤或子宫颈息肉等病。

本病的病理有虚有实，常见的有阴虚、脾虚、血瘀和湿热。①阴虚：素体阴虚或久病伤阴，阴虚内热，热迫冲任，经行淋漓不净。②脾虚：脾主统摄，脾虚气弱，统摄无力，而致经血淋漓不净。③血瘀：瘀血留阻胞宫，新血不得归经，而致经血延期不绝。④湿热：经行产后（包括人工流产术后），感受湿热病邪，滞于胞宫，经血淋漓不净。

经期延长可以分成几种类型，症状如下：①阴虚：经期延长，经血持续不止，量少色鲜红，质黏稠，心烦口干。舌红，脉细数。②脾虚：经期延长，经血淋漓不止，量少色淡，质清稀，神疲倦怠，纳少便溏。苔薄，舌淡，脉濡细无力。③血瘀：经期延长，量少色暗，有时量多而有血块，下腹胀痛拒按。舌紫或有瘀斑，脉弦。④湿热：经期延长，色红黏腻，有时臭秽，下腹胀痛拒按，平时带色黄，肢体倦怠，步履沉重。苔黄腻，脉滑数。

诊断：①月经周期基本正常，行经时间超过7天，甚至淋漓半月始净。②应与漏下和赤带相鉴别。③必要时做妇科检查或B超检查，排除宫颈息肉、宫颈炎或子宫器质性病变。

避免精神刺激，减轻体力劳动。

✱32. 不排卵的女性会不会来月经

不排卵的女性也会来月经，医学上称为"不排卵月经"。这与正常的月经不一样，属于"功能性子宫出血"的范畴。这种月经的特点是时间不规律，血量多少不定，有时很多，有时又很少。如同月经一样的定期出血、定期停止出血的情况很少。这是因为出血的原因与正常月经不一样，不是由于雌、孕激素同时减少，子宫内膜的一部分脱落而出血，而是只受雌激素的作用，当雌激素水平波动时，子宫内膜一部分脱落而出血。所以出血时间长短不定，出血量或多或少，多时可以在短期内引起贫血。少女比较容易出现这种情况，但不必忧虑，等年龄大一些，卵巢功能发育成熟以后，可以自然缓解。如果流血过多，可请医生指导治疗。

排卵的时候，少数会感到一侧小腹发胀或轻微疼痛，阴道分泌物增多，而且分泌物透明，但要确定是不是排卵，还要靠科学的方法来证实。最简单易行而又无痛苦的方法是测量基础体温，就是绝对安静状态下的体温。测量方法是在清晨刚刚睡醒，尚未起床，没有进行任何活动时，将体温表放入舌头下面测量体温5分钟；如果上夜班，熟睡超过3小时后测体温也可以。如果没有排卵，整个月经周期内基础体温的波动很小，称为单相型体温；如果有排卵，则月经前半期的体温稍有下降，至月经半期即升高0.3℃以上，直到下次月经来潮后又下降，称为双相型体温。这种方法比较可靠，它除了判断有无排卵以外，还可以判断黄体功能的好坏。此外，医生还可以通过观察宫颈黏液变化，阴道涂片细胞学检查，B型超声探查卵泡变化和刮取子宫内膜做病理切片等方法，来判断有无排卵。

✱ 33. 什么是崩漏

崩漏因血热、脾虚、肾虚、血瘀等导致冲任损伤，不能约制经血，非时而下。量多如注者为崩，量少淋漓不尽者为漏，两者常交替出现。多见于子宫功能性出血。本病可发生于妇女各年龄阶段，一般青春期和更年期妇女发生的崩漏，其临床表现类似西医的无排卵性功血。育龄期妇女发生崩漏的临床表现，类似西医的排卵性功血。崩漏的定义历来有广义与狭义两种，狭义崩漏仅指月经的期与量的异常，广义崩漏泛指一切不规则的阴道出血，如流产及产后大出血，子宫肌瘤（尤其是黏膜下肌瘤）大出血等，本书指狭义崩漏。如崩漏大出血而致昏厥者，根据《内经》"急则治其标"的原则，迅速止血，必要时中西药同时治疗，以防血脱亡阳，生命危在旦夕，如积极治疗，预后还是良好的。

由情志抑郁、操劳过度、产后或流产后起居饮食不慎、房事不节等引起冲任二脉功能失调而致。①暴崩致脱：血崩日久不止，导致脏腑气血虚脱。②气血两虚：崩漏反复发作，气随血去，导致气血两虚。③脾肾两虚：素体脾虚或多产房劳伤肾，同时饮食不慎，脾胃受损，脾肾两虚，统摄无力而致崩漏。④肝肾阴虚：素体阴虚或大病失血，精血两亏，冲任失养而致。⑤血热妄行：素体阳盛或情志不畅，郁而化火，伤及冲任。⑥气滞血瘀：肝郁气滞，久滞血瘀，瘀阻胞宫，新血不得归经，离经之血妄行而致。

本病可以分成几种类型，症状如下：①暴崩致脱：血崩日久不止，血多色淡，质清稀，头晕乏力，胸闷气短，肢冷汗多，面色苍白。舌淡胖，脉细弱欲绝，血压偏低或低于正常。②气血两虚：突然暴崩出血，色淡质稀，怕冷自汗，面色苍白，全身乏力。舌淡，脉细弱。③脾肾两虚：经血紊乱，经量多或淋漓，色淡清稀，乏力纳少，腰膝软酸。苔薄，舌淡，脉细弱而沉。④肝肾阴虚：崩漏日久，血色鲜红，潮热口干，手足心热，头晕腰酸。舌红，脉细数。⑤血热妄行：经血或崩或漏，色紫红稠，烦热口渴，下腹胀痛，尿黄便秘。苔黄糙，舌红，脉弦数或滑数。⑥气滞血瘀：崩漏日久，色紫有块，下腹胀痛拒按，血下痛减。舌紫暗，边有瘀斑。脉弦细或涩。

诊断：①经血无周期可循。②经量或暴下如注，或漏下不止，或两者交替出现。③须与胎漏、异位妊娠、产后出血、赤带及癥瘕、外伤引起的阴道出血相鉴别。

加强锻炼，增强体质，提高抗病能力。生活起居要有规律性，应舒畅情志，勿食辛辣刺激之物。育龄期注意避孕，以免过多人工流产而致肾虚。

✳ 34. 崩漏常出现哪些并发症

崩漏是月经量严重失常的一类月经病，致病原因多，病机复杂，发病过程常因果相干，气血同病，多脏受累，故崩漏常反复难愈。就病之新久而言，"暴崩者，其来骤，其治亦易；久崩者，其患深，其治亦难"。《女科证治约旨》云：崩漏"崩中者，势急症危，漏下者，势缓症重，其实皆属危重之候"。临床上崩漏以虚证见多，若病情严重，或失治迁延，常会出现一些严重的并发症，甚至危及生命。主要并发症如下。

（1）贫血：崩漏失血过多，就会出现面色苍白、唇色淡白、头晕目眩、精神倦怠、气短无力、心悸怔忡、失眠多梦、脉象细弱等一系列贫血征象。

（2）虚脱：崩漏病起，如来势猛，出血量多，崩下不止，常可引起虚脱，出现神昏面白、四肢冰冷、汗出淋漓、气短喘促、脉浮大无根或沉伏不见的危重证候，如不及时抢救，则有生命危险。

（3）邪毒感染：表现为下腹疼痛拒按，腰痛，带下稠黏，色黄气秽或五色并见，伴有烦躁口渴，小便黄，大便干，舌苔黄腻，脉象细滑等。

✳ 35. 崩漏者需要注意什么

崩漏常反复出现或崩或漏，出血持续不止，严重影响患者健康，如暴崩出血不止又可危及生命，故崩漏是一种难治的危重病证。大出血时应住院治疗，血止出院也需继续调治，恢复正常月经周期，才能防止复发。

有关崩漏的治疗必须根据"急则治其标，缓则治其本"

的原则，灵活掌握塞流、澄源、复旧三法。即在暴崩之际，急当止血防脱，用塞流止血法。血减后进一步求因治本，标本同治，止血和调理同时进行，即用澄源法。出血完全止后，脏腑气血尚未恢复正常功能，采用复旧法进行善后调理和调整月经周期。以上治法是古人治疗崩漏重要的经验总结，也是现在临床上用之有效的治疗方法。崩漏治疗三法必须循序进行：塞流—澄源—复旧。如果不循此规律治疗，就会耽误病情。

不同年龄阶段妇女患崩漏的病机和治疗不一样，如青春期患者多属天癸初至，先天肾气不足，治疗以补肾为主，调整月经周期。育龄期患者多见肝郁血热，治疗以疏肝理气，调补肝肾为主，调节月经周期。更年期患者多因天癸渐衰，肝肾亏损，或脾肾虚弱，治疗宜补益肝肾或健脾益肾，顺利渡过更年期。因此掌握年龄与崩漏的关系，对崩漏的治疗极为重要。

抢救暴崩血脱如不能及时止血，病情加重时，应采用中西医结合治疗迅速止血，血止后再予辨证调治。

✳ 36. 什么是女性经期的口鼻反应

月经是女性一种正常的生理现象，但在经期及其前后也可发生一些病理症状，除出现常见的心烦、失眠、水肿、腹痛、腰痛等不适症状之外，还可出现以下一些口鼻反应。

鼻衄：有的妇女在经期前或正值经期，鼻子会流血，月经过后逐渐停止。原因是由于月经来潮时，子宫内膜发生特异性变化，可能影响到鼻膜部位，导致鼻衄。遇到这种情况，需及时服用维生素K、仙鹤草素、安络血等止血药。

鼻塞：少数女性经前与经期会出现鼻塞流涕，月经过后又慢慢消失。这是因为鼻黏膜对雌激素敏感，而经前雌激素水平较高，使鼻腔黏膜水肿充血，所以会引起鼻塞流涕。其治疗方法可用1%麻黄碱、生理盐水滴鼻，效果颇为显著。

口腔炎：某些女性自月经来潮前1~3天，就可在口腔颊黏膜处发生多处糜烂和溃疡，并伴有其他症状，月经过后可逐渐痊愈。但如果每次月经来潮便发作，则应当服用核黄素等药物治疗。

牙痛：有少数妇女，经前7~14天至经期，若吃过冷、刺激牙龈的食物会出现牙痛。其原因是经前和经期牙髓及牙周血管扩张充血，遇冷而导致的不良反应。一般疼痛自行调治在短期内可消失，严重者可服用复合维生素B和镇静安定药，同时要少吃甚至不吃生冷、辛辣、干硬的刺激性食物。

✳ 37. 什么是闭经

闭经系因血枯精亏或气滞痰阻，导致女子年逾18周岁月经未至，或正常月经周期建立后，又停经3个月以上的月经病。发育正常的妇女，多数在14岁月经即开始来潮，如果年逾18岁月经尚未初潮，称为"原发性闭经"；如已行经又中断达3个月以上者，称为"继发性闭经"。有的少女初潮后一段时间内有停经现象和更年期停经与绝经，以及妊娠期或哺乳期暂时性的停经等，都属生理现象，不作闭经论。中医文献中有"闭经""不月"和"月事不来"等记载。本病治疗难度较高，属难治之症。如多囊卵巢综合征、产后大出血导致的席汉综合征、人流手术后等都可导致闭经。另有溢乳闭经、肥胖性闭经、厌食性闭经、结核性闭经和药物性闭经等。现代医学一般将闭经分为以下几类：①按发生的原因，可分为生理性闭经与病理性闭经。前者见于妊娠期、哺乳期、青春期、绝经后；后者则由各种疾病引起。②按发病的年龄，可分为原发性闭经与继发性闭经。前者由先天性疾病或童年期疾病引起，导致从无自然月经来潮（18岁以后方可确定）；后者是在初潮出现若干时间后才得病而引起的月经停闭。③按疾病的部位可分为子宫性闭经、卵巢性闭经、垂体性闭经、下丘脑性闭经。此外下生殖道的畸形，如阴道横膈、处女膜闭锁，阻碍了来自子宫腔经血的流出，还可造成局部积血及假性闭经，病人有周期性下腹痛、下腹、阴道及外阴肿块、肛门坠胀、便秘、尿频、小便困难等。应及时到医院检查，确诊后在麻醉下做一个横膈或处女膜切开手术，经血流出后即可治愈。

闭经仅是在妇科临床上的一种常见症状表现。能造成闭经的原因很多，中医学认为，本病的病因病理比较复杂，可分虚、实两种。虚者精血不足，血海空虚，无血可下；实者邪气瘀阻，脉道不通，经血不得下行。①肝肾不足：由于禀赋不足、房劳多产、久病等伤肾而致精血不足，无血可下。②气血虚弱：劳伤心脾或大病、久病失血等以致冲任大虚，无血可下。③阴虚血燥：素体阴虚或久病伤阴，阴虚血燥或精亏阴竭而致虚劳闭经。④气滞血瘀：七情内伤，气血瘀滞或经、产受寒，寒凝血脉而致闭经。⑤痰湿阻滞：肥胖痰湿阻络而致闭经。

本病可以分成几种类型，症状如下：①肝肾不足：闭经或由经少渐至闭经，体质虚弱，腰酸腿软，头晕耳鸣。舌红，脉细弱。②气血虚弱：闭经，头晕目花，神疲气短，面色萎黄，形体瘦弱。舌淡，脉细数。③阴虚血燥：闭经，五心烦热，两颧潮红，低热盗汗，或咳嗽吐血。舌红少苔，脉细数。④气滞血瘀：闭经，抑郁烦怒，胸胁胀满，少腹胀痛或拒按。舌紫，脉弦。⑤痰湿阻滞：闭经，肥胖多痰，胸胁满闷，倦怠浮肿，带多黏腻。苔白腻，脉滑。

诊断：①年逾18周岁女子，月经尚未初潮者，属原发性闭经。②女子已行经而又中断3个月以上者，属继发性闭经。③须与妊娠期、哺乳期、绝经期等生理性停经相鉴别。

月经过少或月经后期都可发展为闭经，积极治愈月经过少或后期，可以减少闭经的发病率。

❋38. 过度减肥会不会引起少女闭经

有些少女害怕肥胖，一味地追求苗条动人，就尽量节制饮食，结果体重是降下来了，但随之全身营养不良，衰弱无力，贫血，月经由正常而变少，最后闭经，影响健康。引起闭经的原因有各种各样，因精神性厌食而消瘦是青春期闭经的重要原因之一。

科学家们用小动物做实验：证明在小动物长期挨饿之后，就会出现脑垂体功能衰退，不能分泌大量的促性腺激素，从而使这些小动物的卵巢等生殖器官萎缩，功能减退。人同样也是如此。医生发现，有些姑娘即使恢复了食欲，体重上升后仍会闭经多年，这是因为长期饥饿使脑垂体功能损伤后，一时不能立即恢复正常的分泌功能，其主管的卵巢也未难恢复。

一个正常的18岁姑娘的全身脂肪至少要占体重的23%。据研究，这是她们将来能够怀孕、分娩及哺乳的最低脂肪水平。凡低于这个水平，就很容易造成原发性闭经。所以，只有当女性的脂肪占体重的30%~50%，男性超过25%的时候，才可以称为肥胖。

一味追求苗条并不是好的主意，因为这样往往容易导致营养不良、闭经，反而失去少女的健美体态。因此，切莫为了一时体态苗条，勒紧裤带受罪，使正常的生理功能与健美的体态受到影响，甚至影响今后的生育。

❋ 39. 治疗闭经要注意什么

明确闭经的病因和部位，对治疗闭经的效果与预后估计有一定的参考价值。如下丘脑性闭经，由精神因素、环境改变、营养不良等引起，药物治疗预后较佳。又如由结核杆菌引起的子宫性闭经，子宫内膜已被破坏，恢复月经的可能性较少。又如用孕激素试验阳性的（用黄体酮后能转经），预后较好。

闭经患者应到医院做全面检查，排除先天性疾病和器质性病变所致闭经。然后才能使用以上方法治疗。妇女绝经年龄应大于45岁，因此，45岁以前的月经停止，应考虑为闭经。闭经2个月，妊娠试验阴性患者，不可贸然使用活血通经药，应反复查妊娠试验，3个月后仍阴性，方可考虑是闭经，闭经对于一般妇女来说是有害的，它可以引起内分泌功能的紊乱，形成肥胖等多种疾病。闭经伴不孕者因家庭、个人和周围环境的影响而精神抑郁，临床检查与化验无明显异常，对这些患者在药物治疗同时给予精神安慰和鼓励，一旦大脑皮质抑制解除，内分泌功能恢复正常而受孕。也有领养一个小孩后，患者很快妊娠，这是常见的典型例子。目前服用减肥药的妇女为数不少，有部分妇女由此而闭经，也有因肥胖而节食，导致厌食而闭经，还有多次人流手术而闭经，以上闭经都是可以预防的，有些药物必须在医生指导下服用，防止其不良反应。

对顽固性闭经单用中药或西药效果不佳者可采用中西药结合周期治疗，待起效后逐渐减少西药剂量，最终中医治疗。

❋ 40. 原发性闭经的主要原因是什么

闭经是指已年满18周岁月经尚未来潮，或月经已来潮又连续6个月未行经。闭经分为两种：一是生理性闭经，一是病理性闭经。一般把年龄超过16岁，第二性征已发育，以后月经3个周期或6个月未来者，称为原发性闭经；月经曾经来潮而后连续3个周期以上不来者，称为继发性闭经。原发性闭经常见的有以下几种情况。

（1）疾病：主要包括消耗性疾病，如重度肺结核、严重贫血、营养不良等；体内一些内分泌紊乱的影响，如肾上腺、甲状腺、胰腺等功能紊乱。这些原因都可能引起闭经，只要疾病治好了，月经也就自然来潮。

（2）生殖道下段闭锁：如子宫颈、阴道、处女膜、阴唇等处，有一部分先天性闭锁，或后天损伤造成粘连性闭锁，虽然有月经，但经血不能外流。这种情况称为隐性或假性闭经。生殖道下段闭锁，经过医师治疗，是完全可以治愈的。

（3）生殖器官功能不健全或发育不良。

（4）结核性子宫内膜炎：这是由于结核菌侵入子宫内膜，使子宫内膜发炎，并受到不同程度的破坏，最后出现瘢痕组织，而造成闭经。因此，得了结核性子宫内膜炎，应该及时治疗，不可延误。

（5）脑垂体或下丘脑功能不正常：脑垂体功能失调会影响促性腺激素的分泌，进而影响卵巢的功能，卵巢功能不正常就会引起闭经。另外，下丘脑功能不正常也会引起闭经。

❋ 41. 什么是生理性闭经

凡年满18岁以上的妇女，月经尚未来潮或月经周期已经建立后连续3个月以上不来月经的，都叫闭经。前者为原发性闭经，后者为继发性闭经。闭经又分生理性和病理性两类。生理性闭经属于正常现象。青春期发育的早期，在初来月经的二三年内，由于卵巢功能尚不稳定，月经周期往往不规则；受孕后的妇女，由于卵巢黄体产生大量黄体素，刺激子宫内膜不断增生而不脱落，所以就不会来月经；分娩以后，卵巢功能恢复需要一定时间，加之哺乳对卵巢的抑制，月经的恢复更晚；妇女到40岁以后，由于卵巢功能的逐渐衰退，月经经常数月一次直至绝经。这种在发育期、妊娠期、哺乳期和绝经期所发生的闭经称为生理性闭经，属于正常现象。

❋ 42. 何谓病理性闭经

由于生殖系统的局部病变和全身性疾病引起的闭经，称为病理性闭经。引起病理性闭经的原因很多，可分为以下几个方面。

（1）精神因素：精神上的创伤、恐惧、紧张等。

（2）营养不良。

（3）全身性疾病：如严重贫血、结核、肾脏病、糖尿病等。

（4）子宫本身疾病：如先天性无子宫、子宫发育不良、创伤、刮宫过深、宫腔粘连等。

（5）卵巢疾病：如卵巢先天性缺如或发育不良或手术切除、恶性肿瘤等。

（6）内分泌腺疾病：如垂体、甲状腺、肾上腺等的病变。另外尚需注意，有些闭经属于假性闭经，即有月经周期的变化，但因先天性畸形或后天的损伤使经血不能外流，而引起的这类闭经。这些病人往往有下腹周期性胀痛，并且逐月加重，与上述真性闭经不同。

✳ 43. 闭经如何诊断

闭经是妇科疾病常见症状，是指月经停止至少6个月。根据发生的原因，分为两大类：一类是生理性闭经即妇女因某种生理原因而出现一定时期的月经不来潮，例如初潮前、妊娠期、产后哺乳期、绝经后等。另一类是病理性闭经是指因某些病理性原因而使妇女月经不来潮。若按发病年龄来分又可分为原发性和继发性两类。前者系指凡妇女年满18岁或第二性征发育成熟2年以上仍无月经来潮者，后者是指凡妇女曾已有规则月经来潮，但以后因某种病理性原因而月经停止6个月以上者。引起病理性闭经的原因很多，也很复杂。归纳起来大致有这几方面的原因：如子宫发育不良、子宫内膜结核、刮宫术造成的子宫腔粘连、卵巢功能失调、卵巢早衰、多囊卵巢综合征、垂体肿瘤、产后大出血引起的垂体前叶坏死或因精神创伤，忧虑恐惧或严重的营养不良等引起下丘脑功能紊乱而导致闭经。

闭经只是一种症状，引起闭经的原因很多，可归纳为以下几类：①子宫因素：如先天性无子宫、子宫内膜因严重感染、结核、产后或流产后感染。②卵巢因素：如先天性无卵巢或发育不良、卵巢因炎症、肿瘤、放射等损伤。③脑垂体因素：脑垂体因产后大出血而缺血坏死。④丘脑下部因素：精神创伤、过度忧虑、抑郁、紧张、恐惧、生活环境突变，都可影响丘脑下部的调节功能而引起闭经。

诊断时首先要寻找闭经的原因，即丘脑下部-垂体-卵巢轴的调节失常发生在哪一个环节，然后再确定是哪一种疾病引起的。

✳44．闭经如何做检查

（1）基本检查

①子宫功能的检查：a.药物性试验。可用孕酮试验，对孕酮无反应，则可做雌激素试验。b.诊断性刮宫。c.宫腔镜检查。d.基础体温测定。如呈双相型，说明闭经原因在子宫内膜，卵巢功能正常。

②卵巢功能的检查：a.诊断性刮宫。b.子宫颈黏液结晶检查，涂片上见成排的椭圆体，提示在雌激素水平上已有孕激素的影响。c.阴道脱落细胞检查，每周2次阴道涂片，动态间接观察卵巢雌激素水平。d.基础体温呈双相型，提示卵巢功能正常，有排卵和有黄体形成。e.测定血中雌、孕激素的含量，如果含量低，提示卵巢功能不正常或衰竭。

③垂体功能的检查：a.蝶鞍摄片，以排除垂体肿瘤。b.测定血清促卵泡成熟激素（卵泡刺激素）、促黄体生成素（黄体生成素）及生乳素（PRL）的含量。卵泡刺激素高于正常值（2.5微克/升）提示垂体功能亢进，卵巢功能低下；黄体生成素低于正常值（6单位/升）表示促性腺功能低下；如果卵泡刺激素、黄体生成素含量均低，提示垂体或丘脑下部功能低下；PRL含量超过正常值，提示有溢乳闭经综合征。

（2）进一步检查：①腹腔镜检查了解性腺状态，有无发育不良、多囊卵巢、卵巢早衰等改变。②磁共振检查排除垂体微腺瘤。

如果发现闭经，应该及时去医院查明病因，对症治疗。如果不抓紧治疗，闭经时间越久，子宫就会萎缩得越厉害，治疗效果也就越差。

✱ 45. 月经逾期就是闭经吗

闭经是妇科疾病中的常见症状，根据其发病原因，可分为生理性与病理性两大类。女性年满18岁仍无月经来潮，或以往曾建立正常月经，但以后因某种病理性原因而月经停止超过6个月以上的，才属闭经范畴，故月经逾期不来未必即是闭经。

青春期前、妊娠期、哺乳期、更年期的停经及绝经期后的月经不来潮均属生理现象。

青春期前，少女月经初潮后，由于卵巢功能尚未健全，故其月经周期也多无一定规律，可有闭经现象。

育龄妇女怀孕后妊娠黄体继而胎盘分泌大量雌激素及孕激素，对下丘脑及垂体的负反馈作用，使促性腺激素分泌减少，故妊娠期卵巢无卵泡发育成熟，也无排卵，月经暂停。

哺乳期妇女在产后的一定时间内，体内促性腺激素水平低下，卵巢激素水平不高，因而可有闭经现象。

更年期女性的卵巢功能开始呈渐进性衰退，故更年期女性月经周期呈不规则状态，甚至闭经，绝经是卵巢功能衰竭的重要表现，是月经的最后终止。

✱ 46. 人工流产术后为何闭经

有些未婚先孕的女孩子或是刚结婚的初孕妇女，常因不能结婚或因需要学习、进修等原因而去施行人流术。术后有人发现自己月经渐渐减少，甚至闭经，有时伴有周期性的下腹痛等，这是怎么回事呢？

这是由于不当的刮宫手术（包括无菌条件差，术者负压掌握不好和搔刮技巧过度）损伤子宫颈或是子宫内膜的基膜造成子宫颈内口粘连或子宫壁部分粘连，继而导致闭经。这样，即使出现内膜周期性变化，因经血不能流出而潴留于宫腔内，形成周期性下腹痛。在临床上，被称为继发性闭经。对于较轻的宫颈口粘连，可用探针分离开，对严重的颈口或宫腔粘连须进行手术分离。为防止再被粘连可于术后置入一枚宫内节育器。对过度萎缩的内膜，用人工周期治疗半年，可望恢复受孕能力，但往往再孕后发生流产，早产等，严重有胎盘植入，因此如若没有物质和思想准备接受妊娠的新婚夫妇一定事先避孕以避免发生上述并发症。

✳ 47. 月经期的危险信号有哪些

如果月经期出现以下任何一种状况，都应尽快去医院就诊。

（1）止痛片也无法缓解的剧烈痛经。痛经突然变得剧烈而难以缓解通常是子宫内膜异位症的危险信号，也就是部分子宫内膜脱落出子宫。另外，在性生活中或者在平时做出弯腰动作时如果出现剧痛也有可能是这种病症引起的。

（2）月经量急剧增多。这种状况说明体内可能长了子宫纤维瘤。子宫纤维瘤是一种生长在子宫壁上的良性肿瘤，通常对人体无害，但是由它引起的经血量增多会导致贫血，这种肿瘤也有微小的可能会引起子宫内血管堵塞或者转为恶性肿瘤。

（3）大量流血并伴有强烈痛经。这两种症状同时出现，有可能是患了盆腔炎。盆腔炎是一种由衣原体或细菌引发的生殖系统感染。盆腔炎的另一种征兆是性交后出血，如果不及时诊治，盆腔炎很容易引起不孕症。

（4）突发性的剧烈骨盆疼痛。剧烈的下腹部疼痛可能是由于卵巢包囊破裂引起的。这种破裂引起的剧痛通常由下腹部一侧开始，并迅速扩散到整个下腹部，这种疼痛的感觉与痛经完全不一样。

✿ 48. 经期延长是怎么回事

正常月经持续时间为2~7天，少数为3~5天。如果月经持续时间超过7天，就算经期延长。经期延长应加以重视，深入追究病因。通常与如下疾病有关。

（1）血液病如血小板减少性紫癜、再生障碍性贫血等，常伴月经来潮，若出现严重子宫出血，经期延长。其他如慢性贫血、慢性肝炎、肝硬化、肾炎等，可使血管壁脆弱，通透性增加造成出血。

（2）盆腔炎症、子宫内膜息肉、子宫内膜炎等均因子宫内膜血液循环不良、退化坏死或盆腔淤血等引起月经过多和经期延长。

（3）慢性子宫肥大症因盆腔淤血，卵巢雌激素持续增高，使子宫肌层肥厚，引起月经过多和经期延长。

（4）子宫肌瘤尤其是子宫黏膜下肌瘤，因子宫腔面积扩大，子宫收缩异常，可致月经过多和经期延长。

（5）子宫功能失调性出血如无排卵性功能性子宫出血症和子宫内膜不规则脱落，均因内分泌功能障碍而引起经期延长。

（6）子宫内膜异位症常因影响子宫肌层收缩或因内膜增强而导致月经过多或经期延长。

（7）放置节育器也易引起经期延长。

所以经期延长有全身疾病的因素，也有许多妇科疾病的原因，应予区分和识别，然后分别进行治疗。

（8）接近绝经期妇女出现经期延长者，首先要排除由肿瘤引起的疾病，特别是生殖器恶性肿瘤。诊断性刮宫对本病的诊断和鉴别诊断有较重要的价值。放环引起出血者，药物治疗无效者应取出此环。在取环术时同时做诊刮术，可排除子宫内膜恶性病变。采用口服避孕药避孕，可治疗本病。经期应注意保暖，避免冷饮，少食辛辣刺激食物，以免辛辣助阳化热，导致经血逆乱，淋漓不净。

✲ 49. 闭经如何治疗

针对引起闭经的原因，采取相应的治疗方法及原则。

（1）一般支持疗法包括精神安慰，解除顾虑，改善营养，劳逸结合，适当锻炼，以增强体质。如发现全身性疾病，要首先治疗。哺乳期超过1年者，应停止哺乳。

（2）对引起闭经的器质性病变进行治疗，对宫腔粘连者可扩张宫腔，分离粘连，放置宫内节育器以防重新粘连，并使用雌、孕激素以促进子宫内膜增生和剥落。对卵巢或垂体肿瘤、处女膜或阴道闭锁者，在确诊后可进行手术治疗。对生殖道结核患者，给予抗结核治疗。

（3）雌、孕激素替代疗法对先天性卵巢发育不良，或卵巢功能受到抑制或破坏以致功能衰竭者，可用外源性卵巢激素进行替代疗法。这些患者因缺乏正常卵泡和卵母细胞，不分泌性激素，如给予雌激素或雌、孕激素人工周期疗法，可纠正患者缺乏雌激素的生理和心理状态，促进生殖器官和第二性征的发育，改善性生活，并可导致出现酷似月经的周期性撤药性出血。

（4）诱发排卵对要求生育、卵巢功能未丧失的患者，可采用激素或类似药物诱发排卵。①对垂体功能不全者，可采用绝经后女性尿中提取的促卵泡激素以促进卵泡发育，分泌雌激素，并与绒毛膜促性腺激素联合治疗，排卵成功率高。②对垂体和卵巢功能正常，下丘脑功能不足或不协调者，可用氯底酚胺以纠正下丘脑-垂体-卵巢轴的功能而诱发排卵。③丘脑下部功能不足，以致促黄体素释放激素分泌不足，可采用脉冲式微量促黄体素释放激素注射法诱发排卵。

（5）手术治疗：子宫、阴道发育不全、子宫内膜粘连患者给予治疗。卵巢男性化肿瘤，诊断明确后应尽早手术切除。

✳ 50. 什么是痛经

月经是周期性的子宫出血，因多数人是每月出现1次而称为月经。

月经期间发生剧烈的下腹疼痛，月经过后自然消失的现象，叫作痛经。痛经在女性中为普遍发生的疾病，19岁以前痛经发生率明显增高。

多数痛经出现在月经时，部分女性发生在月经前几天。月经来潮后腹痛加重，月经后一切正常。腹痛的特点与月经的关系十分密切，不来月经就不发生腹痛。因此，与月经无关的腹痛，不是痛经。

痛经可分为原发性痛经和继发性痛经两种。原发性痛经是指从有月经开始就发生的腹痛，继发性痛经则是指行经数年或十几年才出现的经期腹痛，两种痛经的原因不同。

原发性痛经的原因为子宫口狭小、子宫发育不良或经血中带有大片的子宫内膜，后一种情况叫作膜样痛经。有时经血中含有血块，也能引起下腹疼痛。

继发性痛经的原因，多数是疾病造成的，例如子宫内膜异位、盆腔炎、盆腔充血等。研究发现，子宫内膜合成前列腺素增多时，也能引起痛经。因此，需要通过检查，确定痛经发生的原因之后，有针对性地进行治疗。

❋ 51. 痛经的发病率如何

全球约有80%的女性都被痛经困扰过，可见痛经的危害范围之广，而且其中50%是找不出原因的，可见痛经的顽固性。世界卫生组织一次针对不孕不育的调查显示因痛经气血淤滞引发月经紊乱继而造成不孕的是所有原因的首位。

女性内分泌失调引起的痛经是当今世界医学尚未攻克的难题之一。据英国一家医学权威机构调查报告指出，全球女性中80%有不同程度的痛经。在美国，有周期性月经的妇女中90%有痛经，36%一直或常有痛经。在美国痛经是缺勤或不能运动的最重要原因。

我国早在1978年全国妇女月经生理常数协作组，对全国29个省（直辖市、自治区）13万多妇女月经生理常数的调查分析，痛经者占33.19%，其中，轻度占45.73%，中度占40.72%，重度占13.55%。少女的原发性痛经占75%。国内外痛经发病率每年呈上升趋势，国外痛经发生率大大高于国内。

痛经虽不能致命，但给患者带来的痛苦，女性是深有体会的。每月一次的月经是女性特有的生理现象，它伴随着女子进入青春期，度过漫长的生育年龄，直到进入更年期。月经可谓是女性的"老朋友"了，女人一生平均会有400次月经，如果以每次经期持续5天来估算，则将有67个月（也就是五年半以上的时间）是在生理期间了。然而伴随生理期而来的经痛，却也是困扰女性最多的"副"作用，从社会经济层面来看，每年在职业和学校，因生理痛而导致的时间浪费损失，达一亿四千万小时。女人一生中大约有2000个日子有月经伴随，所以如何愉快而健康地度过经期，对女性而言是非常重要的一件事。有不少女性错误地认为，月经痛苦是月经周期的自然部分，故默默忍受，还有些少女不是没有病痛，也不能说她们讳疾忌医，而是不好意思将自己的青春秘密暴露在医护人员的面前。

同样，她们宁可忍受某些痛苦，也不愿意告诉自己的父母，不少女性有着一种难以启齿的病痛，这就是痛经。

✳ 52. 引起痛经的常见原因有哪些

（1）子宫颈管狭窄：主要是月经外流受阻，引起痛经。

（2）子宫发育不良：子宫发育不佳容易合并血液供应异常，造成子宫缺血、缺氧而引起痛经。

（3）子宫位置异常：若妇女子宫位置极度后屈或前屈，可影响经血通畅而致痛经。

（4）精神、神经因素：部分妇女对疼痛过分敏感。

（5）遗传因素：女儿发生痛经与母亲痛经有一定的关系。

（6）内分泌因素：月经期腹痛与黄体期孕酮升高有关。

（7）子宫内膜及月经血中前列腺素（PG）含量升高，前列腺素E_2（PGE_2）有作用于子宫肌纤维使之收缩引起痛经。经患者子宫内膜组织中前列腺素含量正常妇女明显升高。

（8）子宫的过度收缩。虽然痛经患者子宫收缩压力与正常妇女基本相同，但子宫收缩持续时间较长，且往往不易完全放松，故发生因子宫过度收缩所致的痛经。

（9）子宫不正常收缩。痛经患者常有子宫不正常收缩，因此往往导致子宫平滑肌缺血，子宫肌肉的缺血又可引起子宫肌肉的痉挛性收缩，从而产生疼痛而出现痛经。

（10）妇科病如子宫内膜异位症、盆腔炎、子宫腺肌症、子宫肌瘤等。子宫内放置节育器（俗称节育环）也易引起痛经。

（11）少女初潮，心理压力大、久坐导致气血循环变差、经血运行不畅、爱吃冷饮食品等造成痛经。

（12）经期剧烈运动、受风寒湿冷侵袭等，均易引发痛经。

✻53. 夏季为何多痛经

痛经是指女子在月经期中或月经来潮的前后几天，出现周期性的小腹疼痛的一种妇科病。分为原发性痛经和继发性痛经两种类型。原发性痛经多见于未生育过的青年女性、体质虚弱或对疼痛敏感的人；继发性痛经多见于已生育过的妇女或中年妇女，其原发病症有盆腔炎症、子宫内膜异位症、子宫肌瘤等。

本病一般于经前1~2天就出现症状，阵发性的下腹胀痛或伴有腰酸，严重的疼痛可牵涉外阴、肛门等部位，持续时间可长可短，多数患者在得到温熨或热饮后，症状可稍有缓解，一般在经血流畅后，疼痛逐渐消失。另有一些病人属膜样痛经，即子宫内膜不成碎片而欲整片排出，引起子宫强烈收缩而致痛

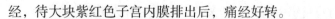

经，待大块紫红色子宫内膜排出后，痛经好转。

痛经的病因尚未完全明了，可能与身体虚弱、精神紧张、感觉过敏或子宫颈口或子宫颈管狭窄、子宫过度倾屈，子宫内膜整块脱落，造成经血潴留，刺激子宫收缩；或子宫内膜碎片和经血中前列腺素F_{2a}含量异常增高，引起子宫肌肉和血管痉挛性收缩等因素有关。夏季多食生冷瓜果，而且容易疲劳，故痛经发作较重。

✳ 54. 痛经多发生在什么年龄

据统计，初潮后第一年内发生原发性痛经的占75%，第二年内发生率占13%，第三年内发生率为5%。痛经多见于未婚及未育女性，往往经生育后痛经缓解或消失。继发性痛经指生殖器官有器质性病变如子宫内膜异位症、盆腔炎和子宫黏膜下肌瘤等引起的月经疼痛。常发生在30~40岁的女性，多见于已婚或已育女性。

痛经的发病率之高、范围之广、周期之近、痛苦之大，严重影响了广大女性的身体健康，降低了生活的质量。

✳ 55. 婚后痛经能够自愈吗

我们常听老人说：痛经没关系的，等结婚生了孩子以后就会好的。其实，这种说法并不完全对，而且有可能会引起一些不必要的后果。

痛经一般分为两种，一种是原发性的，一种是继发性的。老人们说的那种结婚、生育后能自愈的痛经只是原发性痛经的一部分。比如：有些女性因为宫颈口狭窄，使经血流出不畅产生的痛经，在分娩后，宫颈口松弛就容易排出，痛经现象就会消失，所谓"痛则不通，通则不痛"就是这个道理。

可是，引起痛经的原因很多，如子宫过度后倾后屈、子宫发育不良或畸形（如双角子宫、子宫纵隔等）、阴道畸形、骨盆肿块、附件炎及子宫内膜异位症等，都会引起痛经，因此，不能只是等待结婚和生育来解决问题，应该及早去医院查明痛经的真实原因。

特别是由疾病引起的继发的痛经更应该引起重视，在临床上我们经常见到因为继发性痛经而查出来有子宫内膜异位症的患者，这种疾病是目前引起女性不孕症的一个常见病，如果一味等待生育，就会延误治疗。

另外，为了防止痛经的发生，特别提醒大家应该多注意经期卫生，保持稳定和良好的情绪，避免剧烈运动和过度劳累，避免盆浴和游泳，忌生冷食物等。如果医生已经诊断您是原发性的痛经，也不要太紧张，现在有很多的中医药物、火罐、按摩、针灸等方法都可以使这种疼痛缓解，疼痛严重者可以在医生的指导下适当用一点止痛的药物，但切不可止痛心切而自己滥用。

❋56. 痛经会遮掩女性疾病吗

说起痛经，除过经期或经期前后的下腹疼痛、坠胀不适、腰酸等，有时疼痛可以向肛门处放射，甚至大小便时也会加重疼痛。疼痛时间从一两天到持续整个经期，还有的严重的病人在非月经期也会有症状。就是这么痛苦，一些女性仍然选择了忍耐，毅力可谓顽强，因为她们认为痛经不是什么大不了的疾病。的确，有些妇女痛经的症状会逐渐减轻，特别是从月经初潮时便痛经的人，结婚后或生育后症状都有可能减轻。可对于那些疼痛程度越来越重，疼痛时间越来越长的人，及时就诊才是正确选择。

痛经所提示的疾病可大致分为以下几类：①经期的腰痛可能是因为子宫后位或其他疾病所致。②经期发热、下腹坠痛可能是患了盆腔炎。③正常经血呈暗红色，如果经血颜色为淡茶褐色，或气味发生变化同时体温升高和下腹痛，则可能患上了子宫内膜炎。④如果痛经越来越厉害、持续时间越来越长，则可能患上子宫内膜异位症。

这些表现为痛经的疾病，如果不及时治疗，后果可能会很严重。有的患者借助保健品或"小窍门"缓解一时之痛，比如：每晚睡前喝一杯加勺蜂蜜的热牛奶，自觉缓解甚至消除痛经之苦。实际上这种办法最多是具有辅助治疗之功效，因为这两种食物含有钾和镁，能缓和情绪、抑制疼痛，有助于身体放松，消除紧张心理，减轻压力。但是，决不能以这些功用替代正规治疗。

❋57. 严重痛经会影响生育吗

在一般情况下，月经期由于盆腔充血而有小腹部轻度的坠胀感，这是正常的，并非病理性的。但是当疼痛严重，甚至到了影响日常生活和工作，并需要服药的时候，就属于病理状态了，医学上称之为痛经。因为生殖器官病变引起的痛经，叫继发痛经。生殖器官未发生器质性病变的痛经叫原发痛经。

原发性痛经经常发生于月经初潮后不久，或未婚、未孕的女性，可能的病因是子宫内膜和血液内前列腺素含量的增高造成的，治疗的方法只能是在月经来潮的时候服用含有前列腺素合成酶抑制药的药物，如消炎痛或乙酰水杨酸，以缓解症状。继发性痛经的病因较复杂，如子宫颈狭窄、子宫发育不良、子宫内膜异位症、内分泌异常或盆腔炎等，都可以引起痛经。需要进行系列的检查才可以确定原因。原发性痛经一般对生育没有影响，有的继发性痛经就会对生育产生影响，如子宫发育不良、子宫内膜异位症、内分泌异常等。很多大医院的妇产科都可以做相应的检查和治疗。

中医学认为："男人以肾为主，女人以血为主"。女性气血调和，内分泌就正常，来月经就不痛经，身体就健康，可以推迟延缓更年期。一般健康的女性，面部光泽红润，没有疙瘩和黄褐斑。如女性的血调理不好，内分泌失调，失于治疗，耽误病情，就会在青春期、生育期、更年期出现很多问题，如痛经、月经不调、内分泌失调、青春痘、黄褐斑、慢性盆腔炎、子宫肌瘤、子宫内膜异位症、盆腔淤血综合征、巧克力囊肿、附件炎、输卵管不通、子宫发育不全、不孕症、更年期提前等，严重的将造成终身的遗憾。

痛经与不孕的关系十分密切，据临床观察，不孕患者中约有半数以上伴有轻重程度不同的痛经。不孕症中伴有痛经者占56%，并且发现痛经一旦消除，患者也随即受孕。由此可见痛经与不孕的关系确实是非常密切的，同时也表明古人所谓"种子先调经，经调孕自成"的观点正确。乳腺增生中医学称之为"乳癖"。其临床特点是单侧或双侧乳房内生有肿块，平时轻微作痛或不痛，一般在月经将来潮时有肿块增大并作痛或加重，多发生在20~40岁的妇女。从临床观察来看，约有1/3以上的痛经病人伴有乳腺增生病，和痛经的关系较为密切。

✱ 58. 盆腔炎与痛经有什么关系

据统计，门诊痛经病人日趋增多，占门诊量的20%左右，而引起痛经的原因较多，盆腔感染是其中重要原因之一。所谓盆腔感染是指女性内生殖器及周围的结缔组织、盆腔腹膜发生的炎症。为妇科常见病，重者可能引起弥漫性腹膜炎、感染性休克等严重后果，轻者经久不愈，反复发作给病人造成痛苦，而影响妇女身心健康，因此必须重视盆腔炎的防治。

那么为何有些妇女易于盆腔感染呢？可能有如下几个原因：产后或流产后由于体质虚弱，宫颈口尚未很好关闭，或流血时间较长，组织残留；经期不注意卫生，使用不洁月经垫，经期性生活等，均可使病原体入侵而感染。特别值得一提的是20世纪80年代初性病又在我国死灰复燃，1996年全国报道有39.09万，发病率达33.94/10万，如不及时治疗可引起严重的盆腔感染。

一旦有盆腔感染可表现为畏寒发热、食欲缺乏，腰酸背痛，白带增多，并因炎症的轻重及范围的大小而不同，如包块形成可压迫膀胱及直肠，引起肛门坠胀、尿频等一系列伴发症状。常在劳累、性生活后、月经前后加重。如到医院检查可发现有宫颈举痛、子宫压痛、附件包块等。

由于盆腔感染会造成妇女生理和心理上的影响，故一旦发现有上述不适症状，应及时到医院就诊，切不可胡乱服用药物，以免贻误治疗而迁延不愈。可在医生的指导下根据药敏试验合理用药，以防耐药菌株的产生。腹部理疗可促使盆腔局部血液循环，改善组织营养，提高新陈代谢。

人们常说"三分治疗，七分护理"，盆腔炎也不例外，可增加营养，锻炼身体，劳逸结合，以提高自身的抗病能力。注意经期卫生，做好妇女的"五期"保健。大力开展健康教育，以减少婚前性行为和流产的发生。以期盆腔感染的发生率有所下降。

✳59. 子宫内膜异位症为什么能引起痛经

子宫内膜异位症是一种妇科常见病症。就是说，当具有生长功能的子宫内膜组织，出现在子宫腔被覆黏膜以外的其他部位时，就称为子宫内膜异位症。虽然子宫内膜可以生长在远离子宫的其他部位，但绝大多数出现在盆腔内的生殖器官和其邻近器官的腹膜面，故临床上常称为盆腔子宫内膜异位。如果子宫内膜生长在子宫肌层，临床上称为子宫腺肌病。子宫腺肌病和子宫内膜异位症可同时存在，但多数为单独存在。多发生于20~40岁的妇女。本病的典型临床表现是，从月经前1~2天开始到月经第1天时腹痛最为严重，以后逐渐减轻，持续到月经干净。疼痛呈进行性加重，可向阴道、肛门、外阴、臀部及大腿内侧放散，部分患者有肛门坠胀、疼痛等，疼痛严重时可伴有恶心、呕吐、腹泻等症状。

关于子宫内膜异位症的病因目前尚不十分清楚，有人观察，妊娠或使用性激素抑制卵巢功能可暂时阻止此病的发展，故认为子宫内膜异位症的发病与卵巢的周期性变化有关。另外，流行病学调查还发现妇女直系亲属中有患此病者，其发病的可能性较对照组明显增加，提示此病与遗传有关，可能为一种多基因遗传。

子宫内膜异位症是由具有生长功能的子宫内膜组织出现在子宫腔被覆黏膜以外的身体其他部位，一般病变多生长在卵巢，80%的患者病变累及一侧卵巢，双侧卵巢同时被波及者约占50%，其他病变部位多在盆腔腹膜、直肠阴道隔等处。由于异位的子宫内膜组织，包括内膜的腺体及间质，同样受卵巢激素的影响，可出现增生、分泌、出血等周期性变化，由于异位子宫内膜出血不能引流而刺激周围组织，故可引起子宫收缩而导致痛经。

子宫内膜异位症引起痛经的疼痛程度与病灶大小并不一定成正比。如较大的卵巢子宫内膜异位囊肿可能疼痛较轻，而散在于盆腔腹膜上小的结节病灶反可导致剧烈疼痛。也有周期性疼痛出现较晚与月经不同步者，仅有少数患者诉长期下腹痛。

中医学认为，子宫内膜异位症是血瘀造成的，其主要病机是瘀血滞留于下腹，瘀阻冲任胞宫、胞脉、胞络，影响气血的运行，不通则痛，故而出现痛经。

✽60. 子宫颈狭窄能引起痛经吗

子宫颈狭窄是子宫峡部因某种原因致张力过高，失去了正常的松弛度，使经血流出不畅而发生痛经。造成子宫颈狭窄的原因，一是先天发育不良，二是后天所致，如宫颈炎症、损伤性手术、肿瘤等因素均可造成子宫颈狭窄。过去认为，由于子宫颈狭窄，失去了正常的松弛性，可导致经血外流不畅，使宫腔内压力过高，经血逆流入盆腔，刺激盆腔神经末梢而引起疼痛，发生痛经。研究发现，月经期经血逆流现象较常见，但不一定引起痛经。临床上还有一种病叫先天性宫颈闭锁，比较罕见。若患者子宫内膜功能正常，青春期后由于子宫内经血不能流出而出现周期性腹痛，若经血经输卵管逆流入腹腔，还可引起子宫内膜异位症。只有手术穿通宫颈，建立人工子宫阴道通道或手术切除子宫才能治愈该病。

❋ 61. 盆腔肿瘤能引起痛经吗

盆腔肿瘤是指女性盆腔生殖器官，如子宫颈、子宫、输卵管、卵巢等发生的肿瘤。常见的有子宫肌瘤、子宫肉瘤、子宫内膜癌、卵巢癌、输卵管癌等。由于这些器官都在盆腔底部，当发生肿瘤时，肿大的瘤体必然会影响到子宫的正常解剖位置和生理功能，使经期发生紊乱，尤其在经期中，可使月经排出不畅，或使子宫呈不协调或无节律地收缩。子宫的异常收缩增强，可使子宫血流减少，造成子宫缺血、缺氧而发生痛经。或子宫的异常收缩牵扯周围器官组织而出现腹痛。值得注意的是，本病除发生痛经和腹痛外，多伴有月经周期紊乱或腹部可摸到肿块。

❋ 62. 子宫腺肌病为何会引起痛经

如果子宫内膜的腺体与间质生长在子宫肌层内称为子宫腺肌病，是子宫内膜异位症的一种临床表现形式。本病多见于经产妇，一半的病人合并有子宫肌瘤，只有一小部分合并有子宫内膜异位症。一般认为，多次妊娠和分娩时子宫壁的创伤可能是导致此病的主要原因。由于子宫内膜基底层与肌层之间不存在黏膜下层，正常情况下，基底层内膜也不向下侵入肌层，如果内膜侵入肌层时就会发生子宫腺肌病。

由于异位的子宫内膜在子宫肌层内弥漫性或局限性生长，刺激周围平滑肌与纤维结缔组织增生，干扰了子宫的正常收缩。特别是在经前或经期，充血、水肿或出血致使子宫较平时增大，由于局部压力增高的刺激，四周肌肉发生痉挛性收缩而引起痛经。

　　子宫腺肌病是妇科常见病，病因尚不十分清楚，因为它多见于已婚已生育的妇女，故一般认为和妊娠、刮宫、人工流产及分娩关系密切。子宫腺肌病有20%~50%合并子宫内膜异位症，约30%合并子宫肌瘤，合并盆腔炎者也很常见。

　　痛经是子宫腺肌病的主要症状，约见于80%的患者。病人多表现为继发性痛经伴进行性加重。随着病情的发展，疼痛可从经前1周开始，延长至经后1~2周，少数患者疼痛时间在月经前后，呈周期性发作。子宫腺肌病的另一主要症状是月经量过多，常导致贫血。少数患者可发生大量出血，易误诊为功能性子宫出血。再就是可有少数患者不孕。妇科检查子宫增大，多为均匀性增大，较硬，一般不超过孕12周大小，否则可能合并子宫肌瘤。若子宫肌瘤生长在子宫的某一部位，可表现为非对称性增大。

　　根据上面的主要症状和妇科检查即可对子宫腺肌病做出初步诊断。磁共振成像检查是诊断该病最可靠的非创伤性方法。但由于费用昂贵，难以普及，仅有在其他非创伤性检查方法仍不能确诊，而影响手术治疗时才做。目前，一般临床常用的辅助检查方法是超声检查，尤其是阴道超声检查可明显提高诊断的阳性率及准确性。近年来，有学者用彩色超声研究子宫腺肌病，发现血管指标测定比肿物形态学检查诊断可能更准确。如采用子宫碘油造影，可见碘油进入子宫肌层，阳性率仅为20%，也有人采用双氧水声学造影，认为可提高阳性率。

　　另外，有条件时也可做内镜取子宫内膜病理检查，以明确诊断，对子宫腺肌病有较好的辅助诊断价值，而且有助于与子宫肌瘤鉴别。

✳63. 痛经按疼痛性质和部位如何分类

痛经的主要症状是疼痛，由于导致痛经的原因不同，则疼痛的性质、时间长短、程度和部位也有不同，月经情况及合并症状也有所区别。如果按疼痛的性质和部位一般分为以下几种类型。

（1）隐痛或空痛：多于经后小腹正中疼痛，喜按，伴月经量少、色淡质稀，舌质淡，脉细弱，多为血虚型痛经。

（2）胀痛：一般于经前小腹两侧疼痛，拒按，多呈刺痛，经血排出后痛减。若胀甚于痛者为气滞，若痛甚于胀者为血瘀。

（3）冷痛或刀绞样痛：一般在经前或经期小腹正中疼痛，得热痛减，伴月经量少、色暗有块，多为寒湿凝滞型痛经。如果伴有腰膝酸冷、腰骶部疼痛，则属于胞宫寒凝型痛经。

（4）烧灼痛：一般在经前或经期小腹两侧或正中疼痛，按之痛甚，伴发胀、热感，月经量多色红，经期提前，多由于湿热引起，属于湿热瘀结型痛经。

（5）刺痛：一般与胀痛相伴，属血瘀型痛经。

按病因可分为以下类型：①原发性痛经：疼痛程度不一，重者呈痉挛性疼痛，多为耻骨上痛，可放射至腰骶部和大腿内侧，疼痛严重者可伴有恶心、呕吐、腹泻、头晕、乏力、面色苍白、出冷汗等症状。②继发性痛经：多于经前出现钝性下腹痛，月经开始后即为痉挛、撕裂样疼痛或绞痛，疼痛可延至骶腰背部，甚至牵扯至大腿及足部，月经干净后疼痛可渐消失。③膜样痛经：在经前数小时或1~2天出现剧烈的痉挛性下腹疼痛。当大块内膜排出后疼痛消失。④充血性痛经：经前可出现下腹部和骶背部胀痛，临经时逐渐加重，经期即产生痉挛性下腹部及骶背部疼痛，症状延续数日至月经干净后消失。

❋ 64. 痛经有哪些症状

痛经是妇科常见病和多发病，病因多，病机复杂，反复性大，治疗棘手，尤其是未婚女青年及月经初期少女更为普遍。

痛经的症状主要表现为女性经期或行经前后，周期性发生下腹部胀痛、冷痛、灼痛、刺痛、隐痛、坠痛、绞痛、痉挛性疼痛、撕裂性疼痛，疼痛延至骶腰背部，甚至涉及大腿及足部，常伴有全身症状：乳房胀痛、肛门坠胀、胸闷烦躁、悲伤易怒、心惊失眠、头痛头晕、恶心呕吐、胃痛腹泻、倦怠乏力、面色苍白、四肢冰凉、冷汗淋漓、虚脱昏厥等症状。

原发性痛经常在分娩后自行消失，或在婚后随年龄增长逐渐消逝。原发性痛经常发生于有排卵月经，因此一般在初潮后前1~2年尚无症状或仅有轻度不适。严重的痉挛性疼痛多发生于初潮1~2年后的青年妇女。如一开始出现规律性痛经或迟至25岁后发生痉挛性痛经，均应考虑有其他异常情况存在。

痛经大多开始于月经来潮或在阴道出血前数小时，常为痉挛性绞痛，历时1/2~2小时。在剧烈腹痛发作后，转为中等度阵发性疼痛，持续12~24小时。经血外流畅通后逐渐消失，亦偶有需卧床2~3天者。疼痛部位多在下腹部，重者可放射至腰骶部或股内前侧。约有50%以上病人伴有胃肠道及心血管症状。如恶心、呕吐（89%）、腹泻（60%）、头晕（60%）、头痛（45%）及疲乏感（85%）。偶有晕厥及虚脱。

我国妇科专家曾对几十位因患子宫肌瘤、卵巢巧克力囊肿、子宫内膜异位症等接受手术的患者进行过一项调查，其中有近一半的人有程度不同的痛经史。她们共同的特点是，持续痛经但从未就诊，而选择忍痛熬着，结果被确诊患生殖系统疾病时，已难逃手术之苦。不少年轻女性认为痛经是正常的生理反应，殊不知，痛经也是很多妇科疾病的表现之一，它有可能掩盖了正在发生的其他疾病，如果不及时治疗，则很可能会酿成大患。对于那些痛经程度越来越重，疼痛时间越来越长的女性来说，及时就诊才是正确选择，千万别因为怕麻烦而耽误了治疗。

✿ 65. 痛经的病理分类与表现是什么

（1）原发性痛经是与行经有关的下腹痉挛性疼痛。每次于月经数小时后，在下腹有难以忍受的痉挛性疼痛，呈阵发间歇性，药物不易缓解，每次疼痛持续2~3分钟，间歇十几分钟，如此持续数小时，但一般不超过12小时，很少超过24小时。疼痛常可涉及大腿前面，常有四肢冰冷、头痛或有胃痛、便稀等症，也可诱发支气管炎等。

（2）膜样痛经是子宫排出内膜样形态物时引起的痉挛性痛经。这种现象较少见，但疼痛剧烈，开始于经前数小时或1~2天。内膜样物排出后疼痛立即消失。排出的内膜样物大小为3厘米×4厘米×（0.2~3厘米）×4厘米×0.8厘米。

（3）继发性痛经常由盆腔器官疾病诱发，所以称继发性痛经。痛经过程比较复杂。于经前不久开始，延续到整个月经期，至月经干净后才慢慢消失。常见的有盆腔炎、慢性宫颈炎、子宫内膜异位症、盆腔内肿瘤或子宫解剖结构异常等。

（4）充血性痛经常有妇科病。病情轻者疼痛不明显，严重的如盆腔炎在行经前及经期特别严重。盆腔部疼痛常常在经前1~2天出现，经期较重，在月经干净时消失。经前1~2天也可有乳房胀痛、头痛、便稀、下腹和胸背部胀痛等症状。

✱ 66. 怎样防治痛经

痛经是指妇女在行经期间或行经前后，小腹及腰部疼痛，甚至剧痛难忍，且随月经周期性发作的一种疾病。其分为原发性和继发性两种。原发性者多见于青年妇女，常随月经初潮发病；继发性者多有生殖器官的器质性病变，如盆腔炎、子宫内膜异位症或子宫肿瘤等。在这里主要谈谈妇女最常见的原发性痛经。

引起原发性痛经的因素很多，诸如精神因素，经期剧烈活动，不注意风、寒、湿、冷及内分泌紊乱等，但最主要的原因是子宫内膜产生的一种物质——前列腺素F_{2a}过多，从而使子宫肌肉痉挛，导致子宫局部血液供应不足而引起。

妇女在出现原发性痛经时不用太紧张，应该明白这只是一种生理现象。同时，要注意生活规律，劳逸结合。在月经期应避免剧烈活动、过度劳累，忌生冷饮食、寒湿侵袭及用冷水洗浴或在冷水中工作。此外，理疗（火罐、按摩、针灸等），中药及服用成人百服宁或加合百服宁等镇痛解痉药等都有较好的疗效。其中成人百服宁主要针对轻中度疼痛，加合百服宁主要针对中重度疼痛，它们都是通过阻断前列腺素的合成，来有效地缓解痛经的发生。

为了防治"痛经"这个病魔，患有此症的女性不妨每晚临睡前喝一杯加一勺蜂蜜的热牛奶。如果经期疼痛剧烈，也可口服速效救心丸，这对气滞血淤引起的痛经效果更佳。因为速效救心丸由活血化瘀、芳香开窍之中药川芎、冰片等制成，可解除月经不调而引起的痉挛性疼痛。

痛经的自疗对原发性痛经效果很好，但对继发性痛经及有妇科器质性病变的人效果则较差，后者须配合药物甚至手术治疗。同时，在月经期应避免涉水及用冷水洗足或下身；不食生冷之物，保持精神愉快等，这样，痛经症状也会减轻。

✳ 67. 痛经要做哪些检查

反复盆腔炎症发作史、月经周期不规则、月经过多、放置宫腔节育器、不育等病史有助于继发性痛经之诊断。

通过双合诊及三合诊，可发现一些导致痛经之病因，如子宫畸形、子宫肌瘤、卵巢肿瘤、盆腔炎肿块等。肛诊扪得子宫骶骨韧带结节状增厚，对早期诊断子宫内膜异位症尤为重要。

其他检查：如血沉、白带细菌培养、B超盆腔扫描、子宫输卵管造影、诊断刮宫，最后应用宫腔镜、腹腔镜检查可及早明确痛经之发病原因。宫腔镜检查可发现刮宫时遗漏的细小病灶，如小肌瘤、息肉、溃疡等，而提供有价值的诊断依据，可在诊刮之后进行。

✳ 68. 如何诊断痛经

（1）中医痛经辨证分5种证型：气滞血瘀、寒湿凝滞、湿热瘀阻、气血虚弱、肝肾亏损。

（2）西医痛经诊断分"原发性"和"继发性"：①原发性痛经，指经妇科检查，生殖器官无明显器质性病变者，多发生于月经初潮后2~3年青春期少女或已生育的年轻妇女。②继发性痛经，生殖器官有明显的器质性病变者，经妇科检查、B型超声显像、腹腔镜等技术检查有盆腔炎、子宫肿瘤、子宫内膜异位病变致痛经。

（3）根据痛经程度可分为3度：①轻度：经期或其前后小腹疼痛明显，伴腰部酸痛，但能坚持工作，无全身症状，有时需要服镇痛药。②中度：经期或其前后小腹疼痛难忍，伴腰部酸痛，恶心呕吐，四肢不温，用镇痛措施疼痛暂缓。③重度：经期或其前后小腹疼痛难忍，坐卧不宁，严重影响工作学习和日常生活，必须卧床休息，伴腰部酸痛，面色苍白，冷汗淋漓，四肢厥冷，呕吐腹泻，或肛门坠胀，采用镇痛措施无明显缓解。

✳ 69. 什么是经行乳房胀痛

经行乳房胀痛是由肝郁气滞脉络不畅，或肝肾阴虚，脉络失养，以致经前、经后或经行期间出现乳房胀痛或乳头胀痛作痒，甚至不能触衣的病变。本病以青春期或育龄期妇女多见，治疗预后较好，但要与乳房病变鉴别。经前乳胀属中医学的经行前后诸证。相当于西医的经前期紧张综合征。

不少女性在月经来潮前1周就感到乳房饱满肿胀，继而出现疼痛。疼痛多为阵发性，有加重趋势，严重时可向腋窝和肩部放射，自己在乳房内能摸到硬结，触之疼痛，影响睡眠、工作、学习和生活，然而医生检查时却没有异常发现，或仅有轻度腺体增厚，这就是经行乳房胀痛。这是由于月经来潮前7~10日，体内雌激素与孕激素水平均增高，抗利尿激素功能亢进，醛固酮分泌增多，钠盐排出减少，致使乳腺组织增生活跃，乳腺管周围组织水肿引起压迫症状而出现疼痛。月经来潮后，雌激素、孕激素分泌量均下降，乳腺组织逐渐恢复正常，胀痛的症状也随之消失。中医学认为，乳头属肝，乳房属胃，本病与肝的疏泄和藏血功能有关。实者因七情郁结，肝失疏泄，乳络阻滞而致乳胀。虚者素体肾虚或精亏，经血下注则肝肾营血益亏，乳络失养而致。

本病主要责之于气机不畅，痰瘀阻滞，脉络欠通，或肝肾精亏。可以分成几种类型，症状如下：①肝郁气滞：经前乳房胀痛，乳头触痛，胸胁胀痛，经行不畅。苔薄，脉弦。②肾虚肝郁：经行或经后乳房作胀，但乳房松软无块，腰膝酸软，头晕耳鸣。苔薄，脉细弦。③肝肾阴虚：经行或经后乳胀，腰酸膝软，两目干涩，口干烦热。舌红，脉细数。

诊断：①乳房（头）胀痛或胀硬作痛，呈周期性发作。多于经前1周左右或行经时出现，一般在经后消失。②排除乳房实质性肿块所致的乳房胀痛。

保持心情舒畅，情绪乐观，防止七情过激为害。平时注意乳房保护，选佩合适文胸，并积极治疗乳房疾病，以及进行乳房保健按摩。饮食有节，生活有规律，多食具有行气通经食物，如橘子、丝瓜、荔枝、大萝卜、山楂等，忌食刺激性食物。经期充分休息。

❋70. 什么是经行头痛

经行头痛系因素体血虚，血不上荣，或情志内伤，瘀血内阻，阳络不通，导致每于经期或行经前后出现以头痛为主要症状的病变。本病以育龄期妇女多见，亦可见于更年期尚未绝经者。本病治疗后效果较好，对顽固性头痛者要排除头部器质性病变。

现代医学研究表明，经行头痛的原因主要为内分泌失调，使激素不平衡而水盐潴留，颅内充血、水肿、颅内压升高；或由于激素作用，引起全身小血管扩张，颅内血管扩张而颅内压增高而头痛。中医学认为本病主要是气血为病。若素体血虚，经行时益感不足，血不上荣，或因瘀血内阻，络脉不调，或因情志内伤，气郁化火，皆可导致本病。

本病可以分成几种类型，症状如下：①血虚型：经期或经后头晕头痛，心悸少寐，神疲乏力，舌淡苔薄，脉虚细。②肝火型：经行头痛，甚或巅顶掣痛，头晕目眩，烦躁易怒，口苦咽干，舌质红，苔薄黄，脉弦细数。③血瘀型：每逢经前、经期头痛剧烈，经色紫暗有块，伴小腹疼痛拒按，舌暗或尖边有瘀点，脉细涩或弦涩。

诊断：①头痛随月经周期呈规律性发作2次以上者。②头痛大多为单侧，或左或右，亦可见于两侧太阳穴或头顶部。痛如锥刺，或掣痛，或绵绵作痛。③须与经期外感、高血压及颅内占位性病变的头痛相鉴别。

在行经前及行经期，应注意消除思想顾虑，保持情绪舒畅，注意休息，保证充足睡眠，避免过度劳累及着凉受冷。平时应注意参加适当的体育锻炼，以增强体质。居住环境应尽量整齐清洁，舒适安静。注意建立良好的生活习惯。节制性生活。

✳ 71. 什么是经行口糜

经行口糜是指阴虚火旺，心火上炎，或胃热熏蒸，致每值经期或经行前后，口舌糜烂，呈周期性发作的病变。

其病发于口舌，总因于热。有阴虚火旺，热乘于心者；有胃热熏蒸而致者。①阴虚火旺：素体阴虚，或热病后耗津伤阴，值经行则营阴愈虚，虚火内炽，热乘于心，遂致口糜。②

胃热熏蒸：素食辛辣香燥或膏粱厚味，肠胃蕴热，经行冲气偏盛，挟胃热上冲，以致口糜。

本病可以分成几种类型，症状如下：①心火内炽型：舌体糜烂，心烦失眠，溲赤，脉细数，舌赤少苔。②脾胃热逆型：经行口唇黏膜糜烂，口干口甜，便结，溲黄浊，脉濡数，苔黄腻。③阳明火升型：牙龈红肿糜烂，口干口臭，胃脘烦热，便结溲黄，或见齿衄，脉数，苔黄。④脾肾阳虚型：糜烂处色晦暗，气少乏力，形寒，便溏，脉沉细，舌淡。

诊断：①在经前1周之内或正值经期，或在经净后3、4天内出现口舌糜烂，有周期性发作者。②通过妇科及眼科检查，需排除狐惑病。

忌食燥热、辛辣动火之物。

✳72. 什么是经行发热

经行发热是因素体虚弱，或瘀热内阻等，导致气血营卫失调，每值经期或行经前后，出现以发热（体温一般在37.5℃以上）为主要表现的病变。本病以育龄期妇女多见，常伴发于盆腔炎、子宫内膜异位症等疾病。本病属中医学经行前后诸证范围。

①气虚：禀赋气弱，经行时气随血耗，营卫失调而致发热。②阴虚：素体阴虚，经行时经血下行，营阴更虚，以致阴虚生内热，经期发热。③血热：阳盛体质，又嗜食辛热谷物，或肝郁化火，经行时冲脉之气旺盛，气火相迫，经行发热。④瘀热：原有子宫内膜异位症或慢性盆腔炎病史，宿瘀滞留胞中，积瘀化热，经行之际，血海充盈，瘀热郁结，气血营卫失调而致经行发热。

本病可以分成几种类型，症状如下：①气虚：经行低热持续，动则汗出，懒言少语，面色㿠白，经行量多，色淡质清稀。苔薄，舌淡，脉细缓而数。②阴虚：经期午后潮热，两颧红赤，五心烦热，烦躁少眠。舌红干，脉细数。③血热：经前或经行发热，口干喜饮，溲赤便秘，心烦易怒，经量增多，色鲜红。苔薄黄，舌质红，脉弦数。④瘀热：经前或经行发热，经量多而有血块，或量少而不畅，经色紫暗，下腹胀痛拒按。苔薄，舌紫或有瘀点，脉涩而数。

诊断：①发热见于经期或行经前后，呈周期性发作2次以上者。②应与月经期间外感发热相鉴别。若经行外感发热或其他原因引起的偶然经期发热者不能诊断为本病。

平时多锻炼身体，增强体质，如坚持晨间跑步、冷水洗脸、刷牙，身体条件允许，还可坚持冷水洗澡。天气转凉时要注意保暖，防止受凉，生活要有规律，避免过度疲劳。

✱73. 什么是经行不寐

经行不寐是指平时睡眠正常，而每值月经来潮前后或经期出现失眠，甚则通宵不能入睡，经净后逐渐恢复正常的一种病症。患者平时注意进食清补食物，加强营养，少吃刺激性强的食物，注意劳逸结合，尤其经前要减少脑力劳动，避免睡眠之前从事使大脑神经兴奋的活动，保持心情舒畅，减少烦恼。

本病的基本病理是心脑失养和心肝火旺而致。①阴虚火旺：阴血亏虚，心火偏旺，心阴不足，心脑失养而致。②心肝火旺：久郁伤肝化火，心肝火旺，火旺伤阴，心火益盛而致。③心脾失养：经前思虑过度，劳伤心脾，加上经血过多，心失血养，而致失眠。

本病可以分成几种类型，症状如下：①阴虚火旺：经行或经前失眠心烦，经量多，色红，先期，口干咽燥。苔薄，舌尖红，脉细数。②心肝火旺：经前彻夜不寐，心烦易怒，头痛头胀，乳胀经多。苔黄，舌尖红，脉弦。③心脾失养：经行或经后失眠，或彻夜不寐，头晕目眩，心悸健忘，神疲乏力。苔薄，舌淡，脉细弱。

诊断：①根据经行和经行前失眠，经后睡眠正常进行诊断。②与神经衰弱而致失眠相鉴别。

起居有常，适当安排劳逸时间，避免过度劳累，影响睡眠。要注意保持心情舒畅乐观，防止不良情绪。饮食宜清淡可口，易于消化，忌服膏粱厚味之品。忌食辛辣食品。

❈74. 什么是经行情志异常

妇女每逢经期或月经前后便出现烦躁易怒，甚至狂躁不安，语言错乱；或者情绪低落，悲伤欲哭，喃喃自语；或者喜怒无常，彻夜不眠等症状，持续时间可达5~10天，一俟经净后即可恢复正常。这种病症就是"经行情志异常"，属于经前期紧张综合征范围中较重者，西医则称其为"周期性精神病"。本病类似于精神病的发作，但神经组织的病理形态学方面没有肯定的改变，也不能发现相应器官的器质性病变，只是神经系统功能活动的失调。故而发作有周期性，与内科之癫狂或神经官能症，在表现上有明显区别。情志活动与心、肝两脏的关系密切，因为心主神志，肝有调节情志活动的功能。而经行情志异常的发病，则往往与心血不足、心神失养，或肝失疏泄、情志不调有关。临床较为常见的证型，约有以下3类：肝气郁结证治宜疏肝解郁；心血不足证治宜养心血、安心神；痰火上扰证治宜泻热涤痰、清心开窍。此外，还需注意精神调养，保持心情愉快，避免引起情绪刺激的因素，是防止该病发作的重要因素。参加适当的体育锻炼和户外活动，起居有规律，也可以减少该病的发生。

本病多因思虑过度，或情志不遂或外受七情刺激而月经前或后期，精血下达冲任，导致心脑失养，情志失控，经净后脏腑气血逐渐恢复，心脑得养，情志渐复正常。

本病可以分成几种类型，症状如下：①心血不足型：经行悲伤欲哭，精神恍惚，夜寐不安，心悸怔忡，忧思多虑。舌淡红，苔薄白，脉细。②肝郁化火型：经行心烦易怒，狂躁不安，胸胁胀满。舌质红，苔黄，脉弦而数。③痰蒙心窍型：经行情绪抑郁寡欢，头蒙神呆，语无伦次，昏睡多痰。舌淡红，苔腻，脉濡细或滑。④瘀血上扰型：经行狂躁，或头痛如锥刺，经行涩少，下腹胀痛拒按。舌质黯，苔薄白，脉涩。

诊断：①临床特点是情志异常随月经周期反复发作。多数病人在行经前便出现证候，也可发生在经期者，持续时间可达5~10天。经净后情志渐复正常。②常有外界情志刺激病史。③需做有关精神科检查。④与癫痫、脏躁作鉴别。

注意精神调养，保持心情愉快，避免引起情绪刺激的因素，是防止该病发作的重要因素。参加适当的体育锻炼和户外活动，起居有规律，也可以减少该病的发生。

✲ 75. 什么是经前面部痤疮

每逢经前或经行出现面部痤疮，经净之后逐渐隐退，称为"经行面部痤疮"。经前面部痤疮多见于青春期少女，育龄期妇女也可发生。本病与内分泌失调有关，常见于雄激素偏高者。如服含有雄激素类制品、药物或高剂量孕激素药物，也会引起面部痤疮，但与月经周期无关，不列入经行面部痤疮。

本病与湿热阳盛体质和饮食油腻甜食习惯有关。①肝脾湿热：湿热阳盛体质，或嗜食油腻煎炸、甜食等，影响脾胃运化功能，使肝脾蕴热，上熏于面部而致。②肺经郁热：肺主皮毛，如肺经郁热，热熏面颊而致。

本病可以分成几种类型，症状如下：①肝脾湿热：经前面部痤疮突起皮肤，有时抓破有白色小脂粒溢出，无滋水，无脓血，心情烦躁，大便不调，月经量多或淋漓不净，经色红，黏腻。苔黄腻，脉细弦而滑。②肺经郁热：经前面部痤疮，咽痛，颧红，干咳。经行量多，色红。苔薄黄，舌红，脉细数。③肝郁化火型：经前面部痤疮，经前乳房胀痛，情绪烦躁，经少不畅，下腹胀。舌质稍红，苔薄，脉弦细而数。

诊断：①根据面部痤疮与月经周期有关，经前或经行发病，经净后面部痤疮自行隐退。②与接触性皮炎、药疹等相鉴别。与服用性激素类药物引起的面部痤疮相鉴别。

患者要少食油腻、辛辣及甜食，多吃蔬菜水果，保持大便通畅。

❋76. 什么是经行风疹

每逢临经或行经期间，全身皮肤突起疹块，周身皮肤瘙痒难忍，块形大小不一，融合成片，经净渐退者，称为经行风疹，或经行血风疮。

本病多由风邪为患。有因血虚生风，有因风邪于经行时乘虚而入所引起。①血虚生风：素体血虚，或因多产、久病损伤，营阴暗耗，经行时阴血益亏，血虚生风，因风盛而为病。

②风热侵袭：素体阳盛，或过食辛辣之品，血分蕴热，经行时气血俱虚，风邪乘虚而入，与热相搏，遂发风疹。

本病可以分成几种类型，症状如下：①血虚型：经行时风疹频发，瘙痒难忍，入夜尤甚。面色不华，肌肤枯燥。月经后期，量少色淡。舌淡红，苔薄，脉细数。②风热型：经行身发红色风疹团块，瘙痒不堪忍受，感风遇热，其痒尤甚。口干喜饮，尿黄便结。舌红苔黄，脉浮数。③血瘀型：经行发风疹块，色呈瘀斑状，月经量少有块，少腹作痛。舌质偏黯，苔薄白，脉细弦。

诊断：经前或行经期间，周期性出现周身皮肤瘙痒，起风团。

易发病者经前勿食鱼鲜虾蟹之类易于诱发的食物。有肠道寄生虫史者，应先驱虫。

✱77. 什么是经行吐衄

经行吐衄主要是由肝火上逆，肺胃燥热，迫血妄行，致每值经期或经行前后，有规律出现吐血或衄血，并伴有经量减少或不行的病变。又称"倒经"或"逆经"。本病以青春期少女多见，亦可见于育龄期妇女，中医治疗预后较好。本病属中医学经行诸证范畴，相当于西医的"代偿性月经"。

本病主要机制多为血热而冲脉之气上逆，迫血妄行所致。①肝经郁火：素郁多怒，久而化火，迫血妄行。②肺肾阴虚：平素肺肾阴虚，又过食辛燥药食，灼津伤络，经行冲气上逆，迫血妄行，以致经行吐衄。

本病可以分成几种类型，主要症状如下：①肝经郁火：经前或经期吐血或衄血，量多色鲜红。经行量多，烦躁易怒，头昏且胀，口苦胁胀。苔黄，舌红，脉弦数。②肺肾阴虚：经行吐衄，量少，色红。经行量少，常感头晕耳鸣，手足心热，颧红潮热，干咳咽燥。舌红或绛，苔花剥或无苔，脉细数。

诊断：①吐血、衄血连续2次以上随月经周期呈规律性发作。②月经量相应减少，甚或闭而不行。③应注意与鼻咽器质性病变所出现的经行吐衄相鉴别。

根据疾病的原因，平时针对性地服用滋肾阴、清相火的药物进行预防，减少或杜绝温热性的食物及精神刺激。

❋78．什么是经行泄泻

每逢月经来潮时大便溏薄或泄泻次数增多，经后大便恢复正常者称"经行泄泻"。本病一般在月经来潮前2~3日即开始泄泻，至经净后，大便即恢复正常，也有至经净后数日方止。这种证候可持续数年，日久对身体健康有一定的影响。以育龄期妇女多见，中药治疗预后良好，属中医学的经行前后诸证，相当于西医的经前期紧张综合征。经行泄泻主要原因是脾气虚弱为主，或因血虚肝旺，克犯脾气，或肾阳不足，命门火衰，温运失常。本病的治疗以健脾止泻为主，调经为辅。如因肝旺脾弱者宜健脾抑肝，如因肾虚脾弱者宜健脾温肾。

①脾气虚弱：脾司运化，脾气主升，脾能统血。当经行之时，则血注于冲脉，以为月经。如因脾气素虚者，经行时而脾气更弱，以致运化无权，清气下陷，导致水湿停滞于肠，而为经行泄泻。②肝旺脾弱：肝主藏血，其性喜疏泄条达，如因肝气郁结，肝郁横逆，克制脾气，则运化乏力，而脾气益虚，水湿下流，亦可引起经行泄泻。③脾肾两虚：脾之运化有赖于肾阳的温运以助消化，肾阳不足，则导致脾阳不振，湿浊内聚，

经行脾肾更亏，湿困脾阳而致经期大便泄泻。

本病可以分成几种类型，症状如下：①脾气虚弱：经前或经行大便泄泻，呈周期性的发病，轻者大便溏薄，重者大便清稀，每日2~3次，下腹隐隐作痛，或不痛，或肠鸣，面色少华，精神倦怠，饮食不佳。苔薄白，舌淡胖，脉迟缓无力。②肝旺脾弱：经前或经行大便溏薄或泄泻，倦怠乏力，少腹、胸胁胀痛，腹痛即泻。苔薄白，舌淡，脉细而弦。③脾肾两虚：月经前或经行大便溏薄，或五更泄泻，面色晦黯，腰腿软，下肢畏冷，或脐中隐痛，小便清长。苔白滑，舌质淡，脉沉迟，或沉细。

诊断：①经行泄泻，随月经周期发作。②粪便多为水谷不化之残渣，或溏便。一般无腹痛，大便不臭，无脓血。③应注意与慢性腹泻相鉴别。

患者要注意适当控制饮食量，食物要容易消化，保持心情愉快，防止腹部受寒。

79. 什么是经行浮肿

每逢月经来潮前或行经时面目或肢体浮肿，经后自然消退者，称为“经行浮肿”。本病一般在月经来潮前3~5天即开始浮肿，经净后浮肿消退。以育龄妇女多见。现代医学认为，本病证是由于体内水钠潴留而引起，而水钠潴留又与体内的雌激素、孕激素水平有关。经行浮肿是伴随月经周期而发作的一种证候，月经干净后浮肿渐渐消退。如月经干净后浮肿仍不能消退者，需要考虑是否心、肝、肾等功能不良所致，必要时进行其他项目的检查，这样可以明确诊断，及时治疗。

①脾虚：脾主运化水湿，脾能统血。当经行之时，则血注

于冲任而行经，如因脾气素虚经行阴血下注冲任，气随血下，脾气益虚，水湿内聚，泛于肌肤，而成浮肿。②肾虚：肾主温煦，肾虚则温煦无力，肾阳敷布受碍，经行时经血下注，阴盛于下，肾阳更虚，温煦乏力，不能化气行水，故水泛而肿。③气滞：情志久郁，经行不畅，气机不利，升降失司，水道通调不利，水湿不运，水泛为肿。

本病可以分成几种类型，症状如下：①脾虚：经行面目四肢浮肿，按之没指，脘闷腹胀，纳少便溏，神疲乏力，经行量多，色淡红。苔薄白，舌淡，脉濡细。②肾虚型：经行面肢浮肿，下肢尤甚，按之凹陷不起，腰骶冷痛，大便溏薄，月经后期，量少色淡。苔薄，舌淡，脉沉弱。③气滞：经前或经行面目及四肢肿胀，随按随起，少腹胀痛，经行不畅，经色偏暗。苔薄腻或白腻，脉弦。

诊断：根据每逢月经前或月经期出现面目或肢体浮肿，经净后浮肿逐渐自然消退进行诊断。需与慢性肾炎引起的浮肿及内分泌疾病如甲状腺功能减退等引起的浮肿进行鉴别。可做尿常规、肾功能、血内分泌等检查，必要时做妇科检查、B超等项检查。需与营养不良性浮肿鉴别，尤其近年来盛行减肥节食，容易导致营养不良，应予重视。

适当减轻工作量，注意休息，睡眠时宜采取右侧卧位，以利血液循环。忌食刺激性海腥食物。注意进食营养丰富的食物，如鲤鱼或鲫鱼汤、鸭汤及鸡蛋、猪肝、冬瓜、赤豆、桂圆、薏苡仁等。宜食低盐饮食，行经之前适当控制水分摄入量，以免引起或加重水肿。平时饮食宜淡，少食腌制品或过分油腻的食物。

✱ 80. 什么是经行便血

每逢经前或经行大便下血，经量减少，甚或月经不潮，称为经行便血。本病多见于有痔疮疾病的妇女，也可见于子宫内膜异位症伴直肠异位病灶的妇女。

由于素体阳盛或有痔疾，又嗜食辛热药食，蕴热于下，经前盆腔充血而致。也可因脏腑素虚，不能摄血而致。也可因子宫内膜异位症伴直肠子宫内膜异位病灶，瘀滞肛肠而致。

本病可以分成几种类型，症状如下：①脏热：经前或经行大便下血，血色鲜红，口苦心烦，溲赤便秘，头昏脑涨，经量减少。苔黄或黄腻，舌红，脉滑数。②脏虚：经行或经后大便下血，色淡清稀，头晕眼花，乏力倦怠，面色萎黄，经血色淡。苔薄，舌淡，脉细弱。

诊断：根据每逢经前或经行大便下血，经后便血自止进行诊断。经前便血常伴发痔疮、子宫内膜异位症等，需做妇科检查、肛肠检查、B超检查，询问有无痛经史，有无烟、酒和嗜食辛热药食史等。但要与肠癌、肠息肉等鉴别，可做乙状结肠镜检查。

本病患者都有不良饮食习惯，嗜食烟、酒或辛热食品，故劝导患者戒烟，少喝酒，不食或少食辛热食品，可预防本病复发。并且多吃素食，保持大便通畅，预防痔疮发生。

✱ 81. 什么是经行尿感

每逢经行或经刚净后发生尿频、尿急、尿痛等症者，称为"经行尿感"。以育龄期妇女多见，有时也见于更年期月经未绝者。本病应彻底治疗，如果反复发病，发展为肾盂肾炎，治疗有一定难度。本病属经行前后诸证。

尿道口与阴道口为邻近器官同居下焦，如果经期不注意卫生，病菌可通过尿道口上行感染形成尿路感染。又因经期时脏腑之血下注冲任，脏腑处于暂时缺血状态，抗病能力较弱，病菌外邪容易入侵而致病。肾与膀胱相表里，经行肾虚，影响膀胱的气化功能，亦易尿感。常见的有湿热下注和阴虚火旺。①湿热下注：经行、经后失血，湿热外邪侵注下焦，膀胱气化不利而致。②阴虚火旺：肾与膀胱相表里，素体肾阴不足，经后肾阴更亏，虚火内盛，移热膀胱而致。

本病可以分成几种类型，症状如下：①湿热下注：经后、经行尿频、尿急，淋漓涩痛，尿色黄赤，腰酸或痛，带多色黄秽臭，或色白似豆渣样。苔黄腻，脉细滑而数。②阴虚火旺：经后小便涩痛，尿色黄赤，带多色黄，口干心烦，腰部酸痛。苔薄，舌红而干，脉细数。

诊断：根据每逢经期出现尿路感染症状。尿常规检查白细胞一个"+"以上，初步可以诊断。患者常有慢性尿感病史。如患者有真菌性阴道炎或滴虫性阴道炎，分泌物刺激外阴，也可引起类似尿感症状，应予鉴别。

积极治疗妇科炎症性疾病，如外阴炎、阴道炎、宫颈炎等，使炎性分泌物减少，外阴的清洁度提高。月经期注意保持勤换月经垫，浴具常消毒，内裤和月经垫要经阳光曝晒消毒。

❋82. 什么是经行身痛

经行时或行经前后，出现以身体疼痛或手足麻痹为主证者，称为经行身痛。

经行身痛的病因，大致分为血虚、血寒而瘀两种证候。

本病可以分成几种类型，症状如下：①气血虚弱型：经期或行经前后，肢体酸痛麻木，神疲乏力，经行量少色淡。舌质淡，苔薄，脉细。②寒湿型：经期或行经前后，关节疼痛酸楚重着，腰膝尤甚，得热则舒。月经后期，量少不畅，色暗有块。苔薄白，脉沉紧。③带脉虚弱型：临经时或经后环腰疼痛，少腹有急迫下坠感，喜按。经量不多，倦怠乏力，舌质淡红，苔薄白，脉细。

诊断：①行经期间或经来前后，肢体疼痛酸楚或麻木不适，呈周期性发作2次以上者。②局部无红肿，无畸形。无严外伤、风湿痹及其他疾病史。

适当进行体育活动，活络筋骨，调和气血，增强体质，可预防本病发生或减轻症状。戒烟酒，忌吃辛辣刺激性食物，血虚之人还应忌食生冷寒凉之物。

❋83. 什么是经行眩晕

经行眩晕是指每逢经期，或行经前后，出现头目眩晕或视物昏花，伴随月经周期而发作者。

经行眩晕的发生，多由脏腑气血虚衰所致，有虚实两方面因素：或血虚、阴虚，脑髓失养，或痰浊上扰，蒙闭清窍，均可致经行眩晕。血虚者素体血虚或精血化源不足，经行时经血外泄，其血更虚，血虚不能上荣清窍而致眩晕。肾虚者素体肾虚阴亏，经行血多，阴血更虚，阴虚火旺，水不涵木而致眩晕。痰浊者素体肥胖，痰浊壅盛，经行痰浊挟冲气上扰于脑，清阳被遏而致眩晕。

本病可以分成几种类型，症状如下：①肝肾阴虚型：经行前后，头昏目眩，腰酸耳鸣，重者视物旋转，神疲，或兼胁胀，口干便结，脉弦细，舌红少苔。②气血两虚型：经行前后头晕，气短，乏力，心悸，纳呆，失眠，经血色淡，脉细无力，舌淡胖嫩，苔薄白。③痰湿阻中型：经行眩晕，头晕而重，胸闷多痰，纳呆口淡，体困倦怠，平时带多，脉濡滑，舌淡胖，苔腻。

诊断：经行期间头昏眼花，重者自觉天旋地转，甚则昏厥仆倒，经净则愈，有时可发生于经后。

不宜食用酒、浓茶、咖啡、韭菜、辣椒、大蒜等刺激性食物。不要过多饮水，也不要吃公鸡、羊头、猪头等发物。

二、起居养生与月经失调防治

✳84. 经前失眠者如何做好生活调理

但凡经前失眠者皆有深刻的体会，夜晚睡不着而白天却感到精神不振，倦怠嗜睡。不但影响工作、学习和生活，而且不利于健康。催眠药物虽能解除暂时痛苦，但长期服用也只是治标不治本，而且会带来某些不良反应。因此，经前失眠者切不可依赖于催眠药物，而应加强自我调理。

首先，要了解自身的睡眠周期。每个人都有自己的特定的睡眠周期，自己必须注意睡意来临前的一些特征，选择最合适的睡眠时间及方式，以养成规律性的生理时钟。

其次，每天做中等量的运动，但勿在晚上做。适度的运动可以缓和交感神经系统，是改善睡眠障碍的良方。

另外，要选择合适的晚餐食物。晚餐应多吃清淡的食物，如新鲜蔬菜、水果，少吃刺激性食物。睡前喝杯加蜂蜜的牛奶，也有助于安眠。也可以多吃一些诸如大枣、小米粥、莲子、藕粉、龙眼肉等有助于安眠的食物。

如果有条件，每晚临睡前洗个热水澡，以帮助自己建立规律的睡眠周期。按摩也可以促进睡眠。经前失眠者可躺在床上，放松身体，配偶将双手烘热，略微接触经前失眠者的皮肤表面，从额部至两颊转向手背，按照同一方向反复地、缓慢地、均匀地按摩。不宜有任何粗大的动作和突然的手法变化，不要引起痒感、胀感和痛感。

✳ 85. 经前失眠者如何创造一个良好的居住环境

优雅宁静、光线柔和、温度适中的环境，对于安眠是非常重要的。安静的环境是睡眠的基本条件之一。嘈杂的环境，使人心情无法宁静而难以入眠，故卧室窗口应避免朝向街道闹市或加隔音设施。在灯光下入眠，使睡眠不安稳，浅睡期增多。因此，床铺宜设在室中幽暗的角落，或以屏风或隔窗与活动场所隔开，窗帘以冷色为佳。卧室要保证温、湿度相对稳定，室温一般以20℃为佳，湿度以60%左右为宜。卧室内还要清洁优雅而利于入眠。室内的空气要新鲜，卧室白天应保证阳光充足，空气流通，以免潮湿之气及秽浊之气的滞留。卧室必须有窗户，在睡前、醒后宜开窗换气，睡觉时亦不宜全部关闭门窗，应保留门上透气窗，或将窗开个缝隙。氧气充足，有利于大脑消除疲劳，并利于皮肤的呼吸功能。

一个良好的环境应该是树木成荫、绿草如茵。这样的环境，能够使人心旷神怡、精神振奋，有利于提高效率和脑的保健。因为绿色植物细胞中的叶绿素通过光合作用吸收空气中的二氧化碳释放出氧气，而脑组织对氧的需要量约占全身的20%。环境绿化得好，就等于增加了空气中的氧含量。空气中有充足的氧气，使人头脑清醒，心情舒畅，工作效率提高，对大脑有保护作用。绿色植物能防尘、清除噪声，可以净化空气，保持环境安静，还可调节空气的温湿度，使温度宜人，空气湿润。绿化较好的环境中，除氧含量较高外，还有大量阴离子，有助于降低血压、改善肺功能，对大脑皮质的兴奋和抑制有调节作用，从而可消除神经紧张和视觉疲劳，使人心情舒畅，精力充沛，工作效率提高，并可促进体内新陈代谢，加速组织氧化过程，提高机体免疫能力。

噪声不仅损伤听觉器官，对神经系统、心血管系统等其他系统也有不良影响。研究表明，较强的噪声长时间作用后，除导致耳聋外，还可引起头晕、头痛、耳鸣、经前失眠、乏力、记忆力减退、血压波动及心律失常等症状。在脑力劳动时，嘈杂扰人的噪声会分散注意力、降低工作效率。强烈的噪声可引起鼓膜出血、神经错乱、休克甚至死亡。因此防止噪声污染，保护环境安静，对大脑的保护，预防疾病的发生有很重要的意义。

环境污染对脑神经的危害更明显，随着生活水平的不断提高，污染日益严重，从而影响了人体健康。人的大脑皮质较为脆弱，特别容易受到侵犯。因此，减少污染，绿化美化环境，对保护人体健康和大脑智慧十分有益。

光是机体生存不可缺少的条件，是重要的外界环境因素。光线刺激视网膜产生神经冲动，经视神经等通路到达大脑皮质。通过它的功能活动，影响机体的生理过程、物质代谢、全身的紧张状态及睡眠的节律等。日光还可以改善人的一般感觉，提高情绪和工作效率。因此合理的采光照明，既能保证视觉功能的需要，有助于工作效率的提高，还对整个机体生理功能及精神状态有良好的影响。相反，光线太暗或太强不仅影响视觉功能，而且对大脑皮质及全身健康也会产生不良后果，因此改善光照条件，也是保护脑的一个重要方面。

居室应注意通风，因为通风不良会使室内空气中的二氧化碳浓度增高，当空气中的二氧化碳达到一定浓度时就会影响大脑功能，使人感到疲倦、工作效率下降。同时，污浊的空气中，阳离子增多，可使人血压增高、呼吸加快、注意力减退、精神萎靡、经前失眠、疲倦；有时出现头痛、恶心、呕吐等。而通风好，可使污浊空气交换成新鲜空气，空气中二氧化碳浓度降低，氧含量增加，加之新鲜空气含有大量阴离子，可调整血压，改善肺、脑功能，使人精神振奋，工作效率提高。因此，要注意通风，最好每天能到户外空气新鲜的地方参加一定时间的活动。

温度在18~20℃时，才能充分发挥大脑功能，提高效率。如果温度过低或过高，都会影响大脑功能活动。空气湿度太大或过于干燥也不利于健康，使人感到不适，精神不振。因此，环境温度、湿度适宜可提高工作效率，对大脑具有保护作用。

86. 经前失眠者如何安排好作息时间

过有规律的生活，这对于经前失眠者是至关重要的。睡眠的规律也就与体内神经活动相协调。白天交感神经活动，夜间副交感神经活动，与之协调才有助于入眠。每个人最好为自己制订一个生活、工作和学习的计划：每天有作息时间安排，每周或每月要有日程安排，根据自己的体力、精力和能力量力而行。以脑力活动为主的人，应适当多安排一些体力活动为好，注意劳逸结合，讲究用脑的卫生，保证充足的睡眠，不要因为工作、学习等过度紧张而丢掉了运动锻炼和减少睡眠时间。制订好计划后，一定要履行计划安排，坚持下去逐渐就会形成一种规律。因工作、学习过度紧张或超负荷而引起的经前失眠，这时能回避的应该回避，不能回避的也应改变一下以往的工作、学习状态，或从程度上减轻，或从时间上减少，或从安排上进行调整。

✳87. 如何调理月经

正常女性的月经周期为28天左右，如果月经来潮周期总是提前7天以上，甚至1个月内两次来潮者，则称为"月经先期"，亦称"经期提前"或"经早"。如仅超前3~5天，且无其他明显症状，属正常范围。偶尔超前一次，也不算经期提前。

月经提前是月经不调的一个症状。月经不调的因素有很多，如内分泌失调、子宫疾病、妇科炎症、精神因素、情绪波动、环境改变、药物影响、劳累、压力过大及营养状况等，患者切记不要盲目地用药，应到专业的妇科进行诊断后以便明确原因，再进行科学的治疗。

女性一旦出现月经提前的症状，应注意调节。

（1）调整自己的心态，放松心情。

（2）生活有规律，避免熬夜、过度劳累。

（3）平常的饮食多吃补血补肾的食物，以性平性温的为主，如牛肉、羊肉、猪肉等，各种肉类要打碎打烂吃，利于养分的吸收。多吃性平性温的蔬菜，荤素搭配比例最好是1：1。一定要忌食寒凉类的食物，尽量少吃辛辣、上火的食物。泄气的食物不要吃，如萝卜、山楂、花茶、豆类等。

（4）坚持每晚用温水泡脚，至微微出汗，在泡脚的同时可以按摩双耳、梳头，可以配合做做转腰操，健脾开胃，提升内脏功能。

（5）可以在每天的11点至13点搓热胳膊上的心经，特别是少海穴，然后再搓热腰部的腰俞穴，这是补肾最有效的方法。

（6）在床上做扭腰操，能有效地疏通腰骶椎及小腹部的经络，患有妇科疾病的女士，不妨在每晚或早上醒来后，在床上做扭腰操100次，在板床上做效果更好。

（7）注意保暖，一定要注意双腿、双脚和腰部的保暖，不能让脚后跟受凉，脚后跟的内侧就是子宫反射区，脚后跟的外侧就是卵巢反射区，一定要记住，脚、腿、腰部受凉就是伤肾，就会引起小腹部的经络收缩，就会造成瘀堵，对健康十分不利。

❋ 88. 经期应注意哪些问题

月经虽属正常的生理现象，但由于经期阴道不断流血，身体虚弱，抵抗力较差，如不注意经期调护，便会引起月经病或其他妇科疾病。

（1）清洁卫生：经期要保持外阴清洁，每晚用温开水擦洗外阴，以淋浴最好；卫生巾、纸要柔软清洁；内裤要勤换、勤洗，大便后要从前向后擦拭，以免脏物进入阴道，引起阴道炎或子宫发炎。

（2）保持心情愉悦：精神情绪对月经的影响尤为明显。经期期间一定要保持情绪稳定，心情舒畅，避免不良刺激，以防月经不调。

（3）充足睡眠及运动量：经期适度的运动，可以促进盆腔的血液循环，勿剧烈运动，因过劳可使盆腔过度充血，引起月经过多、经期延长及腹痛腰酸等；要有充足睡眠。

（4）饮食：月经期因经血的耗散，更需充足的营养；饮食宜清淡温和，易于消化，不可过食生冷，因寒使血凝，容易引起痛经，以及月经过多或突然中断等。不可过食辛辣食物，减少子宫出血。要多喝开水，多吃水果、蔬菜，保持大便通畅。

（5）寒暖适宜：月经期间毛细孔皆放大，应注意气候变化，特别要防止高温日晒，风寒雨淋，或涉水、游泳，或用冷水洗头洗脚，或久坐冷地等。

（6）避免房事：月经期，子宫内膜剥脱出血，宫腔内有新鲜创面，宫口亦微微张开一些，阴道酸度降低，防御病菌的能力大减。如此时行房，将细菌带入，容易导致生殖官发炎。若输卵管炎症粘连，堵塞不通，还可造成不孕症。也可造成经期延长，甚至不止。因此，妇女在行经期间应禁止房事，防止感染。

（7）勿乱用药：一般妇女经期稍有不适，经后即可自动消除，不需用药，若遇有腹痛难忍或流血过多，日久不止者，需经医师检查诊治，不要自己乱吃药。

（8）做好记录：要仔细记录月经来潮的日期，推算下个月来潮日期的情况，便于早期发现月经不调、妊娠等。

✳89. 月经来临清洗阴道和外阴要注意什么

女性在月经期间会遇到很多问题，譬如使用卫生巾、清洗阴道。在清洗阴道的时候不要盲目，要注意以下几点要求：①勤换卫生巾，每天用温热水清洗2次外阴；②如没有淋浴条件清洗，可以盆浴时要做到"一人一盆一巾一水"；③阴部与足部要分开洗；④不要洗冷水浴；⑤因子宫内膜在月经期有无数个小伤口，宫颈口张开，因此不要坐浴。

在日常生活中，加强自我保护意识，养成良好卫生习惯和注意一些"小节"，往往对预防妇科病能起到事半功倍的作用。①清洗外阴、洗涤内裤后再洗脚；②不与其他人换穿衣服，尤其是内衣；③清洗阴部的盆子、毛巾一定要专用，毛巾要定期煮沸消毒，患有手足癣的妇女一定要早治疗，否则易引起了真菌性阴道炎；④不长期滥用抗生素和化学药物冲洗阴道，以防菌群失调引起真菌性阴道炎等。

❀ 90. 月经期如何保护嗓音

女性经期嗓音或声带的变化会随个人的身体状况、精神状态、外界因素、用嗓程度的不同而有所变化。如月经期工作繁忙，唱歌或讲演过多或感冒，身体状况较差，或环境改变、精神紧张等，嗓音都会发生较大的变化。如果在这些情况下不注意使嗓子休息，就会使嗓子受到更大的损害。月经期声带保护，是嗓子保健的重要一环。女性在月经期间要注意以下几点。

（1）一般不宜在经期过多地参加歌唱表演。在月经期，呼吸道黏膜充血，声带也充血，高声唱歌或大声说话，声带肌易疲劳，会出现声门不闭合，声音嘶哑。平时嗓音较好，经期嗓音无变化者，对演唱的时间、音调和强度等也应适当掌握。因此在月经期，尤其是月经来潮的前夜和第一第二天，不能过度用嗓，更切忌强行吊高音。

（2）对经血量多的患者来说，经期最好暂停练声和演唱，否则，发音时膈肌和腹肌收缩，使腹压升高，对充血的盆腔不利。

（3）患有慢性咽炎、声带小结、声带出血等疾病的人，应暂时停止练声与唱歌。

（4）个别人有经前期紧张症，出现易激动、精神抑郁等症状，这时其声带多有明显变化，应设法消除紧张因素，必要时用药物调整一下内分泌功能，以改善嗓音。

（5）注意劳逸结合，避免上呼吸道感染，不吃刺激性的食物，如辣椒、胡椒粉及咖啡、浓茶等，还要戒烟戒酒。

（6）月经期注意预防上呼吸道感染和妇科疾病，这些疾病对嗓音都有不良影响。

✳91. 月经期该穿什么样的内衣

不少女性在月经期时会选择穿紧身内衣，她们认为这样不但可以免除侧漏的尴尬，还能在一定程度上缓解腹痛，其实这样是不科学的，女性在经期最好选择稍宽松的内衣。研究表明，有些妇科疾病是由穿紧身内衣造成的。子宫内膜异位症是目前发病率很高的一种疾病，导致该病的原因之一就是经血逆流到腹腔引起内膜异位，患者最常见的问题是痛经和不孕。如果女性常穿紧身内衣，尤其在月经期，易使经血流出不畅，而且在脱穿时还会使盆腹腔压力突变，很容易造成经血逆流，最终出现经期腰痛、腹痛症状，甚至导致不孕症。

女性在月经期时，会有大量经血流出，如果此时会阴部的透气性不好，潮湿的环境可能造成一些微生物的滋生，一些真菌性阴道炎症就是这样产生的，如果治疗不及时，还可能上行感染到盆腔。而且，女性会阴部有大量毛囊腺分布，紧身内衣容易使汗腺分泌受阻，这在月经期尤为明显。如果清洁不够，细菌大量繁殖，就会出现毛囊腺炎症，少数还可能导致阴部疏松结缔组织炎、前庭大腺脓肿等疾病。

长期紧身束腰，会挤压腰部脂肪，使腰身成为葫芦形，有碍腰部血液循环，容易导致慢性腰肌劳损，还会使胃肠受压而影响血氧供应和正常蠕动，导致食欲缺乏，消化不良。由于月经期腰、腹部会大量出汗，也容易产生细菌感染，所以，最好选择透气性好的棉质内衣，而且应该每天换洗。

✸92. 怎样选适合自己的卫生巾

卫生巾一般由表面层、吸收层和底层三部分构成，选用时就要从这三部分的材料及作用考虑。表层要选择干爽网面漏斗型的。表层干爽可使局部皮肤不受潮湿之苦。漏斗型设计优于桶状设计，渗入的液体不易回流。中层以透气、内含高效胶化层的为好。内含高效胶化层的卫生巾，可把渗入的液体凝结成果冻状，受压后不回渗，表面没有黏糊糊的感觉。底层以选透气材料制成的为好，它可使气体状的水分子顺利通过，从而达到及时排出湿气的作用，有效地减少卫生巾与身体出湿气的作用，有效地减少卫生巾与身体之间的潮湿和闷热，保持干爽清新的感觉。

如何才能选择一款适合自己的卫生巾呢？首先要看是不是正规厂家出品的卫生巾，知名品牌一般应该是有质量保证的，千万不要贪图便宜购买一些散装、包装破裂的卫生巾。其次，尽量选择自己常用的、无不良反应的卫生巾，一般棉面的卫生巾不容易导致过敏现象，皮肤敏感的女性慎用纤维网面的卫生巾。第三，就是要看清生产日期、保质期，很多女性在购买卫生巾时都没有看日期的习惯，而且每次会购买很多，其实卫生巾也有保质期，过期的卫生巾质量很难保证，一般说来，生产日期离购买时越近越好。

卫生巾过敏还是小事，一般改用其他品质的卫生巾或者停用导致过敏的品牌一段时间，过敏现象就会消失。但是，如果因为使用不卫生的卫生巾，引起妇科疾病可就不是小事了，所以购买卫生巾时，一定要仔细挑选。

❋ 93. 女性经期有何禁忌

（1）忌性生活：月经期子宫内膜脱落，子宫腔表面形成创面，过性生活时容易将细菌带入，逆行而上进入子宫，从而引起宫腔内感染，发生附件炎、盆腔炎。

（2）忌坐浴：在月经期，子宫颈口微开，坐浴和盆浴很容易使污水进入子宫腔内，从而导致生殖器官发炎。月经期外阴部的清洁卫生要特别注意。保持外阴清洁以淋浴最合适。

（3）忌穿紧身裤：如果月经期间穿臀围小的紧身裤，会使局部毛细血管受压，影响血液循环，增加会阴摩擦，很容易造成会阴充血水肿。如果再加上不注意局部清洁卫生，还会出现泌尿生殖系统感染等疾病。

（4）忌高声唱歌：妇女在月经期，呼吸道黏膜充血，声带也充血，高声唱歌或大声说话，声带肌易疲劳，会出现声门不合，声音嘶哑。

（5）忌捶背：腰背部受捶打后，可使盆腔进一步充血，血流加快，引起月经过多或经期过长。另一方面，妇女在月经期，全身和局部的抵抗力降低，子宫内膜剥落形成创面，宫颈口松弛，如经期受到捶打刺激，既不利创面的修复，也易受感染而患妇科病。

❋ 94. 月经期性交会有什么后果

月经是妇女的正常生理现象，经期一般无特殊症状，但受内分泌影响，盆腔充血，部分妇女可有轻度不适感，如下腹胀、腰酸、乳房胀痛、腹泻与便秘等。有的女性月经周期相对较短（例如24天一周期），而经期时间长达6~8天。由于经期不能行房，丈夫颇有怨言。但是，月经期妇女的身体抵抗力往往比平时低，子宫内膜此时又形成创面，子宫颈口松弛，此时如有感染容易上升至盆腔器官，因此，月经期夫妇双方均应克制自己，避免性交。月经期性交会出现以下不良后果。

一是因双方兴奋，阴茎插入会使女性生殖器充血，导致月经量增多，经期延长。

二是此时性交，男性生殖器可能会把细菌带入阴道内，经血是细菌等微生物的良好培养基地，细菌极易滋生，沿子宫内膜内许多微小伤口和破裂的小血管扩散，感染子宫内膜，甚至可累及输卵管和盆腔器官，从而给女方带来不必要的麻烦。

三是月经分泌物进入男子尿道，也可能会引起尿道炎的产生。

四是经期同房，因精子在子宫内膜破损处和溢出的血细胞相遇，甚至进入血液，可诱发抗精子抗体的产生，从而导致免疫性不孕、不育症。

五是月经期间同房，由于性冲动时子宫收缩，还可将子宫内膜碎片挤入盆腔，引起子宫内膜异位症，导致不孕症的发生。

因此，不论在什么情况下，月经期的性交都是应该禁止的。有些夫妻往往在月经期寻求一些性生活的变化，以替代性交行为，如相互自慰、口与生殖器接触等。这样既能保证月经期的安全卫生，又能为性生活增添新意。

✳95. 闭经如何护理

平时要保持精神愉快，心情舒畅。少吃或不吃生冷食品，避免腹部受凉，人工流产后，分娩后尤应注意加强营养。本病较为难治，一旦诊断应积极治疗。

平时加强体育锻炼，常做保健体操或打太极拳，跳中老年迪斯科舞等。避免精神刺激，稳定情绪，保持气血通畅。经期要注意保暖，尤以腰部以下为重，两足不受寒，不涉冷水，并禁食生冷瓜果。经期身体抵抗力弱，避免重体力劳动，注意劳逸适度，协调冲任气血。经期不服寒凉药。加强营养，注意脾胃，在食欲良好的情况下，可多食肉类、禽蛋类、牛奶及新鲜蔬菜，不食辛辣刺激食品。去除慢性病灶，哺乳不宜过久，谨慎从事人工流产术，正确掌握口服避孕药。肥胖病人应适当限制饮食及水盐摄入。

✳96. 调理月经先后无定期要注意什么

（1）调节情志，保持情绪稳定，勿喜怒无所。

（2）注意节制房事与病后调养。

（3）更年期妇女若出现月经先后无定期，当是绝经先兆；少女初潮后出现月经先后无定期，均属生理现象，一般无须治疗，可顺其自然。

✳97. 消除痛经的简单方法有哪些

有不少方法可减轻"原发性痛经"的痛楚，如服用镇痛药及避孕药都可以舒缓子宫收缩带来的抽筋感，但长期服用会造成依赖和不良反应，改善生活习惯才是有效的治疗办法，下面是一些有助减轻痛经的简易方法。

（1）少食咖啡、茶、可乐、巧克力等含咖啡因的食物。

（2）禁止饮酒，特别是容易出现水肿的女性。

（3）保持身体暖和将加速血液循环，并松弛全身的肌肉，尤其是痉挛及充血的骨盆部位。可在腹部放置热敷垫或热水瓶，一次数分钟。

（4）多喝药茶或柠檬果汁及热牛奶。

（5）常洗温水浴，有条件者可选择泡温泉，可在温水缸里加入1杯海盐及1杯碳酸氢钠。泡20分钟，有助于松弛肌肉及缓解痛经。

（6）在月经来临前，走路或从事其他适度的运动，将使女性在月经期间较舒服。练习瑜伽，弯腰，放松等动作有助改善痛经的发生。

不少女性以为行经失血，便应进补。"补"的概念是正确的，但须与个人体质相配合才能发挥效用，否则只会弄巧成拙，例如燥热时不要再吃带燥的食物，如鸡汤、榴梿等，以免肝火妄动，引起不适。

❋98. 对痛经患者如何细心照顾

生理期期间尽量不要洗头，如果洗头一定要立即吹干。

生理期期间要注意保暖，也就是少吹冷气，在冷气房里还是要多穿件衣服。

忌喝冷饮，这已经是很基本常识了，千万不要违背，不要拿自己的美丽开玩笑，喝冰水会让污血无法顺利排出，留在身体里对身体绝对有害。试试看以下饮料，可以让生理期更舒适：龙眼肉红枣茶、养生茶、贞味丹参、红糖姜水、黄芪枸杞茶、玫瑰花茶（如果有经痛，可以喝点玫瑰花茶）。

拒绝疲劳，充分休息很重要，过于劳累会导致经期延长或是失血过多。

忌盆浴。因为生理期子宫口略微张开，同样地也较为容易受到污染，所以洗澡最好采用淋浴。

✳ 99. 性交自慰可治经痛吗

经痛除了令每月有不适日子外，前列腺素激素更会导致腰腿痛、下腹疼痛，更严重会引起腹泻。治疗方法一般如使用有效镇痛药和抗前列腺素药、有避孕需要而服用的避孕药亦不失为抑制经痛方法之一。

另外如摄取足够钙质和有适量运动，冲个热水澡或使用热力外敷下腹，甚至经痛期间进行性行为、自慰等较自然治疗经痛方式，都能有效地令经痛程度大减。

但假如用尽以上方法，效果仍是一般或毫无起色，有必要找出当中有可能潜伏的其他病因，避免因巧合地被经痛感觉混淆和欺骗。

如本来经期正常，近月才开始不寻常经痛，或痛楚程度有增无减，期间出现发热、经血量增多、经期不准、在非月经日子有阴道出血等，可能出现经痛的内在原因，并非较常见的激素变化，而是一些病态性反应，诸如因性行为传染的慢性阴道炎、子宫颈炎，逐步发展至盆腔炎、子宫肌瘤、息肉、纤维瘤和子宫内膜异位等，这类疾病能通过阴道镜、细菌培植和超声波等进行诊断，治疗效果良好。尝试坦白地和家庭医生倾谈，找出原因，无谓忍受不必要的每月不适。

✱ 100. 酒精药棉塞耳能治痛经吗

用酒精药棉塞耳治疗痛经，效果迅速，无痛苦。

取药棉少许，放在75%酒精内浸透，然后取出塞在患者外耳道内。外耳道具有排导作用，经数小时药棉可自行排出。如不能自行排出，可于次日取出。左右两耳交替用或同时使用。如伴有头痛头晕者，可左侧疼痛塞左侧外耳道，右侧疼痛塞右侧外耳道。酒精药棉塞入时动作不宜过快，以免因接触耳膜引起头晕。冬季宜先将药棉放外耳道口数秒，然后缓慢塞入。以采取卧位上药为佳。

上药后半数以上女孩数分钟痛经即可消失，90%以上的女孩半小时止痛。中医学认为，痛经乃寒湿凝滞或者气滞血淤所致，且与全身经络有密切联系，用蘸有轻刺激性的酒精药棉刺激外耳道，具有疏通经络、运行气血的作用，故可以使痛经迅速缓解。

✱ 101. 痛经患者怎样进行自我护理

痛经患者的护理，尤其是青春期痛经少女的护理极为重要，可减轻痛经的症状，使患者平安度过月经期，早日康复。

痛经患者的护理主要指生活起居和饮食方面的护理。要注意休息，严重痛经者要卧床休息。室内要安静清洁，通风良好，空气新鲜，温度、湿度适宜。忌食生冷瓜果、辛辣及刺激性食物，勿食醋及寒性食品。宜食营养丰富、易于消化的食物。

青春期少女要掌握一些月经生理卫生方面的知识，或阅读一些有关月经生理知识的书籍，以便对月经和痛经有正确的认识，并学会如何正确处理。要避免手淫的坏习惯，因为经常手淫会使盆腔充血，导致月经失调或痛经的发生。要多参加正常的社交活动，防止早恋及婚前性行为。另外，痛经带来的痛苦，往往心情容易急躁、恐惧、忧虑，不要着急，坚信痛经是可以治愈的，保持健康的心理状态。这样痛经就可以减轻或自行缓解。

重点观察小腹疼痛发作的时间、性质和程度，以及经血的量、颜色、有无血块等异常情况，以便就医时向医师提供病情资料。有些月经初潮的少女，由于害羞不愿就医，痛经发作时忍着，去医院怕做妇科检查。还有人认为痛经不算什么病，忍忍就会过去，而不愿去医院看病。痛经者应该及时去医院就诊检查，以免病情加重。要详细向医生提供病情资料，便于诊治。即使治疗见效慢，服药时间长，也要树立战胜疾病的信心，坚持治疗，不要怕麻烦。只要和医师很好配合，往往就能取得理想的治疗结果。

✳102. 痛经患者为什么要学习掌握月经卫生知识

月经的来临，是女子进入青春期的标志，然而有些女青年由于对月经出血现象缺乏了解，会产生不必要的恐惧、紧张与害羞等心理变化。这些不良的心理变化过度持久的刺激，则易造成气机紊乱，血行不畅而诱发痛经。因而女青年多学习一些有关的生理卫生知识，解除对月经产生的误解，消除或改善不良的心理变化，是预防痛经的首要问题。正如《素问·上古天真论》中所说："恬淡虚无，真气从之，精神内守，病安从来。"

✱103. 痛经患者为什么生活起居要有一定规津

《素问·上古天真论》中说："其知道者，法于阴阳，和于术数，饮食有节，起居有常，不妄作劳，故能形与神俱，而尽终其天年，度百岁乃去。"就是说要保持身体健康，就要遵守一定的法度，适应自然环境的变化，饮食、起居、劳逸等要有节制并科学安排，方不致生病。妇女由于特殊的生理现象，在生活与起居、劳作方面必须要合理安排，有一定的规律。不宜过食生冷，不宜久居寒湿之地，不宜过劳或过逸等，尤其是月经期更需要避免寒冷刺激，淋雨涉水，剧烈运动和过度精神刺激等。

✱104. 痛经患者为什么要防止房事过度

房事过频或经期过劳均可导致精神紧张，子宫过度收缩，使子宫缺血缺氧而发生痛经。平素房事不洁，不注意经期卫生，可导致盆腔器官感染，是导致继发性痛经的重要因素。因此，平时应注意节制房事和性生活卫生，尤其是痛经发作时，更应卧床休息，绝对禁止性交，对防止和缓解痛经的发生、发展有重要意义。

✱105. 经行风疹者如何自我调护

经期避免辛辣食品刺激，禁鱼腥。注意经期卫生，不用化纤短裤、内衣及卫生巾，改用卫生纸。避免接触易发生过敏的物质如花草、灰、烟等。经前经期禁性交，以防精液引发皮疹。

✻ 106. 经行乳胀患者要注意什么

遇经行乳胀者要仔细询问病史，乳胀与月经周期的关系，并做乳房触诊，检查有无乳房结块，结块大小、软硬度、活动性，有无高低不平，乳头是否有乳汁或血性分泌物，并做涂片检查，淋巴结有否浸润。用B超、CT或磁共振等进行鉴别检查。这对病的预后极为重要，故要鉴别之。乳房与肝的关系密切，情绪抑郁可加重本病，故应保持心情舒畅，使肝气调达，促使疾病痊愈。经行乳胀常伴月经失调或不孕，治疗时需同时加调经药，待乳胀消失，月经正常就有受孕机会。

✻ 107. 经行头痛患者要注意什么

对顽固性头痛伴恶心呕吐，尤其经净后持续头痛者应进一步检查，可做脑电图、CT或磁共振、眼底检查等，明确有无器质性病变。情绪抑郁或急躁发怒都可诱发或加重本病，平素应调节情绪，乐观舒畅，促进肝的疏泄和调达功能，防止肝火或肝旺引起的头痛。中医学认为久痛属瘀，凡头痛病程长者存在不同程度的瘀血入络症状，如头痛如锥刺状，或头部阵发性胀痛如撕裂状，此时应用搜风剔络、化瘀止痛的虫类药如蜈蚣、全蝎等方能止痛，但虚证头痛者不宜使用。

✻ 108. 经行发热患者要注意什么

经行发热中药治疗预后较好，如伴慢性盆腔炎或子宫内膜异位者，经后需继续治疗，方能彻底治愈。

经行发热由气虚或阴虚引起的，总由患者体质虚弱，经行脏腑气血或阴虚生内热所致，故经后应继续调养，并适当参加户外活动，增强体质，促进机体对经行期气血变化的适应性，可以防止经行发热。

经行发热一般经后自然逐渐消退，如果病程日久，反复发病，甚至经后热度反而升高者，应根据其临床表现，做必要的检查，明确发热原因进行治疗。

✳109. 治疗经行情志异常应注意什么

失眠时易多思多想，甚至想入非非，一旦情志不遂或受七情刺激，可诱发本病，故应重视失眠症的治疗。

平素多善猜疑，或个性内向，不愿合群，一旦遇事不顺，抑郁不解，百般猜疑，郁久情志失控而致经期脏腑失养，心脑功能失调而致病。故应多参加集体活动和户外活动、旅游等，以开阔胸怀，舒展心情，对本病有较好的辅助治疗作用。

本病虽然发生于经行前后或经期，与月经有关，但病之本在脏腑、气血功能不足或失调，当月经期时脏腑气血下注冲任，促使脏腑功能更加不足，气血失调更为明显，而诱发本病。经期治疗仅是治标，平时治疗才是治本，因此指导病人经后持续治疗才可治愈。

✳110. 治疗经前面部痤疮要注意什么

改变饮食习惯，忌服煎炸或油腻食品，少吃甜食，饮食宜清淡，易于消化吸收。忌烟、酒。保护脾胃功能，防止湿热蕴结。

保护面部清洁卫生，清洗面部时忌用刺激性较大的肥皂或洗液。

经行面部痤疮有时瘙痒，患者会用手抓痒或挤出白色小脂粒，一般抓破不留瘢痕，如果猛抓猛挤可能损伤皮肤的真皮层，也会留下瘢痕的，因此尽量避免搔抓，如抓破引起感染时可用金银花露涂感染部位。

✳ 111. 经行吐衄患者要注意什么

有衄血史者平时饮食宜清淡，不可嗜服辛辣煎烤食物，以免伤阴津，引血妄行。

保持心情舒畅，尤其经前或经期更须稳定情绪防止经血上逆而致衄血。经前可酌服逍遥丸、越鞠丸等以疏泄肝气，调畅情志。阴虚火旺者经前7天预服知柏地黄丸，亦可预防吐衄。

有子宫内膜异位症者应同时治疗该病。

✳ 112. 经行泄泻患者要注意什么

经行泄泻与体质虚弱有关，尤其是脾和肾虚弱者，因此平时参加体育活动，增强体质，预防本病的发生。

经行泄泻者少食油腻不消化食物。医生用药时尽量避免润肠、滑肠之药，如桃仁、胡桃肉、芝麻、杏仁、柏子仁等。

经后可服健脾益肾中药调理，增强脾、肾功能，调整冲任气血平衡，能防止复发。

对经行泄泻久治不愈者，或症状明显加重者，应考虑肠道病变可能，做粪便常规、粪便培养或肠镜检查等。

✳113. 经行浮肿患者要注意什么

经行浮肿与体质虚弱（脾虚或肾虚）有关，还与气血失调有关，因此平时参加适当的体育活动，增强体质，调和气血，预防本病的发生。

行经之前适当控制水分摄入量，以免引起或加重水肿。

对于经行水肿久治无效者，应进一步做全身的内科检查，明确水肿的病因，以确定治疗方案。

✳114. 经行便血患者要注意什么

本病治疗首先辨清有无伴发病（痔疾或子宫内膜异位症）存在，如有伴发病的经后应着重治疗伴发病。如无伴发病者，经前辨证服药，或清脏热，或补脏虚即可防止复发。

如果经行或经行前后便血病程较长，或经治无效，应做必要检查，鉴别有否肠道病变，如肠癌、肠息肉等。

✳115. 经行尿感患者要注意什么

保持外阴及阴道的清洁卫生，经期避免做妇科检查或行房事。

及时治疗滴虫性阴道炎或真菌性阴道炎，可防止尿路上行感染。并彻底治疗尿路感染。

经期查尿常规时容易将经血混杂到尿中，一般经期查尿常规时应先用卫生纸堵住阴道口，阻止经血流出，然后先排去一些小便，再留尿常规，这样比较正确。

✳ 116. 经行身痛患者要注意什么

本病经治疗无效者，必须做有关检查，如妇科检查、B超等以排除器质性疾病引起的全身疼痛等。

耳针治疗时要严格遵守无菌操作，防止埋穴部位感染。

平时要注意寒温、冷饮，经期尤需禁服冷饮。属血虚者宜吃营养丰富食物，如鸡肉、猪肉、牛肉、羊肉、蛋类、牛奶等。平时可用大枣、龙眼肉、党参、黄芪等煲汤煮粥等。肝火头痛可多食青菜、水果等。

✳ 117. 经行眩晕患者要注意什么

经行眩晕以肝肾阴虚、气血两虚居多，故重在平时补肝肾、养气血，不可经后症解而停药。肝阳上亢是中医眩晕症中常见之证。但妇科似以更年期患者多见，而经行眩晕中则比较少见，如见此证，当入潜阳息风之品，如龙骨、牡蛎、珍珠、龟甲，石决明、钩藤等，经后仍当滋阴养血。痰湿证，经前祛痰降浊以祛实邪，而经后当温脾理气，以杜生痰之源，常用白术、半夏、茯苓、橘红、干姜、吴茱萸等。

三、合理饮食与月经失调防治

✳ 118. 经前期女性为何要远离咖啡因

对200多名大学女生调查研究显示，那些咖啡因饮料摄入量在每天4杯半以上的人，60%患有严重的经前期综合征。

咖啡因能够引起易怒、焦虑、情绪不稳、失眠、B族维生素耗竭和乳房肿痛。许多人可能都有过因食用过多咖啡因而出现精神亢奋的经历，但是，即使少量的咖啡因也能促进机体释放肾上腺素。肾上腺素是在面临战斗时机体突然大量释放的一种应激激素。咖啡因还能帮助你保持清醒，所以，长期以来，被女性们用作夜间熬夜工作、学习的提神剂。但是，当你正为失眠（经前期综合征的一种常见症状）所困扰的时候，它的这种提神作用就不见得是一件好事了。它主要是通过增加神经递质去甲肾上腺素生成而发挥作用的。去甲肾上腺素使机体提高警惕性，同时也使你变得易怒和焦虑。而且，由于咖啡因代谢缓慢，所以，即便在晚餐时喝一杯咖啡或含咖啡因的饮料，都会让人到夜里11点仍然无法入睡。

咖啡因是一种天然的利尿药，能够促进水的排泄。随着水的排泄，还会带走一些重要的维生素和矿物质。在这一过程中，B族维生素、镁、钾、锌和维生素C都会大量丢失，而这些营养成分的丢失必然导致经前期综合征的发作。举例来说，B族维生素在葡萄糖代谢过程中起着重要作用。一旦这种维生素缺乏，你的血糖水平会骤升骤降，导致饥饿、发抖、懒惰等一系列症状。此外，B族维生素对肝脏正常功能的行使也很重要，而肝脏又是雌激素代谢的主要器官。所以，如果没有足够的B族维生素，血中雌激素的水平就会升得过高，导致水潴留、乳房肿痛、情绪波动、偏头痛和失眠。尤其是乳房肿胀、疼痛，看起来与咖啡因的摄入有很大的关系。大约有1/3的女性发现，只要从饮食中去除咖啡因，这些症状就可以得到缓解。

在月经周期的最后两周，也就是第14~28天（也是经前期综合征容易发作的时间），身体降解咖啡因所需的时间要更长。最好能够将咖啡因永远地从食谱中去掉。但是，如果做不到这一点，至少应在行经前2周杜绝咖啡因的摄入。

对于大多数人来说，咖啡因主要来自饮料，如咖啡、茶和其他一些饮料。所以，要断绝咖啡因的摄入，主要就是改喝不含咖啡因的饮料。但是，在巧克力、可可粉及其相关产品中也含有咖啡因，所以在上床睡觉前喝可可奶有害而无益。另外，不要忘了很多药物中也含有咖啡因。镇痛药（尤其是治头痛的药物）就是靠咖啡因来收缩扩张的血管，达到镇痛的目的。

在完全切断咖啡因来源以前，还有一点需要提醒：如果已经习惯于每天喝两杯以上的咖啡或含咖啡因的饮料，或者是在服用含咖啡因的药物，那最好不要突然完全停止！咖啡因是一种血管收缩药，这就是说它会使人的血管缩窄。长期摄入咖啡因，人体已经习惯于它的作用，若突然停止，会导致血管反应性扩张，导致头痛。所以，杜绝咖啡因的过程要缓慢进行，可以先用1~2杯白水代替1杯咖啡因饮料，大约1周后，再去掉1

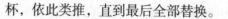

杯，依此类推，直到最后全部替换。

如果不能完全脱离咖啡因饮料，也不要灰心。只要能控制在正常摄入量范围之内，经前期综合征的症状就会有明显改善。开始的时候，将目标定在每天200毫克以内（包括饮料、食物和药物），看效果如何。你会发现，乳房肿痛和焦虑好多了。如果症状没有好转，那就继续减少咖啡因的摄入。

✳119. 经前期女性为何要远离酒精

喝酒会使你的经前期综合征恶化，它主要通过以下几条途径发挥作用。

（1）喝酒会加重雌激素蓄积：酒精是一种必须经肝脏解毒的有毒物质。当肝脏因为解毒而超负荷时，其代谢雌激素的能力必将大大降低，导致雌激素在体内蓄积过多。

（2）喝酒影响B族维生素的吸收与利用：B族维生素在稳定血糖、雌激素灭活及脑内神经递质正常功能的发挥等方面起着举足轻重的作用。如果B族维生素水平低，很可能会导致疲劳、易怒、肿胀和失眠等症状的发作。

（3）酒精破坏镁：大约80%的酗酒者其血镁含量都很低，而这种矿物质的缺乏与经前期综合征有着很大的联系。血镁含量太低，导致多巴胺水平下降，而多巴胺这种神经递质的主要作用是清除过多的体液，调节食欲，增加警惕性。镁还参与调节葡萄糖代谢，稳定情绪，缓解痛经。镁含量不足，会导致脾气暴躁、食欲缺乏、恶心呕吐、抑郁、痛经等一系列临床症状。

（4）酒精影响正常葡萄糖代谢：酒精通过阻断正常的血糖供应机制，导致低血糖。有时候，饮酒会使你的血糖处于一种极度不稳定的状态，先是引起血糖骤然升得很高，然后又突然降得很低。尤其是在喝了含有糖或者类似于糖的酒之后。空腹喝酒会加速并放大这种效应，使你出现低血糖症的一些症状，如疲劳、虚弱、烦躁易怒等。很多女性在喝酒之后出现的经前期综合征可能就是由低血糖引起的。喝酒往往耽误正常进餐，这使得问题进一步复杂化。

（5）喝酒影响食欲：一两杯酒下肚，很多人就不想吃饭了。她们可能只吃一点或者根本就不吃了。那些经常喝酒的人往往会以酒代饭。更糟的是，她们进食的很多营养物质根本无法吸收，无法被有效利用，还有的随着小便和呕吐而丢失。而酒精本身并无任何营养成分，其唯一的营养就是卡路里，因此，严重酗酒的人往往会出现维生素和矿物质缺乏。

（6）酒精是一种抑制剂：如果抑郁还不是你经前期综合征的症状之一，那么饮酒很快就会使之加入这一行列。经前期是酗酒开始或恶化的一个重要时期。很多女性在这一时期为了缓解焦虑和紧张或逃避一些问题开始喝酒。但不幸的是，随之而来的抑郁却变成了最大的问题，因为酒精是一种中枢神经系统抑制剂，它能加剧人的绝望。

（7）酒精在经前期的打击力更大：在行经前大约一周，女性对酒精的耐受力明显降低，喝到平常量的一半就醉了。而且，很多女性发现，在这段时间很难控制自己的饮酒。

最好的对策就是彻底地脱离酒精的影响。如果实在想喝，可以偶尔解解馋。只在吃饭时喝一点，每次要少喝慢喝，经前期最好不要喝。酒的种类最好选择度数较低的白酒或啤酒。其余时间，坚持喝无酒精饮料，如加入一片酸橙的矿泉水、类似于啤酒但不含酒精的饮料或其他不含咖啡因的饮料。

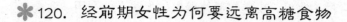

✳120. 经前期女性为何要远离高糖食物

经前期综合征是一组复杂的病症，其症状、起因及治疗涉及面很广。在行经前一周，机体对胰岛素反应异常敏感。胰岛素的主要作用是将葡萄糖从血液运送到细胞，使之在那里产生能量。如果胰岛素过分地将葡萄糖从血液中运走，就会让机体处于一种低血糖的病理状态，临床称作低血糖症。从而导致疲劳、发抖、饥饿、情绪不稳定、爱发脾气等一系列症状。这时，人的大脑便向身体发出信号，告知需要更多的燃料，于是人就开始嗜甜。这也正是很多女性嗜吃巧克力的时期，实际上，其最初的出发点是好的。除大量的糖分外，巧克力还含有镁（常常在经前期出现缺乏的一种矿物质）和苯乙胺（一种能够缓解抑郁的氨基酸）。难怪女性朋友们会这么爱吃巧克力了！但是经前期最好还是少吃甜食，原因如下。

（1）糖使人情绪化、爱发脾气、疲劳和虚弱：吃糖会刺激胰岛素的大量释放，导致血糖水平骤然下降。当你的血糖再度急降的时候，你会怎么做？当然是吃更多的糖！这样就形成了恶性循环，让你在整个经前期都烦躁不安。

（2）糖能加重雌激素的累积：过多的糖摄入加重了肝脏的负担，使之没有能力有效地降解雌激素。雌激素水平升高，你会感到肿胀、烦躁和焦虑。

（3）糖会加重人的焦虑感：血液中葡萄糖浓度的骤升骤降会激活肾上腺释放肾上腺素，以帮助血糖恢复正常。但是，肾上腺素会加重人的焦虑，同时还会促进另外一种激素——皮质醇的释放，而这种激素又会加重你对糖的渴求。

（4）糖能加重孕激素的缺乏：除加重焦虑外，皮质醇的升高还有其他一些令人讨厌的不良反应——降低孕激素而增加雌激素含量。此外，皮质醇还使得机体无法有效利用孕激素。这样，即使你的身体能够合成足量的孕激素，机体也无法正确利用。

（5）糖能破坏体内其他营养物质：过量的糖会破坏体内的B族维生素、铬、镁、锌和铜。如果以含糖的食物代替其他有营养的食物，很可能会导致营养缺乏，引起经前期综合征和其他一些疾病。

解决方法：避免吃糖或含糖的食物，尤其是行经前一周更要注意。如果感到低血糖，你可以补充一些含有复合糖类的食品，如全麦面包、麦片粥或面糊、黄豆、豌豆或其他一些豆制品。记住：水果，还有一些蔬菜也含有天然的糖分，它们也会使你的血糖升高。所以，水果和蔬菜一定要与少量蛋白质食品（松软奶酪就是一种很好的蛋白质来源）或一些复合糖类食品联合食用，它们能够减缓葡萄糖进入血液。

一些精加工食品如白面包、白米和玉米片等因其缺乏粗纤维会对机体产生类似于糖的作用。在进食上述食品后血糖会突然升得很高，就跟刚吃过糖果一样。最好能坚持食用全营养食品，因为其中的纤维成分可以减缓葡萄糖进入血液。如果你实在想吃上面所列食品，最好同时进食一些高纤维、高蛋白的食物，这样可以防止血糖突然升高。

可以通过一些简单的改变来减少糖的摄入量。首先，把糖罐儿从餐桌上拿走，这样你就不会总想着往饭里加糖了。尽量吃新鲜的而不是罐装的水果。在经前期最好不要吃糖，你可能会觉得这样做太残忍了，因为这段时间你疯狂地想吃糖！但要认清这个残酷的事实，糖不是你的好朋友，它是你的敌人，尤其是在月经前期更是如此。

✱ 121. 经前期女性为何要远离高盐食物

人的身体为发挥正常功能就要保持水盐平衡。所以大量盐的摄入，必然导致过多水的摄入。对于身体的组织来说，也是同样的道理。组织中盐的浓度越高，进入组织与之平衡的水便越多。所以，经前期女性摄入盐分越多，经前期综合征的症状就越恶化。

正常情况下，平均每人每天只要500毫克钠就足够了。但大多数人钠的摄入量在每天5~10克，是上述数值的10~20倍！最好能将食盐的摄入量控制在每天6克以下，因为过多的钠会导致高血压、肾脏病和肝脏疾病。

对于那些存在水潴留的人来说，每天6克可能还是太多，最好控制在4克以内。但是要将钠摄入量控制在一个合理的水平，并不是指在烹调时少放些盐就好了。钠，几乎存在于所有的食物之中，即使新鲜的蔬菜和水果中也存在。当然，这并不是说要杜绝钠摄入。只是提醒你留意哪些食物中钠的含量高，哪些中等，哪些含量较少。我们希望大家最好选择那些钠含量中等偏下的食物，而少吃那些钠含量太高的食品。

菜肴如果无盐，就会变得索然无味。要想真正做到低盐饮食是非常困难的，因此要努力遵循以下几条原则：①在烹调和烤制食品时可以加盐，但用量要减半。②调味时尽量少用食盐。③要限制小苏打和发酵粉的用量。

不要把盛盐的瓶子放在餐桌上，以免就餐时往食物中随手加盐。除低盐型之外，不要食用罐装的汤。不要吃在盐中保存的食物，如腌肉、火腿和香肠。不要吃太咸的食物，如咸味薯片、饼干或咸味果仁等。不要吃腌制食品如腌菜、橄榄、腌鱼或泡菜。不要食用咸味调料，像大蒜盐、洋葱盐、佐料盐、炖肉调料、酱油或清汤。

限制不等于完全禁止。要实行低盐饮食计划，就要从坚持上述几条规则做起，配合食用含钠量在中低等水平的食物。但是，如果你实在无法忍受这种饮食，甚至想放弃计划，那可以适当放宽要求，直到你自己满意为止。目的是为了减少日常摄钠量，而不是要比赛看谁吃得最少！只要钠的摄入量是在逐渐减少的，那限盐的目的就达到了。

坚持低盐饮食至少一个月以后，就可以检测一下自己的水潴留问题是否解决了。如果问题没有解决，可以考虑进一步减少钠的摄入量。如果仍然没有奏效，那么你的问题可能不是由于盐摄入过量引起的。尽管如此，也不能再回到过去的高盐饮食行列了。为了身体健康考虑最好将钠的摄入量控制在中等水平。

✲122. 经前期女性为何要多吃粗纤维食物

膳食纤维实际上就是植物性食品中不能够被消化的那一部分。有些膳食纤维就像笤帚一样，负责清扫机体的消化道系统，把一些废物和毒素清除出去，同时也缩短了食物通过肠道的时间。另外还有一些纤维，它们像海绵一样，能够吸收肠道中的胆汁酸、胆固醇和灭活的雌激素，然后将它们排出体外。所以大量进食纤维质在预防一些严重疾病如癌症、糖尿病和心脏病方面起重要作用。

膳食纤维可以分为两大类：一类是可溶性的（可以溶于水），一类是不溶性的（不能溶于水）。不溶性的纤维很粗糙，难咀嚼，存在于小麦的麸皮、绿色大叶蔬菜、根茎类蔬菜和水果皮中。它形成大量的粪便，能吸收水分，刺激肠壁收缩，加快废物的排出。肠道的废物中含有大量的有毒物质，它们与结肠壁接触时间越长，诱发结肠癌的可能性就越大。如果饮食中含有大量的不溶性纤维，它们就会加速废物排出肠道的速度，因此，这也许是预防结肠癌最好的方法。

另一方面，可溶性的纤维是指植物中可以溶解于水的成分，如果胶、树脂和黏液。这一家族中最著名的当数燕麦麸，因其能简单而快速地降低血脂，在20世纪80年代成为家喻户晓的"明星"。可溶性纤维质的主要来源有燕麦、豆类、大麦、欧车前子，还有很多蔬菜与水果。

几乎每个人都知道膳食纤维能够形成粪便，有助于防止便秘，但大多数人都不知道它在减轻经前期综合征方面也有很重要的作用。

（1）膳食纤维能够帮助减轻雌激素过量：饮食中含有大量的纤维可以消除经前期综合征的一个重要诱因——雌激素过量。它可能是这样发挥作用的：当雌激素完成它的使命后，就会进入到肝脏，在那里被灭活，然后排到消化道系统。高脂肪饮食会重新激活肠道中的雌激素，被重新吸收入血，引发经前期综合征。消化后的废物在肠道中存留的时间越久，"旧的雌激素"被重新吸收的可能就越大。如果你的饮食中含有大量可溶性纤维，它会和肠道中的雌激素结合，随着其他废物排出体外。

（2）高纤维饮食能够改善葡萄糖耐受力：可溶性的纤维一旦与水结合，就会在消化道中形成胶冻状物质，这会减缓消化的速度。也就是说，葡萄糖可以更加缓慢地释放到血液中去。因为很多女性在经前期都有血糖水平极度不稳的情况，所以这的确是膳食纤维对抗经前期综合征的一个优点。膳食纤维还可以通过改造肠道中某些特定激素而稳定血糖水平。所有这些的结果就是使你的情绪变幻无常消失了，你又重新焕发活力，不再嗜糖如命。

（3）膳食纤维体积大热量少，很容易让胃感觉到饱，可以防止暴饮暴食：想想如果你吃了三片全麦营养面包之后会有多饱。再设想一下如果你只吃了一块糖果，你会感觉到饱吗？实际上，它们包含的热量是一样的，只是纤维的多少而已。高纤维的饮食容易让你吃饱，然后花时间去消化。坚持高纤维饮食，虽然吃了大量的食物，但摄入的热量却减少了。

（4）膳食纤维能够帮助机体充分利用孕激素：很多女性在经前期发作的血糖忽高忽低会导致肾上腺素的释放。肾上腺素释放的目的是要改善血糖的大幅度波动，不幸的是，过量的肾上腺素使得机体无法有效利用孕激素——这相当于造成机体孕激素缺乏。如果大量进食纤维食物，血糖水平便趋于稳定，激素水平随之调节正常。

膳食纤维只存在于植物食品中，而非动物食品——肉、鱼、奶、蛋、乳酪或其他动物食品，除混有植物产品之外，它们之中不含任何的纤维。虽然牛肉呈纤维状，实际上它不含有任何形式的纤维。

越是天然的食物，其纤维含量越是丰富——黄豆比豆蛋白的纤维含量要高。同样，新鲜胡萝卜的纤维含量比烹调过的要高。所以，要尽量食用新鲜的水果、鱼、蔬菜。

饮食中还必须包括多种多样的富含纤维的食物。这样的话，你既可以得到可溶性的纤维，又可以得到不溶性的纤维，还有其他一些营养物质。食物经过的加工越少越好。而且，最好将这些富含纤维的食物平均分配到一天当中。在早餐时一下吃上一天所需的纤维，而在余下的时间里一点不吃，这样做会伤害身体健康。要记住多饮水或其他液体。大量进食纤维食物而不补充水，会导致严重的消化疾病。

❋123. 经前期女性为何要多吃有益健康的脂肪

研究发现，有些脂肪是有益于健康的。尤其是身受经前期综合征折磨时，有些脂肪对经前期女性是有益的。那些患有经前期综合征的病人，其进入血液的脂肪种类和数量和其他人是不同的。

患有经前期综合征的女性体内一种称作γ-亚油酸的脂肪酸的含量极低，低到检测不到。为什么说γ-亚油酸缺乏就能导致经前期综合征呢?如果体内γ-亚油酸水平太低，机体就开始生成大量的泌乳素——因为能在婴儿生产之后促使乳房产生乳汁而得名。过量的泌乳素干扰孕激素的生成，导致雌孕激素失去平衡。引发雌激素过剩和经前期综合征的一系列症状：水潴留、体重增加、组织肿胀、乳房胀痛、焦虑、疲倦、低血糖等。

不仅如此，γ-亚油酸缺乏还能通过影响前列腺素生成而引起疼痛和炎症反应。前列腺素分为两类：前列腺素-1和前列腺素-2。二者均参与一些机体的重要反应，但作用完全相反。你可以把前列腺素-1看作是抗炎因子，把前列腺素-2看作是引发炎症的因子。所以，前列腺素-1的主要作用是降低炎症反应，放松子宫，改善血流，减缓痛经，消除组织肿胀和乳房疼痛。而前列腺素-2的作用恰恰相反，它加重炎症反应和组织肿胀，刺激子宫收缩，减慢血液流动。前列腺素-2还能促进体内皮质醇和雌激素的生成，二者生成增加必将导致孕激素的缺乏。所以，前列腺素-1太少或前列腺素-2过多，都会造成经前期综合征。

既然 γ-亚油酸能够增加体内有益前列腺素的生成，那么保证饮食中这种脂肪酸的足量供应是很有意义的。据估计，80%的人亚油酸摄入不足，因此 γ-亚油酸的不足和有益前列腺素即前列腺素-1缺乏是一个广泛存在的社会现象。可以通过每天在饮食中增加葵花子油和豆油，来增加亚油酸的摄入。最简便有效的解决方法恐怕是食用亚麻籽油，它不仅富含亚油酸，而且是 ω-3脂肪酸的丰富来源。

如果怀疑自己的经前期综合征可能是由过量的前列腺素-2引起的，那你可能会想在饮食中增加能够对抗炎症反应的有效武器——ω-3脂肪酸。它不仅能减轻炎症反应，而且可以帮助稳定血糖，治疗经前期的痤疮，提高内啡肽（让人感觉良好的一种激素）的产量，并且能够改善其他一些激素的作用。ω-3脂肪酸主要存在于一些鱼类如凤尾鱼、鲱鱼、鲭鱼、鲑鱼、沙丁鱼、金枪鱼的脂肪或鱼油中。对鱼油类补品的研究显示，它们可以消除一些与炎症反应相关的疾病症状，这包括风湿性关节炎、偏头痛和经前期综合征。在一项对丹麦女性的调查研究中显示，那些 ω-3脂肪酸摄入过低的女性易发生痛经。此外，鱼油中还含有丰富的维生素D，这可以帮助机体吸收钙和镁。

为确保你能摄入足够的 ω-3脂肪酸，每周至少要吃2~5餐鱼。其他富含 ω-3脂肪酸的食物还有核桃和绿豆。有意思的是，ω-3脂肪酸含量最高的不是鱼油，而是亚麻籽油，它的含量是鱼油的2倍还多。而且食用亚麻籽油是一举两得的好事情：它不仅富含 ω-3脂肪酸，同时还能为机体提供大量的 γ-亚油酸。总的来说，吃鱼、鱼油或亚麻籽油都可以提供足够的 ω-3脂肪酸。

鱼油和 γ-亚油酸补品均会使血管壁变薄，因此过量服用会导致出血。如果你正在服用减薄血管的药物，非甾类抗炎药，含有姜的补品或其他能导致血管变薄的药物，那在服用鱼油或γ-亚油酸补药之前最好咨询一下医生。最好不要同时大剂量服用两种该类药物。可以选择一种，或者两种同时服用，但剂量减半。

在增加有益前列腺素的同时，还要注意减少不利前列腺素，也就是控制饱和脂肪（它们主要存在于一些瘦肉、乳酪、熏猪肉、猪油和全脂奶制品）的摄入量，还有氢化处理的还原脂肪（主要存在于人造黄油和一些使面点酥松的油脂之中）和哈喇味的腐败植物油。所有上述脂肪均会导致过量前列腺素-2（能够引发炎症反应的前列腺素）的产生。

✳124. 月经先期者为什么要忌辛辣

月经周期提前7天，甚至一月两潮者，称为"月经先期"，亦称"经期超前"或"经早"。本病主要因血热迫血妄行，或气血不能固摄冲任所致。血热所致的月经先期可见月经量多、色深红或紫红，质黏而稠，心胸烦闷，面红口干，尿黄便结，舌质红，苔黄，脉滑数等症状。病人由于平时阳气较盛，又喜食辛烈助热之品，热盛迫血妄行，致经血先期而下，所以月经先期的病人应特别忌服辛辣助热之品。如此时再服辛辣刺激之品，则耗气动血，使月经更加提前，且量多，易导致贫血。更有甚者，经血不断，每月有半月经血之苦。

有些患者月经先期是由于气虚固摄无力而引起的。临床常出现量多色淡，质清稀，神疲肤软，心悸气短，舌淡脉无力等气虚血少的症状。这种因气虚而月经先期的病人同样需忌辛辣之品。

❋125. 怎样用饮食改善经期提前

因个人体质不同，可用不同的方法来调节经期提前的情况。

（1）血热型月经提前：芹菜500克，加水1000毫升，煎成500毫升，可常服，效果良好。

（2）气虚型月经提前：黑豆50克，党参15克，红糖50克，将三味一起煎汤饮服。月经前服用，每天1次，连服7次。

（3）肝郁化热型月经提前：可用益母草100克，鸡蛋2个，加水适量同煮，待鸡蛋熟后剥壳取蛋，再煮片刻即可，除去药渣后，吃蛋喝汤。月经前服用，每天1次，连服7天。

平时注意生活饮食的小细节，即能对自己的健康加分，有月经先期的女性朋友不妨试试。

❋126. 月经先期患者如何吃保健菜

（1）党参甘草乌骨鸡：乌骨鸡1只（去毛及内脏洗净），党参20克，炙甘草3克，当归、熟地黄、龙眼肉、白芍各5克。各味洗净装入鸡腹内，入瓷钵大火蒸1.5小时，待鸡烂即可，吃肉喝汤。月经前根据食量，每1~2天1剂，可连用3~5剂。具有益气养血的功效。适用于气血俱虚之月经先期。

（2）归芪乌骨鸡：乌骨鸡1只，黄芪、当归、茯苓各6克。乌骨鸡活杀去毛及内脏洗净，药放入鸡腹内缝合，入砂锅内大火煮烂熟，去药渣后调味，食鸡肉喝汤。月经前，每天1剂，分2次服完，连服3~5剂。具有健脾养心益肝的功效，适用于气虚型月经先期。

（3）青皮山楂：青皮6克，山楂10克，白糖50克。于月经来潮前水煎温服。每天1次，连服3~4次。具有疏肝行气化瘀的功效。适用于月经先期。

（4）益母草煮鸡蛋：益母草30克，鸡蛋2个。以上两味加水适量同煮。鸡蛋热后去壳再煮片刻即成。月经前每日1次，连服数日，吃蛋饮汤。具有理气活血调经的功效。适用于月经先期，有胸腹胀痛者。

（5）韭菜炒羊肝：韭菜100克，羊肝150克，葱、生姜、精盐各适量。韭菜洗净切成段，羊肝切片，加葱、生姜、精盐，共放铁锅内用明火炒熟。每日1次，佐餐食用，月经前连服5~7天。具有补肝肾，调经血的功效。适用于月经先期及月经先后无定期。

（6）枸杞子煮鸡蛋：枸杞子15克，鸡蛋2个。以上两味加水适量同煮。鸡蛋热后去壳再煮片刻即成。月经前每日1次，连服数日，吃蛋饮汤。具有滋阴补肾的功效。适用于肾阴虚之月经先期。

❀127. 月经先期患者如何喝药茶

（1）牡丹皮青蒿茶：绿茶3克，牡丹皮、青蒿各6克，冰糖15克。将牡丹皮、青蒿洗净，与绿茶一同置放入茶杯中，用开水浸泡15~20分钟，再加冰糖溶化，不拘时代茶频饮之。连服7日。具有清热凉血止血的功效。适用于月经先期。月经过多、阴虚多汗者，不宜服用。

（2）白茅根茶：白茅根10克，茶叶、红糖各适量。煮取1碗白茅根、茶叶浓汁，去渣，放红糖溶化后饮服。每日分2次服用。具有清热调经，凉血止血的功效。适用于月经先期。

（3）红糖绿茶：绿茶5克，红糖20克。沸水泡取1杯浓茶汁，调红糖饮服，每日2次，连服数天，每日1剂。也可煎服。具有行气调经，或清热调经，止血的功效。适用于血热，冲任不固所致的月经先期、量多。

（4）牡丹皮藕茶：新鲜牡丹皮15克，鲜藕100克。将牡丹皮洗净，加适量水煎汁；鲜藕洗净切碎绞汁，与牡丹皮汁相合，加入适量白糖，煨煮成羹。每日1剂，顿服，连服3~5天。具有凉血止血的功效。适用于血热所致的月经先期等。

（5）莲子党参藕茶：莲子10克，党参10克，藕片30克。以上3味加适量水同煎，取汁代茶饮。具有健脾补气，养心安神的功效。适用于气虚型月经先期。

（6）墨旱莲藕节茶：墨旱莲10克，藕节10克。以上2味加适量水同煎，取汁代茶饮。具有滋阴补肾的功效。适用于肾阴虚之月经先期。

✳ 128. 月经先期患者如何喝药粥

（1）四汁粥：鲜益母草汁20毫升，鲜生地黄汁40毫升，生姜汁2毫升，鲜藕汁40毫升，大米50克，蜂蜜20克。取鲜益母草50克，鲜生地黄200克，鲜藕200克，鲜生姜10克，分别洗净捣烂，榨取汁液。大米拣去杂质，用水淘洗干净，放入砂锅内，加600毫升水。先用大火煮沸，再改小火熬煮，待米煮化时加入上述药汁煮至汤稠，再加入蜂蜜稍煮即可。每日1剂，分顿温热服用。具有滋阴养血，消瘀调经的功效。适用于月经先期。气虚便稀者不宜服用。

（2）芹菜牛肉末粥：连根芹菜（洗净切碎）120克，熟牛肉末10克，大米100克。芹菜与大米分别洗净，一同煮粥，待熟时加入牛肉末，稍煮即成。月经前，早晚分两次温热服用。具有清热凉血补虚的功效。适用于血热型月经先期。

（3）生地枸杞粥：鲜生地黄、枸杞子各30克，大米100克，白糖适量。生地黄、枸杞子分别洗净，与淘洗干净的大米一同放入锅中，加水煮粥，先用大火煮沸，再改小火熬煮，待米煮化时加入白糖调味，早晚餐食用。具有清热凉血调经的功效。适用于阴虚火旺之月经先期患者。

（4）莲心薏苡仁枸杞粥：莲心10克，薏苡仁15克，枸杞子9克，大米适量。将莲心、薏苡仁、枸杞子分别洗净，与淘洗干净的大米一同放入锅中，加水煮粥，先用大火煮沸，再改小火熬煮。早晚餐食用。具有健脾养心益肝的功效。适用于肝脾两虚之月经先期。

（5）何首乌槐花粥：制何首乌10克，槐花6克，大米适量。将制何首乌、槐花分别洗净，放入锅中，加水煎取浓汁。大米淘洗干净，放入锅中，加水，先用大火煮沸，再改小火熬煮，待米煮化时加入浓缩药汁，调匀即成。早晚餐食用。具有健脾补气，养心安神的功效。适用于气虚型月经先期。

（6）枣仁龙眼肉粥：酸枣仁10克，龙眼肉10克，大枣10枚，蜂蜜6克，大米100克。将酸枣仁、龙眼肉、大枣分别洗净，与淘洗干净的大米一同放入锅中，加水煮粥，先用大火煮沸，再改小火熬煮，待米煮化时加入蜂蜜调匀即成。早晚餐食用。具有健脾养心益肝的功效。适用于肝脾两虚之月经先期。

✳ 129. 月经先期患者如何喝药膳汤

（1）黑豆党参汤：黑豆30克，党参9克，红糖30克。将黑豆、党参一同放入锅中，加水适量，炖汤至黑豆熟透，加入红糖溶化，即成。吃豆饮汤，每日1剂，连服6~7天。具有补气养血的功效。适用于气虚型月经先期。

（2）归脾汤：党参20克，黄芪15克，龙眼肉、酸枣仁各12克，白术、茯神、远志各10克，木香、当归、甘草各6克，生姜3片，大枣10枚，猪瘦肉250克，精盐、葱、生姜各适量。将诸味中药装入布袋。猪瘦肉洗净切成块，与药袋一同放入砂锅内，加葱、姜和清水适量，用大火煮沸，再转用小火炖至猪瘦肉熟烂，加精盐调味，即成。佐餐食用。具有益气摄血调经的功效。适用于气虚不摄之月经先期。

（3）双耳汤：银耳10克，黑木耳10克，冰糖30克。将银耳、黑木耳用温水泡发，并择除蒂柄，除去杂质，洗净。再将银耳、黑木耳、冰糖和清水适量一同放入碗中，上笼蒸约1小时，至黑木耳熟烂即成。具有滋阴清热，凉血调经的功效。适用于月经先期。

（4）参芪补脾汤：吉林参3克，黄芪30克，龙眼肉10克，鸡肉150克，陈皮5克，大枣5枚，生姜适量。将鸡肉洗净，斩块；生姜洗净，拍烂；其余用料洗净。将全部用料放入锅内，加清水适量，小火煨煮1.5小时，加精盐调味。饮汤吃肉，一天之内服完。具有补气健脾，摄血调经的功效。适用于月经先期属于脾气虚弱者。凡经色鲜红，质稠，舌质红，脉数属于实热症者，忌用本方。夏季服用则应酌情减少用量，龙眼肉尤其不宜多用，多食则会壅滞脾胃气机，导致胸闷腹胀等症。

（5）紫地宁血汤：干地黄20克，紫草15克，地骨皮10克，活鳖1只（重约200克），陈皮5克，大枣5枚。将活鳖杀死，去其内脏，洗净；其余用料洗净。将全部用料放入锅内，加清水适量，小火煮1.5~2小时，加精盐调味。饮汤吃肉，一天之内服完。具有清热凉血调经的功效。适用于月经先期属于阳盛血热，迫血妄行者。凡为经色淡，质稀，舌淡，脉细弱属于脾虚

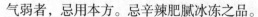

气弱者，忌用本方。忌辛辣肥腻冰冻之品。

（6）麦地乌龟汤：熟地黄20克，麦冬15克，山萸肉10克，乌龟1只（重约150克），香附6克，生姜6克，大枣6枚。将乌龟杀死，去内脏，洗净；其余用料洗净。将全部用料放入锅内，加清水适量，小火煮2小时，加精盐调味。饮汤吃肉，一天之内服完。具有养肾阴，清虚热，调经的功效。适用于月经先期属于肾阴虚，虚火内扰者。脾虚气弱者忌用。

✳ 130. 月经后期患者如何吃保健菜

（1）枸杞白鸽炖甲鱼：甲鱼1只，白鸽1只，枸杞子30克，精盐2克，黄酒15克，味精1克，葱、生姜各适量。将甲鱼宰杀，剁去头、尾及爪尖，弃肠杂，洗净后入80℃水中焯一下，刮去黑皮剁成块，放入锅中。白鸽宰杀去毛及内脏，洗净切成块，放入锅中，再加入洗净的枸杞子和葱、生姜、黄酒，一同煮熟，加精盐和味精调味。佐餐随意食用，吃肉喝汤。具有滋阴补肾的功效。适用于肾精亏虚所致的月经后期。

（2）参芪羊肉：黄芪、党参、当归各15克，生姜50克，羊肉500克。小火煮至羊肉烂熟后，加入少量调料，食肉喝汤。具有补益气血的功效。适用于气血不足所致的月经后期。

（3）豆豉生姜煮羊肉：羊肉100克，豆豉500克，生姜15克，精盐适量。前3味加水煮至烂熟，加盐调味服用。于月经前10天开始，每日1剂，连用3~5剂。具有温经散寒的功效。适用于血寒性月经后期。

（4）益母草陈皮煮鸡蛋：益母草50克，鸡蛋2只，陈皮6克。上述3味同煮，待蛋熟时取壳再煮片刻即成，去渣、吃蛋喝汤。于月经前每日1剂，连服5~6天。具有补气活血、理气行滞的功效。适用于气滞血瘀型月经后期。

（5）水煮猪肉：元胡5克，艾叶5克，当归5克，猪瘦肉60克，精盐适量。将前3味加水3碗煎成1碗，再入猪瘦肉煮熟，用精盐调味服食。月经前每日1剂，连服5~6剂。具有补血理气的功效。适用于月经后期、经血量少。

（6）白芷鱼头：鱼头1个（一般以大头鱼为好），川芎5克，白芷3克，生姜适量。将药物用布包好，放砂锅内加水适量炖至烂熟，去药渣，食肉喝汤。月经前隔日1次，连服3~5次。具有补血行气的功效。适用于月经后期、经血量少。

✳ 131. 月经后期患者如何喝药茶

（1）当归艾叶姜茶：当归20克，生艾叶15克，煨老生姜15克，红糖60克（分两次兑服）。水煎，分2次服，每日1剂。临服前加红糖30克，搅拌后趁热饮服，一般于行经第一天开始服药，连服4天。连服数月，有望痊愈。具有活血通经，温阳散寒的功效。适用于气滞血瘀、寒湿凝滞所致的月经后期等。

（2）白术生地川芎茶：焦白术30克，生地黄20克，川芎15克，升麻6克。水煎服，每日1剂，日服2次。具有健脾养血的功效。适用于脾虚血少型月经后期。

（3）黑豆苏木茶：黑豆100克，苏木10克，红糖适量。将黑豆、苏木一同放入锅中，加适量水，炖汤至黑豆熟透，加入红糖溶化即成。吃豆饮汤，每日分2次服完。具有补肾活血的功效。适用于月经后期经血量少。

（4）山楂糖茶：山楂30克，红糖30克。将山楂煎水去渣，冲红糖温服。每日2次。具有温阳化瘀的功效。适用于血寒偏有瘀滞的月经后期。

（5）益母大枣茶：益母草20克，大枣6个，红糖20克。将前2味加水约650毫升，浸泡30分钟。先用大火煮沸，再换小火煎30分钟，然后用双层纱布滤过，约得药液200毫升，为头煎。药渣加水500毫升，煎法同前，得药液200毫升为二煎。合并两次药液，加入红糖溶化。每日1剂，每次约200毫升，分早晚温热饮服。具有温经养血，去瘀止痛的功效。适用于血虚寒凝所致的月经不调、周期延长，量少不畅。

（6）香附川芎茶：香附10克，川芎10克，红糖60克。以上3味加水3碗，煎成1碗，去渣代茶饮，月经前每日1剂，连服5剂。具有开郁行气的功效。适用于气滞型月经后期。

✱ 132. 月经后期患者如何喝药粥

（1）薏苡仁芡实粥：薏苡仁、芡实各30克，大米100克。以上3味淘洗干净，一同入锅，加水适量，用大火烧开后转用小火熬煮成稀粥。日服1剂，分数次食用，连服数天。具有祛湿化痰的功效。适用于痰湿阻滞所致的月经后期。

（2）青皮山楂粥：青皮10克，生山楂30克，大米100克。将青皮、生山楂分别洗净，切碎后一同放入砂锅，加适量水，浓煎40分钟，用洁净纱布过滤，去渣取汁，待用。将大米淘洗干净，放入砂锅，加适量水，用小火煨煮成稠粥，粥将成时兑入青皮、山楂浓煎汁，拌匀，继续煨煮至沸即成。早晚分食。具有活血化瘀的功效。适用于气滞血瘀所引起的月经后期。脾虚兼有积滞者当与补药同服，亦不宜过用。气虚便溏、脾虚不食，二者禁用。多食耗气、损齿、易饥，空腹及羸弱人或虚病后忌之。

（3）当归益母草粥：当归、益母草各10克，大米100克，红糖适量。将当归、益母草分别洗净，一同放入砂锅，加适量水，煎取浓汁，待用。将大米淘洗干净，放入砂锅，加适量水，用小火煨煮成稠粥，粥将成时兑入浓缩药汁和红糖，调匀即成。早晚分食。具有补血、温经、扶阳的功效。适用于虚寒型月经后期。

（4）橘皮粥：橘皮20克，大米100克。将橘皮碾成细末。大米淘洗干净。炒锅上火，加入清水、大米，用大火煮沸后，改用小火煮约15分钟，再加入橘皮末，略煮即成。具有开郁行气的功效。适用于气滞型月经后期。

（5）木香粥：木香10克，大米100克。将木香洗净，放入砂锅，加适量水，煎取浓汁，待用。将大米淘洗干净，放入砂锅，加适量水，用小火煨煮成稠粥，粥将成时兑入木香浓缩汁，调匀即成。早晚餐食用。行经前连服7~10天。具有开郁行气的功效。适用于气滞型月经后期。

（6）艾叶生姜粥：艾叶9克（鲜品20克），生姜15克，大米50克，红糖适量。将艾叶、生姜洗净，放入锅中，加水煎取浓汁，与淘洗干净的大米、红糖一同加水适量，用大火烧开，再转用小火熬煮成稀粥。日服1剂，分数次食用。具有温经行滞的功效。适用于血寒型月经后期。阴虚血热者不宜服用。

✱133. 月经后期患者如何喝药膳汤

（1）当归生姜羊肉汤：当归20克，羊肉250克，生姜15克。加水少许，隔水蒸烂，加少量黄酒去膻气，加调料。佐餐食用，每日1剂。具有补虚散寒调经的功效。适用于虚寒型月经后期。

（2）月季花汤：月季花3~5朵，黄酒10毫升，冰糖适量。

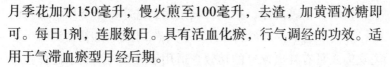

月季花加水150毫升，慢火煎至100毫升，去渣，加黄酒冰糖即可。每日1剂，连服数日。具有活血化瘀，行气调经的功效。适用于气滞血瘀型月经后期。

（3）吴萸当归羊肉汤：吴茱萸3克，当归6克，川芎6克，羊肉150克，生姜15克，大枣10枚。将羊肉洗净，切块；生姜洗净，拍烂；其余用料洗净。用开水焯（即在热水中略烫一烫）去羊肉膻味，然后将羊肉和其余用料放入锅内，加清水适量，大火煮沸后，改小火再煮1.5~2小时，加精盐调味。饮汤吃肉。具有温经散寒，活血调经的功效。适用于月经后期属于血分有寒者。血虚者忌用。吴茱萸味苦，有小毒，用量不宜多。忌食生冷冰冻之品。

（4）理气调经汤：乌药10克，香附10克，当归10克，川芎6克，大枣6枚，猪肉150克，生姜10克。将猪肉洗净，切块；其余用料洗净；生姜拍烂。将全部用料放入锅内，加清水适量，入黄酒少许，小火煮2小时，加精盐调味。饮汤吃肉。具有理气调经的功效。适用于月经后期属于气机郁滞者。月经后期，量少色淡，少腹隐痛，舌质淡，脉虚者，忌用本方。

（5）桂艾暖宫汤：肉桂3克，当归10克，艾叶（鲜品）15克，大茴香2克，狗肉150克，生姜10克，大枣6枚。将狗肉洗净，切块；其余用料洗净；生姜拍烂。锅上火，放油烧热，用生姜和少许黄酒爆香狗肉，倒入锅内，再加清水适量，放入其余用料，大火烧开后，改用小火再煮1.5~2小时，加精盐调味。饮汤吃肉。具有扶阳祛寒，暖宫调经的功效。适用于月经后期属于阳虚有寒者。经期延后，胸腹作胀疼痛，脉弦者，忌用本方。

（6）杞地补血汤：熟地黄20克，枸杞子10克，龙眼肉10克，黑枣10枚，鹿肉150克，生姜10克，陈皮5克。将鹿肉洗净，斩块；生姜洗净，拍烂；其余用料洗净。全部用料放入锅内，加清水适量，入黄酒少许，小火煮2小时，加精盐调味。饮汤吃肉。具有补血调经的功效。适用于月经后期属于血虚者。阳虚有寒者忌用本方。

❉ 134. 月经先后无定期患者如何吃保健菜

（1）黄芪蒸乌骨鸡：黄芪30克，乌骨鸡1只（重约1000克），味精、精盐、黄酒、生姜片、葱段各适量。将乌骨鸡宰杀，出尽血，用90℃水烫后，去毛开膛，除去内脏，斩去鸡爪，清洗干净。黄芪拣去杂质，洗净、晾干、切碎，纳入鸡肚内，用线扎好，放在大碗内。碗中加清汤适量，酌加味精、精盐、黄酒、生姜片、葱段等调味品，置于笼内蒸1~2小时，以鸡肉熟烂为度。出笼，拣去葱段、生姜片即成。食肉喝汤，佐餐食用。具有健脾益气，补血调经的功效。适用于气虚血亏所致的月经先后无定期。

（2）韭菜炒羊肝：韭菜100克，羊肝150克，葱、生姜、精盐各适量。韭菜洗净切成段，羊肝切片，加葱、生姜、精盐，共放铁锅内用明火炒熟。每日1次，佐餐食用，月经前连服5~7天。具有补肝肾，调经血的功效。适用于月经先期及月经先后无定期。

❉ 135. 月经先后无定期患者如何喝药茶

（1）川芎月季花茶：川芎3克，月季花6克，茶叶4克。川芎用冷开水洗净晾干切碎，月季花用冷开水洗净晾干，再与茶叶一同放入茶杯内，冲入沸水，加盖焖泡10分钟。代茶频频饮服，每日1剂，月经前5日开始服用，每月服7剂，连服4个月为1个疗程。具有行气活郁，活血调经的功效。适用于气滞血瘀型月经先后无定期。

（2）泽兰叶茶：绿茶2克，泽兰叶干品10克。以上2味共入杯中的沸水冲泡，盖浸5分钟代茶饮服。每日1剂，可经常饮用。若用磁化杯冲泡，盖浸30分钟再饮，则更佳。具有健脾疏肝，理气解郁，活血化瘀的功效。适用于肝郁型月经先后无定期。

❋136. 月经先后无定期患者如何喝药粥

当归益母粥：当归10克，益母草15克，大枣10枚，大米50克，红糖20克。当归、益母草除去杂质，洗净放入砂锅内，加清水600毫升，浸泡1小时。先用大火煮沸，再改用小火煎30分钟，用双层纱布过滤，约得药液200毫升，为头煎。药渣加水500毫升，煮法同前，得药液200毫升，为二煎。大枣、大米拣去杂质，淘洗干净，放入锅内，注入头煎、二煎药液及清水共500毫升。将锅置大火上煮沸，再换小火熬至米化汤稠的粥，加红糖，稍煮即成。每日2剂，分早晚热服，10日为1个疗程，可连服2~3个疗程。具有补血调血，活血止痛的功效。适用于气血亏损所致的月经先后无定期。因血热阴虚、湿热蕴结所致月经不调者不宜服用。

❋137. 月经先后无定期患者如何喝药膳汤

（1）藕汁鸡蛋羹：鲜藕汁100克，三七粉3克，鸡蛋1只。将鸡蛋打入碗内，加三七粉，用筷子搅打至匀。将藕汁倒入锅内，加开水200毫升，煮沸再倒入鸡蛋，酌加食油、盐、味精等佐料，煮至鸡蛋熟即可。食蛋饮汤，每日1剂，月经前2日开始服用，每月服5~7剂，可连服3~5个周期。具有凉血止血，活血化瘀的功效。适用于月经先后无定期。

（2）当归白参羊肉汤：当归10克，白参5克，生地黄15克，干姜10克，羊肉500克，黄酒、精盐、白糖、味精各适量。以上前4味洗净、晾干、切碎，置于砂锅内，加清水约850毫升，浸泡1小时。然后放大火上煮沸，再换小火煮30分钟，用双层纱布过滤，约得药液400毫升，为头煎。药渣加清水700毫升，煮法同前，约得药液400毫升，为二煎。羊肉洗净，切成3厘米大小肉块，置砂锅内，倾入头、二两煎药液和适量清水，加入葱段两根。先用大火煮沸，撇去浮沫，加入黄酒、精盐、白糖、味精，换小火炖至羊肉烂熟。每日2次，每2~3日1剂，饮汤食肉。具有补益中气，温暖下焦的功效。适用于肾阳虚损型月经先后无定期。

（3）疏肝健脾汤：白术、茯苓、当归、香附、白芍各10克，柴胡、甘草、薄荷（后下）各5克，干姜3克，猪瘦肉250克，精盐、葱、生姜各适量。将诸味中药装入布袋。猪瘦肉洗净切成块，与药袋一同放入砂锅内，加葱、姜和清水适量，用大火煮沸，再转用小火炖至猪瘦肉熟烂，加精盐调味，佐餐食用。每日1剂，于月经前可连服数剂。具有疏肝养肝，健脾和胃。适用于肝郁脾虚型月经先后无定期。

（4）补肾定经汤：杭白芍、熟地黄、山药各15克，菟丝子、当归、茯苓各10克，荆芥穗6克，柴胡3克，猪瘦肉250克，精盐、葱、生姜各适量。将诸味中药装入布袋。猪瘦肉洗净切成块，与药袋一同放入砂锅内，加葱、生姜和清水适量，用大火煮沸，再转用小火炖至猪瘦肉熟烂，加精盐调味，佐餐食用。每日1次。具有补肾疏肝，调经的功效。适用于肾虚或肝郁性月经先后无定期。

（5）疏肝解郁汤：香附10克，当归10克，香橼6克，猪瘦肉100克，生姜6克，大枣3枚。将猪瘦肉洗净，切块；其余用料洗净；生姜拍烂。将全部用料放入锅内，加清水适量，小火煮1.5~2小时，加食盐调味。饮汤吃肉。具有疏肝理气调经的功效。适用于肝气郁滞之月经先后无定期。忌食辛辣燥热之品。

（6）补肾调经汤：熟地黄20克，巴戟天10克，山药15克，鹿肉150克，陈皮5克，生姜10克，大枣6枚。将鹿肉洗净，切块；其余用料洗净；生姜拍烂。将全部用料加入锅内，加清水适量，入黄酒少许，小火煮1.5~2小时，加食盐调味。饮汤吃肉。具有补肾调经的功效。适用于肾虚之月经先后无定期。

❋ 138. 月经过多患者如何吃保健菜

（1）归地烧羊肉：羊肉500克，当归、生地黄各15克，干姜10克，酱油、精盐、白糖、黄酒各适量。羊肉洗净，切块，放砂锅中，并入上述洗净之诸药及酱油、精盐、白糖、黄酒、清水各适量，红烧至肉烂，可常服。具有温中补虚，益气摄血的功效。适用于气虚之月经过多。

（2）黄芪白参鸡：黄芪20克，白参5克，生鸡1只。切块。煮熟后食用。具有健脾益气的功效。适用于脾虚之月经过多。

（3）山药黑木耳：山药、水发黑木耳各50克。炒肉片，以真藕粉着泥。具有补肾益气的功效。适用于肾气不固之月经过多。

（4）莲藕炖猪肉：藕250克，猪瘦肉100克。水煮后食用。具有滋阴清热的功效。适用于血热之月经过多。

（5）芪艾乌骨鸡：乌骨鸡500克，黄芪30克，艾叶15

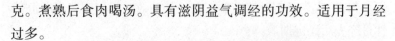

克。煮熟后食肉喝汤。具有滋阴益气调经的功效。适用于月经过多。

（6）益母草煮鸡蛋：益母草60克，鸡蛋6枚。煮透后食用。具有补肾益气的功效。适用于血瘀之月经过多。

❋ 139. 月经过多患者如何喝药茶

（1）青蒿牡丹皮茶：青蒿、牡丹皮各6克，茶叶3克，冰糖15克。将前2味洗净，加茶叶，置茶杯中，用开水浸泡15~20分钟，加入冰糖令溶即得。不拘量，代茶饮用。具有清热凉血止血的功效。适用于月经过多。

（2）旱莲草白茅根茶：旱莲草9克，白茅根10克，茶叶、红糖各适量。煮1碗茅根浓茶，去渣，放红糖溶化后饮。每日2次服用。具有滋阴补肾，清热调经的功效。适用于月经过多。

（3）莲花甘草茶：莲花（取含苞待放的莲花蕾）15克，甘草3克，绿茶3克。将莲花、甘草水煎取汁泡茶饮。分3次服饮，每日1剂。咽干口燥者可加蜂蜜服。具有活血凉血，益气调经的功效。适用于月经过多。

（4）仙鹤草荠菜茶：仙鹤草30克，荠菜50克，茶叶6克。水煎，代茶随饮。每日1剂。具有清热凉血，收敛止血的功效。适用于月经过多。

（5）干鸡冠花茶：干鸡冠花5~10克，白糖25克，绿茶1克。将鸡冠花加400毫升水煎沸，趁沸加入绿茶、白糖，分3次饮服。每日1剂。具有凉血、止血的功效。适用于月经过多。

（6）天冬茶：天冬20克，白糖适量。将天冬放入砂锅，加500毫升水煎成250毫升，趁沸加入白糖，分3次温饮。月经前每日1剂，连服3~4剂。具有清热凉血的功效。适用于血热型月经过多。

140. 月经过多患者如何喝药粥

（1）阿胶黑糯米粥：阿胶20克，黑糯米100克。将黑糯米加适量水煮粥，待粥熟时再加入阿胶，待其溶化后，调味，服食。每日1剂，连服5天。具有滋阴补血，养血止血的功效。适用于月经过多。

（2）生地赤小豆粥：鲜生地黄30克，赤小豆30克，大米200克。煮粥食用。每日1剂，连服5天。具有滋阴补虚，清热祛湿的功效。适用于阴虚内热或湿热下注之月经过多。

（3）黄芩醋粥：黄芩10克，陈醋250克，大米60克，冰糖适量。将黄芩放入陈醋中浸泡10日，滤出焙干研末，大米煮成粥，加入冰糖和20克黄芩末，调匀食用。每日1剂，连服5天。具有清热凉血的功效。适用于阴虚内热或湿热下注之月经过多。

（4）女贞子粥：女贞子15克，冰糖10克，大米50克。将女贞子浸泡片刻，洗净后与淘洗干净的大米同入砂锅煮粥，先用大火烧开，再转用小火熬煮成稀粥，调入冰糖即成。日服1剂，温热食用。具有滋补肝肾，养血祛风的功效。适用于肾阴虚之月经过多。

（5）黑木耳大枣粥：黑木耳30克，大枣5枚，冰糖适量，大米100克。将黑木耳用温水浸泡约1小时后洗净，大枣洗净，与淘洗干净的大米一同入锅，加水适量，先用大火烧开，再转用小火熬煮成稀粥，调入冰糖即成。月经前日服1剂，连服5~10剂。具有补血止血的功效。适用于月经过多。

（6）淡菜猪肉粥：淡菜50克，猪瘦肉50克，大米100克。

将淡菜用温水浸泡半天，烧开后去心，与淘洗干净的大米、猪瘦肉一同入锅，加水1000毫升，先用大火烧开，再转用小火熬煮成稀粥。月经前日服1剂，连服5~10剂。具有滋阴调经，补肝肾，益精血的功效。适用于月经过多。

✽141. 月经过多患者如何喝药膳汤

（1）蛎黄汤：鲜牡蛎250克，猪瘦肉100克，淀粉、精盐各适量。将牡蛎洗净切成片，猪瘦肉洗净切成薄片，然后将牡蛎片和猪瘦肉片拌上淀粉，放入开水锅中煮沸，再改用小火慢炖，至肉熟烂时加精盐调味，即成。佐餐食用，饮汤吃肉。具有滋阴健脾，益气补血的功效。适用于阴虚内热所致的月经过多，体虚所致的饮食减少、神疲乏力等。

（2）芹菜卷柏鸡蛋汤：鲜芹菜30克，鲜卷柏20克，鸡蛋2个。将鸡蛋煮熟去壳，放入砂锅内，再将芹菜、卷柏洗净，一同入锅，加清水适量，煮熟后去药渣，即成。饮汤吃蛋，日服1剂，连服2~3次。具有调经止血的功效。适用于妇女月经过多，功能性子宫出血等症。

（3）三七化瘀汤：三七片10克，桃仁8克，岗稔根20克，兔肉150克，生姜6克，大枣6枚。将兔肉洗净，斩块；其余用料洗净；生姜拍烂。将全部用料放入锅内，加清水适量，入黄酒少许，小火煮2小时，加精盐调味。饮汤吃肉。具有化瘀止血的功效。适用于月经过多属于血瘀者。

（4）母鸡艾叶汤：老母鸡1只，艾叶10克。将老母鸡洗净，切块，同艾叶一起煮汤，分2~3次食用。月经期连服2~3剂。具有补气摄血，健脾宁心的功效。适用于体虚不能摄血而致月经过多，心悸怔忡，失眠多梦，少腹冷痛，舌淡脉细。

（5）补气固冲汤：黄芪30克，党参15克，淮山药30克，续断15克，牛肉150克，生姜10克，大枣10枚。将牛肉洗净，斩块；其余用料洗净；生姜拍烂。将全部用料放入锅内，加清水适量，小火煮2.5小时，加精盐调味。饮汤吃肉。具有补气摄血固冲的功效。适用于月经过多属于脾气虚弱，冲任不固者。忌辛辣冷冻之品。

（6）地参宁血汤：地黄30克，丹参12克，白芍15克，苎麻根15克，陈皮3克，大枣3枚，鸭肉150克。将鸭肉洗净，斩块；其余用料洗净；陈皮浸泡，去白。将全部用料放入锅内，加清水适量，小火煮2小时，加精盐调味。饮汤吃肉。具有清热凉血止血的功效。适用于月经过多属于血热者。忌生气发怒，戒辛辣燥热及冰冻之品。

❋ 142. 月经过少患者如何吃保健菜

（1）枸杞炖羊肉：羊腿肉1000克，枸杞子30克，各调料适量。羊肉整块用开水煮透，放冷水中洗净血沫，切块；锅中油热时，下羊肉整块，用开水煮，姜片煸炒，烹入黄酒炝锅，翻炒后倒入枸杞子、清汤（2000毫升）、盐、葱、烧开，去浮沫，小火炖约1.5小时，待羊肉熟烂，去葱、生姜，入味精，食肉喝汤。具有补肾养血的功效。适用于肾阳亏虚所致的月经过少。

（2）益母草大枣煮鸡蛋：益母草60克，大枣10枚，鸡蛋10只。共煮，喝汤，吃大枣与鸡蛋（服量以舒服为度）。具有补血调经，活血化瘀的功效。适用于月经过少挟瘀者。

（3）鸡血藤大枣炖猪肉：鸡血藤15克（干品），大枣10枚，猪瘦肉200克。以上3味一同炖服。月经前每日1次，5天为1

个疗程。具有养血调经的功效。适用于月经过少。

（4）当归炖羊肉：当归10克，羊肉250克，生姜片15克，精盐、黄酒、味精、酱油、葱段、植物油各适量。将羊肉洗净切成块。当归洗净放入锅中，加水煎汤，取当归汁煮羊肉至半烂时取出羊肉。炒锅上火，放油烧热，下葱、生姜炝锅，放入羊肉稍加煸炒，加入精盐、黄酒、味精、酱油，炖烧至羊肉熟烂，出锅即成。月经前每日1次，5天为1个疗程。具有补血益气健脾的功效。适用于血虚型月经过少。

（5）黄芪炖猪肉：猪瘦肉1000克，黄芪10克，青菜心5棵，精盐3克，味精1克，黄酒5克，葱姜各适量。将猪瘦肉切成方块焯水洗净，黄芪用温水洗净，青菜心洗净，用沸水烫至碧绿色过凉，葱姜拍松。炒锅上火，注入鲜汤、放入猪瘦肉、黄芪、葱姜、黄酒、精盐，大火烧沸打去血沫后，移至小火炖至猪瘦肉熟烂后，去葱姜，将猪瘦肉捞入锅中，摆上菜心，原汤加味精调味后，倒入汤盆中，上笼蒸10分钟取出，淋入麻油即成。具有活血调经，温补肾阳的功效。适用于肾阳虚之月经过少。

（6）当归墨鱼丝：鲜墨鱼或水发墨鱼200克，当归10克，水发玉兰片25克，鲜汤25克，葱花、生姜末、黄酒、酱油、湿淀粉、味精、麻油、植物油各适量。将墨鱼洗净，与玉兰片一样切成丝，当归用水200毫升煎至50克，滤去渣，取鲜汤浸泡墨鱼丝。取炒锅大火烧热，放油烧至七成热，下葱花、生姜末煸炒出味。再下墨鱼丝、玉兰丝，快速搅炒，加黄酒、酱油，再搅炒，加入鲜汤、原泡墨鱼药汁，烧沸后用湿淀粉勾芡，点入味精，淋上麻油即成。具有补血养血，祛瘀通经的功效。适用于血瘀型月经过少。

✿ 143. 月经过少患者如何喝药茶

（1）黑豆苏木茶：黑豆100克，苏木10克，红糖适量。将黑豆、苏木加适量水炖至黑豆熟透，去苏木，加红糖溶化后即成。每日2次，以汤代茶，豆亦可食。月经前每日1剂，连用5剂。具有补肾活血的功效。适用于月经过少。

（2）归芎益母草茶：当归30克，川芎10克，益母草30克。以上3味加水煎汤，去渣取汁。代茶饮。月经前每日1剂，连用5剂。具有补血调经，活血和血，行气止痛的功效。适用于月经过少。

（3）益母草茶：益母草30克，红糖50克。将益母草加水煎汤取200克，再加入红糖令溶。顿服，服后以热水袋暖腹。具有活血调经的功效。适用于月经过少。

（4）当归茶：当归10克。将当归切片，加水煎汤，去渣取汁。代茶饮。月经前每日1剂，连用5剂。具有补气养血的功效。适用于月经过少。

（5）黄芪茶：黄芪20克。将黄芪加水400克煮沸5分钟，代茶饮。月经前每日1剂，连用5剂。具有温补肾阳，活血调经的功效。适用于月经过少。

（6）茯苓牛乳茶：茯苓粉10克，牛奶200毫升。将茯苓粉用少量凉开水化开，再将煮沸的牛奶冲入。早晨代茶饮。月经前每日1剂，连用5剂。具有补肾活血调经的功效。适用于月经过少。

✿ 144. 月经过少患者如何喝药粥

（1）桃仁粥：桃仁10克，大米50克。将桃仁捣烂如泥，加水研汁去渣，汁与大米共煮粥食用。月经前每日1剂，连用5剂。具有活血化瘀的功效。适用于血瘀型月经过少。

（2）山楂枸杞大枣粥：山楂30克，枸杞子、大枣各15克，大米100克。煮粥食用。月经前每日1剂，连用5剂。具有补肾益气的功效。适用于肾气不足者。

（3）薏苡仁山药芡实粥：薏苡仁、山药、芡实各30克，大米100克。共为细末煮粥食用。月经前每日1剂，连用5剂。具有活血化瘀的功效。适用于痰湿内阻之月经过少。

（4）白参核桃粥：白参3克，核桃仁10克，冰糖适量，大米100克。将白参洗净切片，与淘洗干净的大米、核桃仁一同放入砂锅，加水1000毫升，先用大火烧开，再转用小火熬煮成稀粥，加入冰糖稍煮即可。月经前每日1剂，连用5剂。具有温补肾阳，活血调经的功效。适用于肾阳虚之月经过少。

（5）党参牛乳粥：党参30克，大米50克。将党参与淘洗干净的大米一同入锅，加水500毫升，先用大火烧开，再转用小火熬煮成粥，再调入牛乳即成。月经前每日1剂，连用5剂。具有补血益气扶脾的功效。适用于血虚型月经过少。

（6）山药米粥：干山药片100克，大米100克，蜂蜜适量。将大米淘洗干净，与山药片一同碾碎，放入砂锅中，加水适量，先用大火烧开，再转用小火熬煮成稀粥，调入蜂蜜。月经前每日1剂，连用5剂。具有补血健脾益气的功效。适用于月经过少。

❋ 145. 月经过少患者如何喝药膳汤

（1）二子鸡汤：鹿角胶10克，菟丝子15克，枸杞子15克，乌鸡肉150克，陈皮5克，大枣6枚。将乌鸡肉洗净，斩块；其余用料洗净；陈皮浸泡去白。将用料（鹿角胶除外）放入锅内，加清水适量，入黄酒少许，小火煮1.5~2小时；放入鹿角胶，烊化，加精盐调味。饮汤吃肉。月经前每日1剂，连用5剂。具有补肾益精，养血调经的功效。适用于月经过少属于肾精亏虚者。

（2）养血调经汤：当归15克，党参15克，桑椹子15克，丹参10克，乌鸡肉150克，大枣10枚，生姜10克。将乌鸡肉洗净，斩块；其余用料洗净；生姜拍烂。将全部用料放入锅内，加清水适量，入黄酒少许，小火煮2小时，加精盐调味。饮汤吃肉。月经前每日1剂，连用5剂。具有养血调经的功效。适用于月经过少属于血虚者。忌辛辣及冰冻之品。

（3）鸡血藤当归鸡汤：鸡血藤30克，当归10克，大枣10枚，光鸡1只，精盐适量。将鸡肉洗净切块，与洗净的鸡血藤、当归、大枣一同放入砂锅内，加水适量，先用大火煮沸，再转用小火炖至肉熟烂，去药渣，加精盐调味即成。佐餐食用。月经前每日1剂，连用5剂。具有活血补血调经的功效。适用于血虚、血瘀之月经过少。

（4）归芎羊肉汤：川芎10克，当归10克，丹参10克，羊肉150克，生姜10克，大枣6枚。将羊肉洗净，用开水烫一烫令其除去膻味，斩块；其余用料洗净；生姜拍烂。将全部用料放入锅内，加清水适量，入黄酒少许，小火煮2小时，加精盐调味。饮汤吃肉。月经前每日1剂，连用5剂。具有养血活血调经的功效。适用于血虚、血瘀之月经过少。

（5）乌骨鸡汤：乌骨鸡1只，当归、黄芪、茯苓各10克。将鸡洗净，去脏杂，把后3味药放入鸡腹内用线缝合，放砂锅内煮熟，去药渣，加入调味品后食肉喝汤，分2~3次服完。月经前每日1剂，连用5剂。具有健脾养心，益气养血的功效。适用于气血不足而致月经过少，经色稀淡，头晕眼花，心悸怔忡，面色萎黄，少腹空坠，舌质淡红，脉细。

（6）理脾祛湿汤：党参15克，干姜10克，茯苓30克，陈皮6克，牛肉150克，生姜10克，大枣3枚。将牛肉洗净，斩块；其余用料洗净；生姜拍烂；陈皮浸泡去白。将全部用料放入锅内，加清水适量，小火煮2.5小时，加精盐调味。饮汤吃肉。月经前每日1剂，连用5剂。具有健脾祛湿的功效。适用于月经过少属于脾虚生湿者。

✱ 146. 经期延长患者如何喝药茶

（1）党参仙鹤草茶：党参30克，仙鹤草30克，大枣50克。水煎代茶饮。具有健脾益气的功效。适用于脾虚之经期延长。

（2）二草茶：茜草30克，旱莲草30克，大枣10枚。水煎代茶饮。具有滋阴益气的功效。适用于阴虚之经期延长。

（3）蒲公英小蓟茶：蒲公英60克，小蓟30克。水煎代茶饮。具有清热祛湿的功效。适用于湿热之经期延长。

✱ 147. 经期延长患者如何喝药膳汤

（1）化瘀调经汤：三七片10克，岗稔根30克，当归尾6克，兔肉150克，生姜10克，大枣6枚。将兔肉洗净，斩块；其余用料洗净；生姜拍烂。将全部用料放入锅内，加清水适量，小火煮2小时，加精盐调味。饮汤吃肉。具有化瘀止血的功效。适用于经期延长属于血瘀者。

（2）地黄玄参龟肉汤：干地黄30克，玄参15克，白芍15克，乌龟肉100克，陈皮3克，生姜5克，大枣3枚。将乌龟肉洗净，斩块；其余用料洗净；生姜拍烂；陈皮浸泡去白。将全部用料放入锅内，加清水适量，小火煮2.5小时，加精盐调味。饮汤吃肉。具有养阴清热止血的功效。适用于经期延长属于阴虚血热者。

（3）羊肉当归汤：羊肉250克，当归10克，生姜15克，食盐少许。将羊肉洗净后，放入汤锅中，加水。先开大火烧开，再转小火慢慢炖2个小时，待羊肉煮烂，加入食盐。将羊肉捞起后，把当归、生姜放入汤中，再煎1个小时后即可关火。月经后服食，吃肉喝汤，每天1次，连服5天。具有补血调经的功效。适用于体质虚弱的女性。对于头晕、心悸、经量少、经色淡、舌淡苔少、脉细无力的月经延后女性，效果良好。

✱148. 崩漏患者如何用中药汤药治疗

（1）参附龙牡汤加味：野山人参3克（另煎），熟附片6克，煅龙骨30克（先煎），煅牡蛎30克（先煎），黄芪60克，炮姜5克，云南白药2克（吞服）。舌红伤阴者，加麦冬15克，五味子9克，去附片；阳回后加阿胶12克（烊冲）。水煎服，每日1剂。具有益气回阳救脱的功效。适用于暴崩致脱。

（2）固本止崩汤加减：白参3克（另煎），黄芪30克，制何首乌10克，白术30克，阿胶15克（烊冲），鹿角胶10克（烊冲），炒枣仁10克，煅牡蛎30克（先煎），黑姜6克。水煎服，每日1剂。具有补血益气止血的功效。适用于气血两虚之崩漏。

（3）大补元煎加减：党参30克，淮山药12克，白芍12克，炒白术15克，熟地黄12克，杜仲10克，山茱萸9克，仙鹤草30克，阿胶10克（烊冲），牛角鳃30克，炮姜炭9克，补骨脂12克。水煎服，每日1剂。具有健脾益肾固冲的功效。适用于脾肾两虚之崩漏。

（4）左归丸加减：熟地黄12克，淮山药15克，枸杞子10克，山茱萸9克，菟丝子12克，龟甲胶12克（烊冲），仙鹤草30克，旱莲草15克，女贞子12克，生地榆30克。眩晕者，加夏枯草9克，煅牡蛎30克（先煎）；出血量多者，加陈阿胶10克（烊冲）；偏肾阳虚者，加鹿角胶10克（烊冲），锁阳10克，牛角䚡15克，去生地榆。水煎服，每日1剂。具有滋阴益肾固冲的功效。适用于肝肾阴虚之崩漏。

（5）清经散加减：牡丹皮12克，地骨皮10克，生地黄15克，大白芍12克，肥知母10克，黄柏6克，白薇10克，生牡蛎30克（先煎），侧柏叶20克，花蕊石30克（先煎），生蒲黄10克（包煎）。若有血热主证，又伴见倦怠乏力，气短懒言，心悸少寐等症，为气虚血热之象，宜加白术12克，黄芪15克，党参12克，生龙骨18克（先煎）。水煎服，每日1剂。具有清热凉血固冲的功效。适用于血热妄行之崩漏。

（6）膈下逐瘀汤加减：当归10克，川芎10克，桃仁10克，枳壳9克，生蒲黄15克（包煎），五灵脂15克，牛角䚡15克，牡丹皮6克，乌药9克，小蓟炭15克。气虚乏力者，加黄芪15克，白术12克；瘀久化热者，加牡丹皮10克，旱莲草15克；如热而伤阴者，加沙参15克，麦冬10克，五味子6克。水煎服，每日1剂。具有理气祛瘀止血的功效。适用于气滞血瘀之崩漏。

149．崩漏患者如何吃保健菜

（1）木耳炖豆腐：水发黑木耳100克，豆腐500克，葱丝、姜丝、菜油、精盐、味精各适量。将黑木耳泡发洗净，撕成小片。豆腐洗净切成片。炒锅上火，放入菜油，烧热后用葱、姜炸锅，放入豆腐、木耳、精盐、味精和适量水，大火烧沸后，改用小火炖至豆腐入味，即成。佐餐食用。具有益气和中，生津润燥，清热解毒的功效。适用于崩漏等。

（2）陈醋煮豆腐：豆腐250克，陈醋50毫升。用陈醋煮豆腐，小火煮约半小时，即成。每日2次饭前服用。具有凉血止血的功效。适用于崩漏，血热型月经过多。忌食辛辣刺激性食物。

（3）冰糖豌豆莲子：干莲子200克，樱桃25克，青豌豆25克，淀粉50克，白糖200克。将莲子放入盆内，加10克食碱及适量的开水用硬刷子冲去莲子皮，多洗几次，放入大碗内再加入150毫升温水，上屉蒸熟，取出去掉莲子心。锅内放入清水500毫升，加入冰糖熬化，再加青豆、莲子、樱桃，用水淀粉勾芡，熟后倒入碗内，即成。当点心食用。具有和胃益肾，补脾涩肠的功效。适用于妇女崩漏、带下等。

（4）丝瓜烩豆腐：嫩丝瓜120克，嫩豆腐180克，熟猪油30克，酱油10毫升，白糖6克，鲜汤60克，味精0.3克，湿淀粉15克，葱花1克。将嫩丝瓜刮去外皮洗净，切成旋刀块；豆腐切成小方块，放在开水锅中煮4~5分钟。炒锅上火，加入熟猪油21克烧热，倒入丝瓜，炒至丝瓜发软，加入鲜汤、葱花、白糖、酱油，翻动几下，烧开后立即倒入豆腐，再煮沸后改用小火焖2分钟，再用大火烧几秒，加入味精，用湿淀粉勾芡，淋上熟猪油9克，转动几下即成。佐餐食用。具有调中益气，清湿热，凉血热的功效。适用于妇女崩漏、带下等症。体虚内寒者少食。

（5）卷柏芹菜鸡蛋：鲜卷柏30克（干品15克），鲜芹菜30克，鸡蛋2个。将鸡蛋煮熟去壳，再与卷柏、芹菜同煮10分钟，去渣即成。吃蛋饮汤，日服1剂，连服2~3日。具有清热凉血止血的功效。适用于血热有瘀之崩漏。

（6）益母草香附煮鸡蛋：益母草50克，香附15克，鸡蛋2个。以上3味加水适量，同煮至蛋熟，去壳后再煮片刻，去药渣，即成。吃蛋饮汤，日服1剂。具有活血化瘀，止血的功效。适用于崩漏。

✳ 150. 崩漏患者如何喝药茶

（1）黑木耳红糖茶：黑木耳30克，红糖20克。将黑木耳用小火煮透，再加红糖。分2次代茶饮服，每日1剂。具有活血止血的功效。适用于崩漏。大便滑泻者忌食。

（2）莲蓬茶：莲蓬壳20克，红糖适量。以上前1味置于锅内，上覆一口径较小的锅，上贴白纸，两锅交结处用黄泥封严，煅至白纸呈焦黄色，等凉取出，制成粗末，用纱布包，与红糖同置杯中，沸水冲泡。代茶饮。具有消瘀止血的功效。适用于崩漏。

（3）小蓟锅巴茶：小蓟炭30克，糯米锅巴50克。以上2味加水煎汤。代茶饮，每日1剂。具有止血的功效。适用于崩漏。

（4）卷柏茶：卷柏15克。以上1味制成粗末，沸水冲泡。代茶饮。具有活血止血的功效。适用于崩漏症。

（5）木芙蓉莲蓬茶：木芙蓉花15克，莲蓬15克，冰糖15克。以上前2味加水煎汤，去渣取汁，加入冰糖。代茶频饮。具有清热凉血，消肿解毒的功效。适用于月经过多，血热崩漏。

（6）韭菜豆浆饮：豆浆500克，韭菜250克。将韭菜洗净，捣烂取汁，加入豆浆混匀，即成。空腹饮服。具有补气温经的功效。适用于气虚型崩漏。

❋ 151. 崩漏患者如何喝药粥

（1）荷叶粥：荷叶50克，白糖30克，大米150克。将鲜荷叶洗净，剪去蒂及边缘；再将大米淘洗干净入锅，加水适量，将荷叶盖于大米上，先用大火烧开，再转用小火熬煮成稀粥，揭去荷叶，放入白糖，拌匀即成。日服1剂，分数次食用。具有清暑利湿、止血的功效。适用于崩漏等。

（2）艾叶薏苡仁粥：艾叶6克，鸡蛋1个，薏苡仁50克。将薏苡仁煮成粥，艾叶与鸡蛋同煮至鸡蛋熟后取汤兑入薏苡仁粥内，鸡蛋去壳蘸花椒和细盐，与薏苡仁粥同食。日服2次。具有温经，止血，安胎，散寒的功效。适用于崩漏等。

（3）鸡血小麦粥：小麦150克，鲜鸡血100毫升，米酒100克。将小麦淘洗干净入锅，加水适量，用大火烧开，转用小火熬煮成粥，鸡血用酒拌匀，放入小麦粥内煮熟。日服1剂，分2次食用。具有养心，益肾，补气养血的功效。适用于气虚崩漏等。

（4）海蛎芡实粥：海蛎250克，芡实120克。将海蛎肉与芡实同煮成稠粥，另将海蛎壳加水适量，置陶瓷罐内，隔水炖3~4小时，吃粥喝汤。日服1剂，连服5~7天。具有健脾固肾，收敛固涩的功效。适用于血热型、脾虚型崩漏。

（5）乌雄鸡粥：乌雄鸡1只，葱白3茎，花椒少许，精盐适量，糯米100克。将乌雄鸡去毛及内脏，洗净，切块煮烂，再与淘洗干净的糯米和葱、花椒、精盐一同煮粥。日服2次，空腹食用。具有益气养血，止崩安胎的功效。适用于脾虚血亏所致的崩漏。

（6）苎麻粥：生苎麻根30克，陈皮10克，大麦仁50克，大米50克，精盐少许。将苎麻根、陈皮加水煎汤，去渣取汁与淘洗干净的大米、大麦仁一同煮粥，临熟时加少许精盐调味即成。日服1剂，分2次温热空腹食用。具有凉血，止血，安胎的功效。适用于血热崩漏，妊娠胎动下血等。

✹152. 崩漏患者如何喝药膳汤

（1）猪肤大枣羹：猪肤500克，大枣250克，冰糖250克。将猪肤洗净切成小块，放入砂锅中，加水适量，先用大火煮沸15分钟，转用小火炖煮2小时左右，加入洗净的大枣，用大火煮沸15分钟，再转用小火炖煮1~2小时，待猪肤稀烂后加入冰糖，即成。佐餐食用。具有益气滋阴，养血止血的功效。适用于崩漏等。

（2）鱼鳔胶羹：鱼鳔30克，黄酒、葱、生姜各适量。将鱼鳔剖开，除去血管及黏膜，洗净，放入砂锅中，加水250毫升，用大火煮沸至几乎全溶，浓厚的溶液冷却后即成鱼鳔胶。用时取鱼鳔胶放入锅内，加入适量开水、黄酒、葱、姜，一边小火煎熬，一边徐徐搅动，至鱼鳔胶溶化成羹，即成。温热食用，日服1次。具有滋阴益精，养血止血的功效。适用于崩漏等各种出血症。食欲缺乏和痰湿内盛，舌苔厚腻者不宜服用。

（3）辣椒根鸡爪汤：辣椒根15克（鲜品30克），鸡爪3只，精盐适量。将辣椒根与鸡爪洗净，一同入锅，加水煨汤，熟后稍加精盐调味，取出辣椒根，即成。1剂分2次吃完。具有止血的功效。适用于崩漏。

（4）乌鸡汤：乌雄鸡1只，陈皮3克，高良姜3克，胡椒6克，草果2只，葱、豆豉、豆酱各适量。将陈皮、良姜、胡椒、草果洗净，入布袋；乌雄鸡去毛及内脏，洗净后切成小块，与药袋同放砂锅内炖熟，再加入葱、豆豉、豆酱，熬成汤，即成。分数次食用。具有温中健脾，补益气血的功效。适用于血气暴亏而引起的崩漏等。

（5）鳜鱼补养汤：鳜鱼1条，黄芪15克，党参10克，淮山药30克，当归12克，黄酒、葱、生姜、精盐各适量。将鳜鱼剖杀去鳞、鳃及内脏，洗净备用；黄芪、党参、当归、山药入布袋，与鳜鱼一同入锅，再加黄酒、葱、生姜、精盐和清水各适量，先用大火烧沸，再转用小火煎熬约1小时，捞出药袋不用，即成。佐餐食用，吃鱼喝汤。具有调补气血，健脾益胃的功效。适用于崩漏。

（6）龙眼黄芪赤豆汤：龙眼肉7枚，黄芪30克，大枣7枚，赤小豆30克。将龙眼肉、黄芪、大枣与赤小豆分别洗净，一同入锅，加水适量，炖汤，备用。每日早晚各服1次。具有益气补中，健脾止血的功效。适用于崩漏。

✵153. 闭经患者如何吃保健菜

（1）当归蛋：当归9克，鸡蛋2个。将当归加水600毫升，放入煮熟去壳并用针刺十余个小孔的鸡蛋，煮至200毫升即成。吃蛋喝汤，每日分2次服。具有补气血，调经的功效。适用于血滞气滞型闭经。

（2）归参蛋：当归15克，党参15克，鸡蛋2个。将鸡蛋洗净，煮熟去壳，再与当归、党参加水同煮。吃蛋饮汤。具有补气养血调经的功效。适用于气血虚弱之闭经。

（3）啤酒鸡：嫩母鸡肉1000克，啤酒250毫升，净油菜心100克，葱段10克，生姜10克，精盐3克。将母鸡宰杀去毛去内脏，洗净血水，取下大腿备用。将鸡放入汤水中加水4000毫升，加葱段5克，生姜片5克，煮熟，加精盐2克，调清汤。待汤浓缩至约1000毫升时滗出待用。将鸡腿肉去骨切成4~5厘米宽的肉块，用沸水焯透血水后放入锅内，加入鸡汤，加啤酒150毫升，葱段5克，生姜片5克，精盐1克，上笼蒸熟。上桌前将油菜心下沸水锅中焯一下，放入汽锅内，再加啤酒150毫升，即成。具有温中补脾，滋补血液，补肾益精的功效。适用于闭经等。

（4）鸡血藤煲鸡蛋：鸡血藤30克，鸡蛋2个，加清水两碗同煮，蛋熟后去壳再煮片刻，煮成1碗后加白砂糖少许调味即成。食鸡蛋喝汤，每日2次。具有养血补虚，活血调经的功效。适用于气血不足之闭经。

（5）木耳大枣炖母鸡：老母鸡1只，黑木耳30克，大枣15枚。用水煮熟后调味服食。具有养血补虚，活血调经的功效。适用于气血不足之闭经。

（6）木耳胡桃糖：黑木耳120克，胡桃仁120克，红糖240克，黄酒适量。将木耳、核桃仁碾末，加入红糖拌和均匀，瓷罐装封；每服30克，黄酒调服，一日2次，一直服至月经来潮。具有益气血、养冲任；适用于气血虚弱之闭经，兼有面色无华，记忆力减退，舌淡，脉细弱。

❋154. 闭经患者如何喝药茶

（1）白参益母草茶：白参3克，益母草30克，绿茶1克。将白参入砂锅，小火煎60分钟，取头汁；再用小火水煎60分钟，取第2次药汁；再用小火水煎60分钟，取第3次药汁；将3次药汁合并。然后将益母草洗净，加绿茶，放入杯中，用刚沸的开水冲泡，盖浸5分钟后即成。服饮时，将人参汁调入茶中混匀，空腹服用，至月经来潮时止。每日3次。具有大补气血、活血调经、祛湿散瘀的功效。适用于气血虚弱型闭经。

（2）鸡血藤茶：鸡血藤20克，红糖50克。将鸡血藤加水浸泡1小时，再加入红糖，煎煮40分钟。代茶温饮。具有行血通血、通经活络的功效。适用于血虚型闭经。

（3）玫瑰月季花茶：玫瑰花、月季花各9克，红茶3克。以沸水冲泡，盖浸10分钟即成。每日1剂，多次温服。连服数天。具有活血祛瘀、理气止痛的功效。适用于气滞血瘀型闭经。

（4）香附子茶：炒香附子6克，生香附子6克。以上2味捣碎，加水煎汤，去渣取汁。每日代茶频饮。具有行气活血，调经的功效。适用于气滞或气虚气滞之闭经。

（5）川芎茶：川芎3克，茶叶6克。以上2味加400毫升水煎沸5分钟，饭前热服之。每日1~2剂。具有行气开郁，活血止痛的功效。适用于闭经、痛经、月经不调，产后腹痛。

（6）红花茶：红花（用醋喷洒后以小火烘炒至干，备用）1克，绿茶1~1.5克，白糖25克。以沸水冲泡600毫升，浸盖10分钟，然后分4次饮服，4小时饮1次。每日1剂。具有活血、行气、调经的功效。适用于闭经。

155. 闭经患者如何喝药粥

（1）香附鸡蛋粥：香附3克，鸡蛋1个，大米100克，适量红糖。将香附与鸡蛋同煮至鸡蛋熟；另将大米煮成粥，加入香附汁和适量红糖，鸡蛋去壳同食。日服2次，温热食用。具有温经止痛，补益气血的功效。适用于闭经。香附辛温散气，气虚体弱、阴虚津亏者慎用，孕妇慎用。肝郁化火、肝经热盛者亦不宜服用。

（2）桃仁红糖粥：桃仁10克，红糖适量，大米50克。将桃仁去皮、尖，用水研汁，再与淘洗干净的大米及红糖一同入砂锅，加水煮成稀粥。日服1剂，5~7天为1个疗程。若用于通经，于月经前5天开始服用。具有活血通经，止咳平喘的功效。适用于闭经。孕妇及平素大便稀薄者不宜服用。

（3）墨鱼粥：墨鱼250克，大米100克，桂皮粉、黄酒、红糖、味精、酱油各适量。将墨鱼肉切成米粒状，加桂皮粉、黄酒、红糖、味精、酱油等下油锅炒散；另将大米煮成粥，再将墨鱼肉盖在米粥上即成。佐餐食用。具有温肾、通经的功效。适用于闭经等。

（4）泽兰粥：泽兰30克，大米50克。将泽兰加水煎汁，去渣后与淘洗干净的大米一同煮粥。日服2次，空腹食用。具有活血、行水、解郁的功效。适用于妇女闭经，产后瘀滞腹痛等。

（5）糯米内金粥：鸡内金15克，生山药45克，糯米50克。将鸡内金加水用文水煮1小时，再将糯米淘洗干净，与山药一同煮粥。日服1剂，分2次服用。具有活血通经，健胃消食的功效。适用于气滞血瘀所致的闭经等。

（6）鸽肉粥：鸽肉150克，猪肉末50克，葱10克，生姜10克，黄酒10克，精盐7克，味精7克，香油15克，胡椒粉2克，大米100克。将鸽子宰杀后去毛和内脏，洗净放入碗中，加入猪肉、葱、姜、黄酒、盐，上笼蒸至能拆骨为度，去骨后备用；另将大米淘洗干净，下锅加水置火上烧开，加入鸽肉一同煮粥，粥成后调入香油、味精、胡椒粉即成。日服1剂，分次食用。具有滋肾益气，祛风解毒的功效。适用于妇女血虚经闭等。

✳ 156. 闭经患者如何喝药膳汤

（1）墨鱼桃仁羹：乌贼鱼300克，桃仁6克，香油、精盐各适量。将乌贼鱼放盆中，倒入清水适量，浸泡3~4小时，去乌贼骨、内脏，洗净，与洗净的桃仁一同放入锅内，加清水适量，用大火烧沸，再改用小火熬至烂熟，加精盐和香油适量调味，即成。佐餐食用。具有养血滋阴，活血通经的功效。适用于血虚瘀滞所致的妇女面色无华，月经量少色淡，经闭，月经延期等症。

（2）猪骨当归汤：猪胫骨500克，当归10克，植物油、葱、生姜、黄酒、精盐各适量。将猪胫骨洗净，与洗净的当归一同入锅，加水适量，先用大火煮沸，再转用小火煎煮60分钟，酌加植物油、精盐、黄酒、生姜片和葱末，即成。温热食用。具有滋补肝肾，强健筋骨的功效。适用于肝肾亏虚所致的筋骨酸痛，肢体麻木，齿牙不固，血虚所致的面色无华，月经量少色淡，闭经等症。

（3）桃仁牛血汤：桃仁10克，牛血200克，精盐适量。将已凝固的新鲜牛血切成小块，与桃仁一起入锅，加清水适量，煨汤，水沸后加入精盐调味，即成。佐餐食用。具有破瘀、行血、通经、利大小便的功效。适用于妇人血瘀经闭，血燥便秘等。

（4）木槿花鸡蛋汤：木槿花15克，鸡蛋2个。以上前1味加水煮汤，汤沸后打入鸡蛋，煮熟，即成。吃蛋饮汤。具有清热凉血，解毒消肿的功效。适用于血瘀经闭，大便秘结。

（5）月季花汤：月季花3~5朵，黄酒10克，冰糖适量。将月季花洗净，加水150克，小火煎至100克，去渣，加冰糖有黄酒适量，即成。温服，每日1次。具有行气活血的功效。适用于气滞血瘀之闭经，痛经诸症。血热、血虚者忌用。

（6）田蛙黄豆汤：人工养殖的田蛙1只，黄豆100克，精盐、麻油各适量。将田蛙去皮及内脏，洗净切块，与洗净的黄豆一同放入锅内，加水适量，炖至黄豆熟透，加入精盐，淋上麻油调味即成。饮汤吃肉和黄豆,日服1剂,连服数日。具有补脾益肾,活血行经的功效。适用于脾肾虚弱之闭经。

❋157. 痛经患者如何吃保健菜

(1)当归豆腐火锅:当归10克,豆腐250克,鱼肉400克,白菜酌量,香菇 5 朵,鸡汤2000克,酱油、精盐各适量。将当归洗净,切成薄片备用;鱼肉洗净切片,豆腐切成小块,白菜切段,香菇泡软切丝。将鸡汤放入火锅内,再将切好的当归全部放入汤内,用大火煮开,再改用小火煮约20分钟,如果汤少了可以再行添加,然后加入佐料调味,随时可放入鱼片、豆腐、香菇、白菜等,熟后即可食用。佐餐食用。具有补血活血,温经止痛的功效。适用于血虚体弱,畏寒肢冷,经行腹部冷痛。月经量过多的妇女不宜食用。

(2)归芪墨鱼片:墨鱼300克,生姜30克,当归10克,黄芪20克,植物油、精盐、淀粉、麻油各适量。将当归、黄芪放入锅中,加水适量,大火煮沸后改用小火煮约30分钟,去渣留汁备用。墨鱼洗净切成片。炒锅上火,放油烧热,下墨鱼片和生姜丝同炒,加入精盐适量,用归芪汁加少许淀粉勾芡,淋上麻油,出锅装盘,即成。具有益气养血,温中散寒的功效。适用于气虚血弱型痛经。

(3)马鞭草炖猪蹄:马鞭草、黄酒、生油各30克,猪蹄2只。将马鞭草、猪蹄洗净,猪蹄每只切为4块,炒锅放在旺火上,下生油烧热,翻炒马鞭草,再加入黄酒稍炒一下,起锅装入陶罐,加入冷水1碗半,隔水用文火炖至猪蹄熟透即可,每日2次,温热食之。具有活血散瘀、通经止痛的功效。适用于气滞血瘀或寒湿凝滞所致的痛经。

（4）胶艾炖鸡：阿胶、杜仲各15克，陈艾10克，净子鸡1只，生姜3片。杜仲、陈艾与鸡入锅中同炖，将熟时加入生姜、葱再炖20分钟，加放盐调味，每次用热汤烂肉烊化阿胶5克，日服3次，饮汤食肉。具有温经散寒的功效。适用于寒湿凝滞，行经小腹冷痛，得热则减，经量少，色紫黯，伴形寒肢冷，小便清长，苔白，脉沉。

❋ 158. 痛经患者如何采用药酒治疗

（1）红花酒：红花200克，白酒1000克，红糖适量。以上前1味洗净，晾干表面水分，与红糖一同装入洁净的纱布袋内，封好袋口，放入酒坛中，加入白酒，密封，浸泡7天即成。日服1~2次，每服20~30克。具有养血活血，散瘀止痛，通经的功效。适用于妇女血虚，血瘀性痛经等。

（2）毛鸡药酒：干毛鸡160克（或鲜毛鸡320克，均除去毛和内脏），当归160克，川芎160克，白芷160克，红花160克，赤芍15克，桃仁15克，千年健160克，茯苓20克，白酒17千克。以上前9味，干毛鸡用蒸气蒸15分钟，放冷，用白酒适量浸泡25天后与当归等8味同置容器中，加白酒密封浸泡45~55天，滤过，即成。日服3次，每服15~30克。感冒发热、喉痛、眼赤等患者忌服。具有温经祛风，活血化瘀的功效。适用于产后眩晕、痛经、四肢酸痛无力等。

（3）当归元胡酒：当归15克，延胡索15克，制没药15克，红花15克，白酒1000克。以上前4味共捣碎，入布包，置容器中，加入白酒，密封，浸泡7天即成。日服2次，每服10~15克。具有活血行瘀的功效。适用于月经欲来腹中胀痛。

（4）红花山楂酒：红花15克，山楂30克，白酒250克。以上前2味置容器中，加入白酒，密封，浸泡7天即成。日服2次，每服15~30克。具有活血化瘀的功效。适用于经来量少，紫黑有块，小腹胀痛，拒按，血块排出后疼痛减轻等。

（5）大红袍酒：大红袍50克，白酒500克。以上前1味洗净切碎，置容器中，加入白酒，密封，浸泡7天后去渣，即成。日服2次，每服10克。具有调经活血，止痛收敛的功效。适用于痛经、闭经、月经不调等。

（6）地血香酒：地血香根100克，歪叶子兰50克，胡椒3克，白酒500克。以上前3味洗净切碎，入布袋，置容器中，加入白酒，密封，浸泡7天后去药袋，即成。日服3次，每服10克。具有行气活血、散瘀镇痛的功效。适用于痛经。

（7）香附子酒：香附子30克，白酒500克。以上前1味置容器中，加入白酒，密封，隔日摇动1次，浸泡10天即成。日服3次，每服20克。具有疏肝理气，调经止痛，宽中和胃的功效。适用于肝郁胁痛、经期腹痛、脘腹胀痛等。

（8）凤仙酒：白凤仙花40克，黑豆60克，白酒500克。以上前2味置容器中，加入白酒，密封，浸泡7天后即成。月经来潮前7天每日早晚口服20克。具有和血调经的功效。适用于痛经、月经不调等。

（9）芍药黄芪酒：白芍、黄芪、熟地黄各100克，艾叶20克，黄酒1000克。用热浸法制作。每日3次，每次10~20克，饭前温服。具有补气健脾，活血止痛的功效。适用于脾肾气血虚弱型痛经。

（10）归芪酒：当归、黄芪各150克，红枣15枚，白酒1000毫升。用冷浸法制作。每次5~10克，每日2次，口服，7天为1个疗程，行经前5天开始服用，可连服3个月经周期。具有补气健脾，活血止痛的功效。适用于气血虚弱型痛经。

（11）二仙酒：仙茅、淫羊藿各60克，当归90克，杜仲120克，白酒2500毫升。将上4味药洗净切碎，浸入酒中，密封3周后将药渣滤出，加适量调味品，即可饮用。每日早、晚各服1次，每次服20克，可连续服用，经期停服。具有温肾、壮阳、止痛的功效。适用于肾阳不足、命门火衰之痛经患者。

（12）二参酒：丹参60克，党参30克，白酒500克，红糖适量。将前2味药切碎，浸于白酒中，密封30天后将酒液滤出，加入红糖适量即成。月经前开始服，每次10克，每日2~3次，连服3~5天。具有补气养血，活血通经的功效。适用于气血亏损型痛经。

（13）芎蛋酒：川芎5克，鸡蛋2个，黄酒20克。将川芎、鸡蛋放入锅内加水煎至鸡蛋熟后，去壳去渣，调入黄酒即成。饮酒吃蛋，每日1剂，可连用1周。具有活血祛瘀，行气止痛的功效。适用于气滞血瘀型痛经。

（14）当归酒：当归100克，黄酒1000克。将当归浸泡入黄酒中3~5日即成。每次10~20克，温热后服用，每日2~3次，可连服1周。具有补血、活血、通经的功效。适用于血虚或血瘀型痛经。

（15）红花酒：红花50克，白酒500克，红糖适量。将红花、红糖放入纱布口袋中扎紧，放入白酒罐中密封，浸泡7日即成。月经前每日2次，每次服10克。具有活血化瘀、温经散寒的功效。适用于血瘀寒滞型痛经。

（16）胡桃二香酒：胡桃肉30克，降香10克，龙涎香5克，黄酒200毫升。上药前3味共浸入黄酒中10日即成。每日2次，每次5克，可连服数日。具有补肾温经，降气止痛的功效。适用于肾气不足型痛经。

（17）温经暖宫酒：吴茱萸12克，当归、赤芍、川芎各

30克，小茴香、肉桂、莪术各20克，延胡索15克，白酒1500毫升。将上药洗净切碎，放入白酒中密封，用冷浸法制作。每次10~15克，每日2次，于经前5天开始服用。具有温肾散寒，活血止痛的功效。适用于胞宫虚寒而痛经。

✳ 159. 痛经患者如何采用药茶治疗

（1）红花茶：红花5克，檀香5克，红砂糖25克，绿茶1克。上述原料用开水冲泡或水煎服。代茶饮。具有活血通经、散瘀止痛的功效。适用于闭经、痛经等。

（2）痛经茶：香附10克，乌药10克，延胡索10克，肉桂3克。以上4味，沸水冲泡。代茶频饮，每日1剂，连服3~5天。具有温经理气，活血止痛的功效。适用于青年妇女痛经，症见月经前或经行时少腹部隐痛，时有胀满感，或时感少腹冷，得热则舒。

（3）川芎调经茶：川芎3克，茶叶6克。以上2味加水400毫升煎至200毫升，去渣取汁。饭前代茶热饮，每日1~2剂。具有行气开郁，活血止痛的功效。适用于月经不调、痛经、闭经、产后腹痛、风热头痛、胸痹心痛等。

（4）玫瑰花茶：玫瑰花10克。以上1味，沸水冲泡。代茶频饮。具有理气解疏、和血散瘀的功效。适用于经期腹痛，尤其适用于肝郁气滞型痛经。

（5）月季花根茶：月季花根15克，加水煎汤。代茶频服。具有活血调经的功效。适用于痛经。

（6）当归茶：当归10克，切片，加水煎汤，去渣取汁。代茶饮。具有补气养血的功效。适用于气血虚弱型痛经，症见体质素虚，气血不足，小腹隐痛，喜温喜按，经血量少，色淡质稀。

（7）调经茶：制香附150克，当归30克，莪术30克，藿香30克，枳壳30克，白芍30克，五灵脂30克，延胡索30克，吴茱萸30克，边桂30克，牡丹皮30克，茯苓30克，砂仁30克，小茴香30克，苏叶30克。将小茴香研碎，过粗罗；再将另14味研为细末，过筛与小茴香末共拌匀；另取熟地黄150克，加水煎成膏状，再将上药末加黄酒60克搅拌，晒干即成。分装每袋9克，每服1袋，沸水冲泡代茶饮。具有理气活血，破瘀止痛的功效。适用于痛经和月经不调。

（8）艾叶茶：艾叶20克，红糖15克。以上2味加水煎汤，去渣取汁代茶饮。具有温经脉、祛寒湿的功效。适用于寒湿凝滞痛经。

（9）桂枝山楂茶：桂枝5克，山楂肉15克，红糖30克。以上前2味加水用文火煎汁，加红糖再煎片刻。代茶饮。具有温经通脉，化瘀止痛的功效。适用于寒性痛经。

（10）二花调经茶：玫瑰花9克（鲜品加倍），月季花9克，红茶3克。以上3味共制粗末，沸水冲泡，加盖闷10分钟。经行前几天代茶温饮，不拘时，每日1剂，连服数天。具有活血祛瘀，理气止痛的功效。适用于气滞血瘀所致的痛经，量少，腹胀痛，经色黯或挟块，或闭经等。

（11）益母草茶：干益母草20克，绿茶1克。以上2味，沸水冲泡，加盖闷5分钟。代茶饮。具有活血调经的功效。适用于原发性痛经。

（12）四花茶：月季花2克，玫瑰花2克，凌霄花2克，桂花1克，红糖适量。以上5味，沸水冲泡5分钟。代茶温饮。具有活血祛瘀，理气止痛的功效。适用于血瘀型痛经。

（13）月季芎归茶：月季花9克，益母草30克，川芎6克，当归6克。以上4味加水煎汤。代茶频服。具有活血调经的功

效。适用于月经不调和痛经。

✱160. 痛经患者如何采用药粥治疗

（1）桃仁山楂荷叶粥：桃仁、山楂、贝母各8克，荷叶半张，大米60克。将桃仁、山楂、贝母、荷叶洗净，切碎，加水煮沸30分钟，去渣，取汁与淘洗干净的大米一同放入锅中，用大火煮开后转用小火煮至粥成。每日早晚餐食用。具有活血养颜，清热解毒的功效。适用于皮肤干燥症、慢性胃炎、痛经等。

（2）养血止痛粥：黄芪15克，当归10克，白芍15克，泽兰10克，大米100克，红糖适量。将黄芪、当归、白芍、泽兰水煎15分钟，去渣取汁，放入大米煮粥，将熟烂时加入适量红糖即可。早晚温热食用，于月经前连服7天。具有补气血，健脾胃，止疼痛的功效。适用于痛经。

（3）当归大枣粥：当归10克，大枣5枚，白糖20克，大米50克。将当归用温水浸泡片刻，加水200毫升，先煎浓汁100毫升，去渣取汁，与淘洗干净的大米、大枣和白糖一同加适量的水，煮至粥成。每日早晚温热服用，10天为1个疗程。具有补血调经，活血止痛，润肠通便的功效。适用于血虚便秘、月经不调、闭经、痛经、血虚头痛、眩晕等。

（4）温胃粥：黄芪10克，糯米100克，大枣10枚，鲜羊肉200克，盐、味精、胡椒粉、陈皮粉、姜末各适量。将羊肉洗净，加入陈皮粉、姜末煮熟切成细丝。大枣洗净去核切碎，糯米洗净，黄芪洗净切碎。然后置锅内加适量水及黄芪、大枣，用大火煮沸20分钟后去渣再加入糯米，并改小火煨至米熟软时，加入羊肉丝、盐、胡椒粉、味精即成。日分3次服。具有温

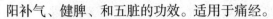

阳补气、健脾、和五脏的功效。适用于痛经。

（5）肉桂粥：肉桂3克，大米100克，红糖适量。将肉桂加水煎取浓汁，备用；另将淘洗干净的大米入锅，加1000毫升水，用大火烧开，加入肉桂汁，再转用小火熬煮成稀粥，调入红糖，搅匀即成。日服2次，3~5天为1个疗程。具有温中补阳，散寒止痛的功效。适用于虚寒型痛经。

（6）吴茱萸粥：吴茱萸2克，大米50克，生姜2片，葱白2茎。将吴茱萸研为细末；另将淘洗干净的大米入锅，加500毫升水，用大火烧开，再转用小火熬煮至米熟，加入吴茱萸末及生姜、葱白，共煮成粥。日服1剂，3~5天为1个疗程。具有温中散寒，补脾暖肾，止痛止吐的功效。适用于虚寒型痛经等。一切热症、实证或阴虚火旺者不宜服用。

（7）柴胡赤芍粥：银柴胡、赤芍、白糖各10克，马齿苋25克，延胡索9克，大枣10枚，山楂片15克，大米60克。银柴胡、马齿苋、赤芍、延胡索、山楂片加1000毫升水，旺火烧开，小火煮30分钟，去渣留汁。以药汁煮洗净的大米、大枣至粥熟，用白糖调匀。早晚餐食用。具有清热除湿，行气活血，化瘀止痛的功效。适用于湿热下注、阻滞气血的痛经。

✳ 161. 痛经患者如何采用药蛋治疗

（1）鸡蛋酒酿煎剂：鸡蛋1个，当归、红枣各10克，陈皮3克，干姜5克，酒酿30克，白糖适量。红枣煮烂去核，鸡蛋打散后放入酒酿中；再将当归、陈皮、干姜放入锅中加水适量煮煎20分钟后，去渣再煮沸，趁热冲入鸡蛋碗中，再放入红枣、白糖拌匀即可食用。月经前1~2天开始服用，每日1剂。具有补气血，通经止痛的功效。适用于气血不足型痛经，效果良好。

（2）鸡蛋煮蛇莓：鸡蛋2个，蛇莓100克，米酒2匙。将鸡蛋加水煮熟，去壳，再与蛇莓同时放入锅内煮沸半小时，兑入米酒即成。食蛋喝汤，每日1剂，分2次服，可连服数日。具有补气血、散结通经的功效。适用于气血不足型痛经。

（3）鸡蛋煮黑豆：黑豆60克，鸡蛋2个，米酒120毫升。将黑豆、鸡蛋洗净同时放入锅内加水适量煮沸，蛋熟后去壳，放入锅中继续煮至豆烂熟，调入米酒即成。豆、蛋、汤同食，每日1剂，可连服数剂。具有补气血、补肾滋阴的功效。适用于气血亏损型痛经。

（4）鸡蛋煮益母草：益母草30克，鸡蛋2个，红糖适量。将鸡蛋、益母草洗净后放入锅内加水适量同煮，蛋熟后去壳，放入锅内加入红糖再煮片刻即成。吃蛋喝汤，每日1剂，可连用数剂。具有补气血、活血散瘀、调经止痛的功效。适用于气血不足和血瘀型痛经。

（5）蔷薇花根七叶莲汁煮鸡蛋：鸡蛋2个，鲜蔷薇花根60克，七叶莲9克，米酒适量。鸡蛋煮熟去壳，将鲜蔷薇花根、七叶莲洗净放入锅内加水3碗，煮至1碗，去渣取汁，再加入去壳鸡蛋同煮片刻，加少量米酒调服。月经来潮前1~2天开始服用，每日1剂，连服3~4天。具有益气血、疏肝理气、止痛的功效。适用于气血不足和气滞型痛经。

（6）川芎汁煮鸡蛋：鸡蛋2个，川芎9克。将鸡蛋煮熟后去壳，川芎水煎取汁，再将熟鸡蛋放入川芎汁中煮数分钟即可。吃蛋喝汤，每日1剂，可连服数剂。具有补气血、行气活血、止痛的功效。适用于气血不足及气滞血瘀型痛经。

（7）玉簪花红糖煮鸡蛋：鸡蛋3个，玉簪花10克，红糖30克。将鸡蛋、玉簪花洗净，同放入锅中加水煮，蛋熟后去除蛋壳及药渣，加入红糖搅匀即可。每日1剂，吃蛋喝汤，于行经前开始连服3~5剂。具有补气血、温经散寒、散结止痛的功效。适用于气血不足及寒凝型痛经。

（8）中药汁煮鸡蛋：红背菜50克，韭菜根、心叶紫金牛（全株）各25克，月季花15克，鸡蛋2个，香油、食盐各少许。将前4味中药加水煎煮去渣取汁，加入鸡蛋煮熟后去壳，再稍煮片刻，加入香油、食盐调味即可。吃鸡蛋喝汤，每日1剂，每晚临睡前服用，可连服7剂。具有补肾、活血、通经的功效。适用于肾气不足型痛经。

✳ 162. 痛经患者如何喝药膳汤

（1）墨鱼当归汤：乌贼鱼250克，羊肉500克，当归15克，淮山药60克，大枣10克，生姜30克，精盐适量。将乌贼鱼放盆中，倒入清水适量，浸泡3~4小时，去乌贼骨、内脏，洗净；羊肉洗净切成块，与乌贼鱼和洗净的当归、淮山药、大枣、生姜一同放入锅内，加清水适量，用大火烧沸，再用小火熬至烂熟，加精盐适量调味，即成。佐餐食用。具有补血养肝、和血调经的功效。适用于血虚瘀滞所致的妇女经血不调、痛经、带下等症。阴虚火旺，湿热带下者不宜服用。

（2）牛肉红花汤：牛肉750克，红花5克，白萝卜150克，胡萝卜150克，黄酒10克，胡椒0.5克，味精1克，陈皮5克，葱5克，生姜8克，精盐3克。将红花洗净，白萝卜、胡萝卜、牛肉洗净切块，姜、葱、陈皮洗净。净锅置大火上，加入清水，下牛肉烧开，撇去浮沫，加入姜、葱、红花、陈皮，煮1小时后改用小火，去葱、姜和陈皮，加入胡椒粉，炖至七成熟时下胡萝卜和白萝卜，再炖至熟烂，加精盐、味精调味，即成。分5次食用，日服1次。具有补脾胃、益气养血的功效。适用于痛经等。

孕妇及月经过多者不宜服用。

（3）乌鸡汤：乌雄鸡1只，陈皮3克，高良姜3克，胡椒6克，草果2只，葱、豆豉、崘豆酱适量。将陈皮、良姜、胡椒、草果洗净，入布袋；乌雄鸡去毛及内脏，洗净后切成小块，与药袋同放砂锅内炖熟，再加入葱、豆豉、豆酱，熬成汤，即成。分数次食用。具有温中健脾，补益气血的功效。适用于痛经等。

（4）调经汤：肥瘦猪肉60克，调经草60克，熟豆油10克，葱5克，生姜5克，大茴香5克，清汤1000克，黄酒、白糖、精盐各适量。将猪肉和调经草分别洗净，将猪肉切成2厘米的方块，并将调经草、大茴香装入布袋；炒锅内加熟豆油，待热后投入猪肉块，翻炒至水气散出时加清汤、盐、糖、黄酒和药袋，汤开后用小火再烧90分钟，即成。佐餐食用。具有补气行气、调经止痛的功效。适用于气滞血郁型痛经。

（5）山楂葵花子仁汤：山楂50克，葵花子仁50克，红糖100克。将山楂、葵花子仁分别洗净，一同入锅，加水适量，炖汤，加入红糖调味，即成。行经前2~3天饮用，日服1剂，分2次服用。具有健脾胃，补中益气的功效。适用于气血虚弱型痛经。

（6）香花菜蛋花汤：鲜香花菜30~60克，鸡蛋1个，精盐适量。将鲜香花菜洗净入锅，加清水800毫升，煎至400毫升，去渣，鸡蛋去壳后打散，加入汤中煮熟，加精盐调味，即成。日服1剂。具有疏内健胃，理气止痛的功效。适用于虚寒型痛经等。

✱ 163．香蕉牛奶加蜂蜜能治痛经吗

相当数量的未婚女性，每次来月经前往往有下腹阵阵疼

痛、腰膝酸软、全身倦怠乏力等不适感，这就是令人特别苦恼的痛经。经期为何出现这类症状？主要是青春期女性的子宫颈比较细长，或未发育完好，经血流经上处刺激子宫肌收缩而造成的。

虽然绝大多数女性痛经属于生理现象，但疼痛的恶性刺激常使人坐卧不宁、睡眠不好。妇产科专家提出的方案可帮你减轻痛苦：每晚睡前喝一杯加一勺蜂蜜的热牛奶，即可缓解甚至消除痛经之苦。

为什么两种如此普通的食物有这么大的能耐呢？原来得益于两种矿物质钾和镁：牛奶含钾多，蜂蜜含镁多。钾对于神经冲动的传导、血液的凝固过程及人体所有细胞的功能都极为重要，它能缓和情绪、抑制疼痛、防止感染，并减少经期失血量。镁能帮助大脑中神经冲动传导、具有神经激素作用的活性物质维持在正常水平。在月经后期，镁元素还能起到心理调节作用，有助于身体放松，消除紧张心理，减轻压力。

另一个对付痛经的对策是借助维生素之功。特别值得一提的是对经前紧张症有显著疗效的B族维生素，B族维生素中又以维生素B_6最为重要。维生素B_6能够稳定情绪，帮助睡眠，使人精力充沛，并能减轻腹部疼痛，香蕉中含量较多，痛经女性不妨多吃一些。

✱ 164. 喝葡萄酒可以调节痛经吗

痛经女性可适当吃些有酸味的食品，如酸菜、食醋等，酸味食品有缓解疼痛的作用。有人认为，痛经病人适量饮点酒能通经活络，扩张血管，使平滑肌松弛，对痛经的预防和治疗有作用。如经血量不多可适量地饮些葡萄酒，能缓解症状，在一定程度上还能起到治疗作用。

葡萄酒由于含有乙醇而对人体有兴奋作用。情绪抑郁引起痛经者适当喝点儿葡萄酒，能够起到舒畅情绪、疏肝解闷的作用，使气机和利。另外，葡萄酒味辛甘性温，辛能散能行，对寒湿凝滞的痛经症，可以散寒祛湿，活血通经；甘温能补能缓，对气血虚弱而致的痛经，又能起到温阳补血、缓急止痛的效果。

✳ 165. 痛经患者为什么要少吃过甜或咸的食物

因为过甜或咸的食物会使人胀气并且行动迟缓，应多吃蔬菜、水果、鸡肉、鱼肉，并尽量多餐。咖啡、茶、巧克力中所含的咖啡因，会使你神经紧张，可能促成月经期间的不适，咖啡所含的油脂也会刺激小肠。许多女性认为利尿药能减轻月经的肿胀不适，其实，利尿药会将重要的矿物质连同水分一同排出体外，所以应该减少摄取盐及酒精等会使水分滞留体内的物质。

痛经患者宜多喝花草茶或柠檬果汁及热牛奶。

✳ 166. 痛经患者应忌哪些食物

（1）忌食生冷寒凉食品：女性平时或经期，如嗜食寒凉生冷食品，血为寒凝，以致血行受阻，不通则痛，可致痛经。又多食此类食品，易伤脾阳，使寒湿不化，伤于下焦，客于胞中，血被寒凝致痛经。所以素体气阳虚者，或女性正值经期或经期前后，应忌食生冷和寒凉性食品。此类食品包括：各类冷饮、各种冰冻饮料、冰镇酒类、生拌凉菜、螃蟹、田螺、蚌

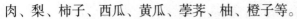

肉、梨、柿子、西瓜、黄瓜、荸荠、柚、橙子等。

（2）忌食酸涩食物：酸性食品味酸性寒，具有固涩收敛的作用，使血管收缩、血液涩滞，不利于经血的畅行和排出，故痛经者忌食此类食物。酸性食物包括米醋、酸辣菜、泡菜、石榴、青梅、杨梅、草莓、杨桃、樱桃、酸枣、杧果、杏子、李子、柠檬等。

（3）忌食刺激性食物：有一部分痛经病人，是由于湿热蕴结胞宫所致。如再食辛辣温热之品，会加重盆腔充血、炎症，或造成子宫肌肉过度收缩，而使痛经加重。常见的辛辣温热之品有辣椒、胡椒、大蒜、葱、姜、韭菜、烟、烈性酒及辛辣调味品等，痛经病人应该尽量少吃或不吃。

✳ 167. 痛经患者能饮酒吗

由于痛经的原因是气血受阻、经血滞于胞中，或经血受湿受寒、经血寒湿凝滞及气血虚弱等。因此，适当地饮酒能够缓解症状，在一定程度上还能起到治疗作用。如果再加入一些相应的中药等制成药酒，治疗痛经更能获得良好的效果。

酒的主要成分是乙醇，对人体神经系统有兴奋作用，可扩张血管，改善血液循环。适量饮酒能起到调节情绪、疏肝解郁、活血调经，改善痛经症状的作用。但是，多数妇女对白酒，特别是高度白酒不能接受，因此可选用葡萄酒、米酒、黄酒等饮用。尤其是葡萄酒，味辛、甘、性温，辛能散能行，对寒湿凝滞型痛经能散寒祛湿、活血通经；甘温能补能缓，对气血不足型痛经能起到补阳补血、缓急止痛的作用。因此，对大多数痛经妇女来说，适量饮些葡萄酒是绝对有好处的。至于米酒和黄酒一般都是配药用，因直接饮用口感不适，难以接受。

✱ 168. 痛经的饮食调养原则是什么

妇女在行经前后或经期，出现下腹及腰骶部疼痛，严重者腹痛剧烈，面色苍白，手足冰冷，甚至昏厥，称为"痛经"，亦称"行经腹痛"。痛经常持续数小时或1~2天，一般经血畅流后，腹痛缓解。本病以青年妇女较为常见，是妇女常见病之一。痛经多因气血运行不畅或气血亏虚所致。临床常见有气滞血瘀、寒凝胞宫，气血虚弱，湿热下注等症。

痛经患者在月经来潮前3~5天饮食宜以清淡易消化为主。应进食易于消化吸收的食物，不宜吃得过饱，尤其应避免进食生冷食品，因生冷食品能刺激子宫、输卵管收缩。从而诱发或加重痛经。月经已来潮，则更应避免一切生冷及不易消化和刺激性食物，如辣椒、生葱、生蒜、胡椒、烈性酒等。此期间病人可适当吃些有酸味的食品，如酸菜、食醋等，酸味食品有缓解疼痛的作用。

合理营养的要求，主要是指食物中应该含有机体所需要的一切营养素，它包括蛋白质、脂肪、糖类、维生素、无机盐、水和纤维素等七大营养素。维生素E有维持生殖器官正常功能和肌肉代谢的作用，其含量高的食物有谷胚、麦胚、蛋黄、豆、硬果、叶菜、花生油、香油等，痛经患者应多吃些此类食物。

根据痛经不同表现的辨证需要，分别给予温通、顺气、化瘀、补虚的食品。寒凝气滞、形寒怕冷者，应吃些温经散寒的食品，如羊肉、狗肉、雀肉、雀蛋、海马、栗子、荔枝、红糖、生姜、小茴香、花椒、胡椒等。气滞血瘀者，应吃些活血通气的食物，如芹菜、荠菜、菠菜、香葱、香菜、空心菜、生姜、胡萝卜、枳实、橘子、橘皮、佛手、香蕉、苹果等。身体虚弱、气血不足者，宜吃些补气、补血、补肾之品，如鸡、乌骨鸡、鸡血、猪瘦肉、猪肝、猪血、牛肝、羊肉、鹿血、蛋、奶、鱼、鳝鱼、鳖肉、海参、鲨鱼、核桃仁、荔枝、桂圆、大枣、桑葚、枸杞子、山药等。

酒类温阳通脉、行气散寒，适当喝些米酒、曲酒或酒酿等，可起散瘀缓痛的作用，对防治痛经有利。葡萄酒味辛甘性温，辛能散能行，对寒湿凝滞的痛经症，可以散寒祛湿，活血通经；甘温能补能缓，对气血虚弱而致的痛经，又能起到温阳补血，缓急止痛的效果。

❋169. 镁食可以缓解痛经吗

痛经是女性青年时期常见的病症，系普遍现象。多年来，学者们提出过许许多多不同的理论，而最新的国外资料显示，痛经与体内缺乏一种重要的矿物元素——镁有关。

近年来，国外有关研究结果表明，45%的痛经患者有体内的镁水平明显低于正常人。其体内镁含量在平均值以下，这意味着可食用含镁丰富的蔬菜、水果等来减轻痛经。研究者认为：镁能激活体内多种酶，抑制神经兴奋，维持核酸结构的稳定，参与蛋白质合成、肌肉收缩和体温调节。另外，镁还影响人的情绪，镁的缺乏也会使人情绪趋于紧张，从而增加紧张激素的分泌，导致痛经的发生率增加。

有鉴于此，有关专家认为：痛经患者在预防上除注意劳逸结合，避免过度紧张，合理睡眠外，还应在膳食中增加含镁丰富的蔬菜、水果及其他食物，以提高人体组织含镁浓度。营养学家推荐的富镁且其他营养素均较齐全的食物有：谷类有荞麦面、小米、玉米、高粱面等；豆类有黄豆、黑豆、蚕豆、豌豆、豇豆、豆腐等；蔬菜及水果有雪里蕻、冬菜、苋菜、芥菜、辣椒干、干蘑菇、冬菇、紫菜、杨桃、龙眼肉、花生、核桃仁、虾米、芝麻酱等。特别是紫菜含镁最高，每100克含460毫克，居诸品之首，被誉为"镁元素的宝库"。

值得注意的是，食物中动物性脂肪含量过高时，人体对镁的吸收会受到一定影响，故要尽量少吃高脂肪的食品。另外，应注意少吃含镁甚低的精制白米、白面及白糖等。

✳ 170. 经前乳房胀痛患者如何吃保健菜

（1）益母草山楂蛋：益母草30克，山楂30克，鸡蛋6枚。将益母草洗净切段，与鸡蛋、山楂一同加水适量煮熟，去壳后再煮30分钟，食蛋，并可饮其汤。月经前连服数日。具有活血化瘀、理气通经、利水消肿的功效。适用于血瘀阻络之经前乳房胀痛。

（2）鲜蘑丝瓜：青嫩丝瓜1000克，罐头蘑菇100克，精盐2克，味精1克，湿淀粉8克，麻油5克，植物油750克（实耗约75克）。将拇指粗的细丝瓜，刮净外皮，洗净切成6厘米长的段，制成兰花刀形。蘑菇切成片。炒锅上火，加入油烧至六成热，放入丝瓜滑油，出锅沥油。热锅留余油少许。下入蘑菇片煸炒一下，加清水300毫升烧沸投入丝瓜，加精盐、味精烧至入味，把丝瓜段、蘑菇片用笊篱捞出，装入盘内。把锅里卤汁用湿淀粉勾上米汤状薄芡，浇在菜盘内即成。具有凉血解毒，通络行血的功效。适用于经前乳房胀痛。

（3）南腿翠板：丝瓜500克，熟金华火腿100克，鲜汤、精盐、味精、淀粉各适量。将熟火腿切成小丁。丝瓜刮皮洗净，切成6厘米长、1.5厘米宽的块，大小、厚薄要一致，过油，捞出待用。锅中留底油，加入鲜汤、精盐，放入丝瓜略烧半分钟，放味精，用淀粉勾琉璃芡，出锅，将丝瓜整齐码放盘中，撒上火腿丁，浇上卤汁即成。具有凉血解毒，通络行血的功效。适用于经前乳房胀痛。

（4）山楂橘皮煮海带：海带60克，鲜山楂、鲜橘皮各30克。将海带泡发，洗净切块，与山楂、橘皮同煮熟，加调料食用。具有活血化瘀，祛湿散结的功效。适用于痰湿凝滞之经前乳房胀痛。

（5）锅烧丝瓜：丝瓜200克，植物油200克（实耗约30克），麻油10克，面粉20克，精盐、味精、黄酒、生姜末各适量。将丝瓜外皮刮去洗净，切成4厘米长的段，放入碗中，用精盐、味精、姜末腌制。把面粉用清水调成糊，将腌好的丝瓜放入面糊中拌匀。炒锅上火，油烧热后把上糊丝瓜逐个煎黄，倒入漏勺中沥干油。原锅留少许油烧热，投入姜末、黄酒、精盐，再放一点水，再放入炸好的丝瓜，稍烧一会儿，淋上麻油即成。具有凉血解毒，通络行血的功效。适用于经前乳房胀痛。

✳ 171. 经前乳房胀痛患者如何喝药茶

（1）公英麦芽山楂茶：蒲公英30克，麦芽50克，生山楂30克。水煎服。每天1剂，连服6剂，胀痛消失。具有疏肝通络的功效。适用于经行乳房胀痛。

（2）柴胡枳实芍药茶：柴胡、枳实、芍药各10克，橘叶、橘核各15克，甘草5克。水煎服，每日1剂。具有疏肝解郁，理气止痛的功效。适用于经行乳房胀痛。

（3）青皮沙参茶：青皮6克，沙参12克。水煎代茶饮，每日1剂。具有疏肝健脾的功效。适用于经行乳房胀痛。

（4）生麦芽茶：生麦芽200克。生麦芽放入砂锅内，加水300毫升，煮沸后小火煎煮20分钟，滤出药液，再加水200毫升，沸后再煮10分钟，滤出的药液与第1次药液混合即可，早晚分服。每次经前3天连服3剂。共服3~5个月经周期即可治愈。具有回乳、健脾消食、疏肝解郁的功效。适用于经前乳房胀痛。

（5）二皮茶：青皮10克，橘皮10克，橘核15克，枳壳10克，郁金10克，蜂蜜30克。将以上5味分别拣杂，洗净，晒干后切碎，同放入砂锅，加水浸泡透，煎煮20分钟，用洁净纱布过滤，去渣，收取滤汁放入容器，待其温热时，兑入蜂蜜，拌和均匀即成。早晚2次服食，宜温服之。隔日煎服1剂，经前连服7天。具有健脾消食，疏肝解郁的功效。适用于经前乳房胀痛。

（6）玫瑰金橘茶：玫瑰花6克，金橘饼1/2块。将玫瑰花从花蒂处取散成瓣，洗净控干，与切碎的金橘饼同放有盖杯中，用刚煮沸的水冲泡，拧紧杯盖，闷放15分钟即成。当茶，频频饮用，一般可冲泡3~5次，当日吃完，玫瑰花瓣、金橘饼也可一并嚼服。平时隔日泡服1剂，经前连服7天，坚持服食，有较好的辅助治疗效果。具有健脾疏肝解郁的功效。适用于经前乳房胀痛。

❋172. 经前乳房胀痛患者如何喝药粥

（1）陈皮薏苡仁芡实粥：陈皮16克，薏苡仁、山药、芡实各30克，大米100克，白糖适量。将大米淘洗干净，与陈皮、薏苡仁、山药、芡实一同入锅，加适量水煮粥，待粥将成调入白糖，再煮二、三沸即成。日服2次，温热食用。具有行气健脾，燥湿化痰的功效。适用于经前乳房胀痛。

（2）丝瓜粥：老丝瓜500克，大米50克，虾米30克，葱花10克，生姜末、精盐各适量。将丝瓜刮去皮，洗净，切成小块。大米淘洗干净，放入砂锅，加入清水适量，先用大火煮开，再用小火煮至半熟，加入丝瓜块、虾米、生姜末、葱花、精盐，煮至粥稠即成。具有通经络，行血脉，凉血解毒的功效。适用于经前乳房胀痛。

（3）香附粥：香附10克，大米50克，红糖适量。将香附煎取浓汁。另将大米加水500毫升，煮成粥，加入香附汁，煮成稠粥，加入适量红糖。每日早、晚2次温服。具有疏肝解郁，补益气血的功效。适用于肝郁气滞之经前乳房胀痛。

（4）贝母粥：川贝母10克，大米60克，白糖适量。将大米淘洗干净，加适量水煮粥，待粥将成调入川贝母极细粉和白糖，再煮二、三沸即成。日服2次，温热食用。具有行气解郁，化痰散结的功效。适用于气郁痰结之经前乳房胀痛。

（5）丹参粥：丹参30克，大米50克，红糖适量。将丹参煎取浓汁。另将大米加水500毫升，煮成粥，加入丹参汁，煮成稠粥，加入适量红糖。每日早、晚2次温服。具有祛瘀止痛，活血通经，清心除烦的功效。适用于气滞血瘀之经前乳房胀痛。

✱173. 经前乳房胀痛患者如何喝药膳汤

（1）丝瓜络橘络塘虱鱼汤：丝瓜络15克，橘络10克，塘虱鱼1条（鲜活，约200克），生姜15克。将丝瓜络、橘络洗净，水煎去渣取汁。将塘虱鱼去鳃及肠杂，斩块，洗净；生姜洗净，拍扁；将两料放入锅内，再加入药汁，小火煮40分钟，加精盐调味。一天之内服完。具有理气化痰、通络止痛的功效。适用于经行乳房胀痛属于气滞痰结，乳络不通者。肝肾阴虚者忌用。

（2）陈皮海带猪骨汤：陈皮9克，海带60克，猪骨250克，香附10克。将海带用清水浸泡发透，清洗干净，切块；猪骨洗净，斩块；陈皮、香附洗净，纱布包。将全部用料放入锅内，加清水适量，小火煮2小时，去药包，加精盐调味。一天之内服完。具有行气解郁，化痰止痛的功效。适用于经行乳房胀痛属于气滞痰凝，乳络不畅者。

（3）肉片丝瓜汤：老丝瓜1条，猪瘦肉150克，鸡蛋1个，水发黑木耳30克，葱花、精盐、味精、淀粉、麻油各适量。将猪肉洗净、沥水，切成薄片，装入盘内放入精盐、鸡蛋、淀粉，拌匀浆好。用刀刮净丝瓜皮，洗净、沥水，切成滚刀块。黑木耳洗净待用。炒锅放到中火上，放入少许麻油，待油温达到五成热，放入丝瓜，煸炒几下，放入适量清水，烧开，放入猪肉片撇去浮沫，放入黑木耳、精盐、味精、葱花，装入汤碗即成。具有通经络、行血脉、凉血解毒的功效。适用于经前乳房胀痛。

（4）佛手白芍鸡肉汤：佛手10克，白芍10克，川芎10克，鸡肉150克。将鸡肉洗净，斩块；其余用料洗净。将全部用料放入锅内，加清水适量，小火煮2小时，加精盐调味。饮汤吃肉，一天之内服完。具有行气活血，柔肝止痛的功效。适用于经行乳房胀痛属于气郁血滞，乳络不畅者。

❋174. 经行头痛患者如何吃保健菜

（1）川芎白芷炖鱼头：川芎10克，白芷6克，鳙鱼头1个（重约300克），生姜10克，精盐适量。将鱼头去鳃，洗净，斩成两半；川芎、白芷洗净；生姜洗净，切片。将全部用料放入锅内，加清水适量，大火煮沸后，改小火再煮2.5小时，加精盐

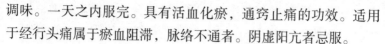

调味。一天之内服完。具有活血化瘀，通窍止痛的功效。适用于经行头痛属于瘀血阻滞，脉络不通者。阴虚阳亢者忌服。

（2）天麻陈皮炖猪脑：天麻10克，陈皮10克，猪脑1个。将全部用料洗净，放入锅内，加清水适量，小火煮2小时，加精盐调味。饮汤吃猪脑，一天之内服完。具有燥湿化痰，祛风止痛的功效。适用于经行头痛属于痰湿内盛、阻滞脑络者。瘀血内阻者忌服。

（3）何首乌煮鸡蛋：制何首乌30克，鸡蛋2个。上药共煮，蛋熟后去壳再煮片刻，吃蛋喝汤。具有补肝肾、益精血的功效。适用于血虚型经行头痛。

（4）天麻童子鸡：童子鸡1只，天麻15克。加酒、姜、葱等佐料适量，隔水蒸，吃鸡与天麻片。具有息风止痉，平肝潜阳，祛风止痛的功效。适用于血虚型经行头痛。

（5）芝麻肝饼：猪肝200克，猪肥肉50克，鲜虾仁80克，鸡蛋2个，奶油100克，葱白3克，花椒3克，淀粉、味精、精盐、黄酒、芝麻、植物油各适量。将猪肝洗净切成黄豆粒大小的丁，放碗中。猪肥肉和鲜虾仁一起斩成茸，与肝丁一起加1个鸡蛋，以及各适量淀粉、味精、精盐、黄酒，拌匀成肝泥，分成20份。将奶油用刀碾碎，加入葱白和花椒剁成的茸，以及适量的精盐和味精，分成20份，做成小球状，将20个奶油球分别包入肝泥中成团。取1只碗，打入1个鸡蛋，搅匀后放入肝丁，挂糊，再黏上一层芝麻，然后压成饼状。再在五成热的油锅中炸至外表金黄时起锅，沥油后装盘即成。佐餐食用。具有补血安神、健脑益智的功效。适用于经行头痛。

（6）淡菜拌芹菜：淡菜20克，芹菜60克，食醋、精盐、麻油各适量。将淡菜用开水发软，洗净，放入锅中，加适量清水，用大火烧开后用小火煮透。芹菜洗净切成段，放入沸水锅中焯一下，捞出滤去水分，然后与淡菜合并，放入碗中，加入精盐、食醋、麻油调味，拌匀即成。佐餐食用。具有补肝肾、平肝阳的功效。适用于经行头痛。

✱ 175. 经行头痛患者如何喝药茶

（1）石楠叶女贞子茶：石楠叶、女贞子各12克，天麻、白芷各9克，川芎4.5克。水煎服，每日1剂。具有补肾强筋、去风补虚的功效。适用于经行头痛。

（2）绿豆茶：绿豆适量。加水煮熟，糖调味服食，每日1剂。具有清热消火的功效。适用于肝火型经行头痛。

（3）枸杞甘菊花茶：枸杞子10克，甘菊花5克，干柿叶6克（鲜柿叶12克）。每年7~9月收集柿叶，洗净，晒干，研成粗末备用。将枸杞子、甘菊花拣去杂质，与柿叶粗末同放入有盖杯中，用沸水冲泡，加盖闷15分钟即成。代茶饮用，每日冲泡1剂，每剂冲泡5次左右。具有滋补肝肾，平肝息风的功效。适用于阴虚阳亢引起的经行头痛。

（4）地龙茶：地龙粉6克。每日分2次吞服，每次3克。具有清热镇痉的功效。适用于经行头痛。

（5）川芎白蒺藜茶：川芎10克，白蒺藜20克，全虫6克，川牛膝15克。水煎服，每天1剂。经前服3剂为妥，经后巩固服药10~15天。具有清热舒肝，明目止痛的功效。适用于肝郁气滞引起的经行头痛。

（6）杞菊蒺藜茶：枸杞子10克，菊花6克，白蒺藜10克，合欢花10克，蜂蜜适量。将枸杞子、菊花、白蒺藜、合欢花洗净，水煎去渣取汁，加入蜂蜜即可饮用。一天之内服完。具有滋阴潜阳，疏风止痛的功效。适用于经行头痛属于阴虚阳

六、风阳上扰清窍者，症见经期或经后头痛，或头顶痛，头晕目眩；手足心热，腰酸腿软，烦躁易怒，口苦咽干；或月经提前，量少色鲜红；舌红苔少，脉弦细数。

❋176. 经行头痛患者如何喝药粥

（1）酒酿粥：甜酒酿100克，西米100克，鸡蛋1个，大枣50克，桂花糖10克，红糖50克。将大枣去核洗净切丝，鸡蛋去壳置碗内打散，西米用清水浸泡；清水上锅烧开，加入甜酒酿、大枣、红糖、西米烧煮成稀粥，淋上打散的鸡蛋，撒上桂花糖即成。日服1剂。具有益气生津、活血行经的功效。适用于经行头痛。

（2）橘皮山药粥：鲜橘皮30克（干品15克），山药10克，半夏10克，大米100克。将橘皮、半夏煎取药汁，去渣后加入淘洗干净的大米、山药，加适量水，用大火烧开后转用小火熬煮成稀粥。日服1剂，温热食用。具有理气止痛、补脾益肾的功效。适用于气虚型经行头痛。

（3）白参黄芪粥：白参3克，黄芪10克，白术10克，甘草10克，白糖适量，大米100克。将白参洗净切片，与黄芪、白术、甘草同煎取汁，去渣后与淘洗干净的大米共煮成稀粥。日服1剂，分数次食用。具有大补元气、补脾益肺、清热解毒的功效。适用于气虚型经行头痛。

（4）白参核桃粥：白参3克，核桃仁10克，大米100克，冰糖适量。将人参洗净切片，与淘洗干净的大米、核桃仁一同放入砂锅，加1000毫升水，用大火烧开后转用小火熬煮成稀粥，加入冰糖稍煮即成。每日分次食用。具有大补元气、补肾温肺的功效。适用于气虚型经行头痛。

（5）薄荷叶粥：薄荷叶10克，大米100克。将薄荷叶洗净，加200克水，煮成100毫升，去渣取汁；另将大米淘洗干净，加800克水，煮为稀稠粥，待粥临熟时兑入薄荷汁，再煮一二沸即成。每日分数次食用。具有疏散风热、清利头目的功效。适用于经行头痛。脾胃虚寒者宜少食。

（6）枸菊地黄粥：枸杞子15~20克，熟地黄15克，菊花10克，大米100克。将枸杞子、熟地黄加水先煎，后下菊花，取药汁与淘洗干净的大米共煮成稀粥。日服1剂，温热食用。具有滋补肝肾、疏风清热的功效。适用于经行头痛。

✳ 177. 经行头痛患者如何喝药膳汤

（1）首乌杞子鹌鹑汤：制何首乌10克，枸杞子15克，活鹌鹑1只（重约200克），生姜10克，大枣10枚。将鹌鹑宰杀，去毛及肠杂，洗净；生姜洗净，切片；其余用料洗净。将全部用料放入锅内，加清水适量，小火煮2~3小时，加精盐调味。一天之内服完。具有滋补精血的功效。适用于经行头痛属于精血不足、脑失所养者。瘀血阻滞者忌用。

（2）夏枯草猪瘦肉汤：夏枯草15克，钩藤20克，猪瘦肉100克，蜜枣5枚。将猪瘦肉原块洗净；夏枯草、钩藤洗净。将猪瘦肉、夏枯草、蜜枣放入锅内，加清水适量，小火煮2小时；加入钩藤再煮5分钟，加精盐调味。一天之内服完。具有清热平肝的功效。适用于经行头痛属于肝火上炎者。痰湿阻滞者忌用。钩藤入汤剂不宜久煎，宜后下。

（3）黑豆川芎塘虱鱼汤：黑豆100克，川芎10克，活塘虱鱼1条（重约250克）。将塘虱鱼去鳃及肠杂，洗净，斩块；黑豆洗净；川芎洗净，纱布包。将全部用料放入锅内，加清水适量，大火煮沸后，改小火再煮2~3小时，去药包，加精盐调味。随意食用。具有养血益气的功效。适用于经行头痛属于营血不足、脑失所养者。肝火上炎者忌用。

（4）草决明海带猪瘦肉汤：草决明15克，海带20克，益母草15克，猪瘦肉100克。将海带用清水泡发，洗净，切块；猪瘦肉原块洗净；草决明、益母草洗净，纱布包。将全部用料放入锅内，加清水适量，小火煮2~3小时；去药包，加精盐调味。一天之内服完。具有清肝降火，活血调经的功效。适用于经行头痛属于肝经郁火，随冲气上逆者。痰湿阻窍者忌用。

（5）天麻龙眼猪瘦肉汤：天麻10克，龙眼肉10克，阿胶10克，猪瘦肉100克。将猪瘦肉原块洗净；天麻洗净，纱布包；其余用料洗净。将用料（阿胶除外）放入锅内，加清水适量，小火煮2小时，去药包；加入阿胶溶化，加精盐调味。一天之内服完。具有养血益气、平肝止痛的功效。适用于经行头痛属于阴血不足、脑失所养者。瘀血阻滞者忌用。

（6）穿山甲羊肉汤：穿山甲15克，当归10克，川芎10克，羊肉150克，生姜15克。将羊肉洗净，斩块；生姜洗净，拍扁；其余用料洗净。将全部用料放入锅内，加清水适量，大火煮沸后，改小火再煮2~3小时，加精盐调味。一天之内服完。具有活血调经、通络止痛的功效。适用于经行头痛属于瘀血阻滞、脉络不通者。阴血不足者忌用。

✳178. 经行口糜患者如何吃保健菜

（1）醋熘茄子：茄子500克，植物油50克，精盐3克，味精0.5克，食醋20克。将茄子洗净去皮，从中间一切两半，深度为厚度的1/2，再切成段。炒锅用中火，投入茄段，煸至皱皮时，放油、精盐、味精，炒断生后烹入食醋，翻炒均匀后装盘，佐餐食用。具有清热解毒、活血通络的功效。适用于经行口糜。

（2）酱爆茄饼：茄子250克，甜面酱25克，白糖30克，鲜汤25克，酱油10克，精盐2克，味精1克，麻油10克，植物油30克。将茄子洗净，去蒂去皮，切成2.5厘米左右的滚刀片。将锅烧热，放油20克，下茄子煸炒约1分钟后，倒入漏勺，沥去油。锅内放油10克，加入甜面酱、白糖，至糖溶化后，加入鲜汤、茄子、酱油、精盐、味精共煮，待汤收干，酱起黏性时，淋上麻油，起锅装盆，佐餐食用。具有清热消肿、活血止痛、祛风通络的功效。适用于经行口糜。

❋179. 经行口糜患者如何喝药茶

（1）生地甘草黄连茶：生地黄30克，淡竹叶、甘草梢各6克，通草3克，黄连6克。加水煎服，每日1剂，连服3剂。具有清热敛疮的功效。适用于经行口糜。

（2）黑大豆茶：黑大豆50克，精盐1克。将黑大豆拣去杂质，洗净，用冷开水浸泡12小时，放入家用压榨粉碎机中榨汁，收集汁液入锅煮沸，加精盐，调拌均匀即成。当饮料服用，或分数次噙服，当日饮完。具有滋阴降火的功效。适用于肝肾阴虚、虚火上炎引起的经行口糜。

（3）西瓜翠衣茶：西瓜翠衣50克。以上1味加水煎汤，去渣取汁。代茶频饮。具有清热除烦、生津除燥的功效。适用于经行口糜。

❄ 180. 经行口糜患者如何喝药粥

（1）木通粥：木通6克，大米100克。将木通加水煎汁，取汁代水，与淘洗干净的大米一同入锅，先用大火烧开，再转用小火熬煮成稀粥。日服2次，可加糖食用。具有泻火行水的功效。适用于经行口糜。内无湿热，或津亏，气弱，尿频者不宜服用。

（2）淡竹叶粥：淡竹叶15克，大米50克，精盐2克。将淡竹叶加水煮，去渣取汁与淘洗干净的大米一同熬煮成稀粥，再加入精盐调味。日服1剂，分数次食用。具有清热除烦、利水通淋的功效。适用于经行口糜。

❄ 181. 经行口糜患者如何喝药膳汤

（1）银耳西红柿羹：银耳30克，西红柿100克，冰糖适量。将银耳用水泡发，洗净，然后放入砂锅中，加水熬至浓稠，再将西红柿洗净去皮，切碎捣烂，放入银耳羹中，加白糖调味即成。早晚各服1次。具有滋阴降火的功效。适用于经行口糜。

（2）猪肉蚝豉汤：猪瘦肉100克，蚝豉50克，精盐少许。将蚝豉用水浸洗，猪瘦肉加水洗净切成块，一同入锅，加水适量，炖汤至熟，加精盐调味即成。饮汤吃肉及蚝豉。具有滋阴、养血、润燥的功效。适用于经行口糜。

（3）荷叶冬瓜汤：鲜荷叶1块，鲜冬瓜500克，精盐少许。将荷叶洗净剪成小块，冬瓜洗净切成小块，一同放入锅中，加清水适量，煎汤，加精盐少许调味，去荷叶渣即成。饮汤吃冬瓜。具有清热解暑、利尿除湿、生津止渴的功效。适用于经行口糜。

✳ 182. 经行发热患者如何喝药茶

（1）黄芪金银花茶：黄芪10克，金银花3克。以上2味放入茶杯中，加开水泡茶饮服。具有补中益气除热的功效。适用于气虚型经行发热。

（2）红藤桃仁茶：红藤5克，桃仁2克，牡丹皮2克，丹参3克，香附2克，败酱草3克。以上6味放入茶杯中，加开水泡茶饮服。具有活血化瘀除热的功效。适用于瘀热型经行发热。

（3）大黄丹皮茶：生大黄1克，牡丹皮3克，桃仁3克，败酱草4克。以上4味放入茶杯中，加开水泡茶饮服。具有清热凉血调经的功效。适用于血热型经行发热。

（4）生地丹皮茶：生地黄5克，牡丹皮4克。以上2味放入茶杯中，加开水泡茶饮服。具有滋阴养血清热的功效。适用于阴虚型经行发热。

（5）双花萝卜汤：益母草5克，荆芥3克。以上2味放入茶杯中，加开水泡茶饮服。具有活血化瘀除热的功效。适用于瘀热型经行发热。

（6）芪归赤芍丹皮茶：黄芪9克，当归、赤芍、牡丹皮各3克。以上4味放入茶杯中，加开水泡茶饮服。具有补中益气除热的功效。适用于气虚型经行发热。

✳ 183. 经行发热患者如何喝药膳汤

（1）双花萝卜汤：大萝卜500克，甘蔗500克，金银花10克，竹叶3克。将萝卜、甘蔗切碎后加入金银花、竹叶、500毫

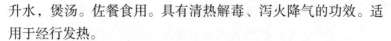

升水，煲汤。佐餐食用。具有清热解毒、泻火降气的功效。适用于经行发热。

（2）白菜豆芽汤：白菜头1个，绿豆芽30克。将白菜头洗净切片，绿豆芽洗净，加水煲汤。佐餐食用。具有清热泻火的功效。适用于经行发热。

（3）龟甲淡菜蛋黄汤：鸡蛋黄1个，阿胶6克，生龟甲18克，淡菜9克。以500毫升水煮龟甲、淡菜，得200毫升汁液时，去渣，下入阿胶，上火烊化，再调入鸡蛋黄，搅拌服食。佐餐食用。具有清热泻火的功效。适用于经行发热。

✳ 184. 经行不寐患者如何吃保健菜

（1）蜜汁红莲：莲子肉250克，大枣10克，白糖100克，蜂蜜100克。将莲子肉用温水浸泡后洗净；大枣洗净，剔去枣核。将莲子、大枣放入大蒸碗内，加少许清水，装入笼屉，蒸至酥烂后取出。将汤汁滗入锅内，莲子、大枣装入汤盘中。将装有原汤汁的锅上火，加入白糖，熬至溶化时再加入蜂蜜，收浓糖汁，浇在莲子、大枣上即成。佐餐食用。具有补脾胃、养心神、益气血的功效。适用于经行不寐。

（2）干蒸莲子：脱皮莲子180克，糯米120克，豆沙馅60克，冰糖末、熟猪油、白糖、桂花酱各适量。将莲子用开水焯一下，捞出去芯，放入大碗中，加白糖和开水，上屉蒸至六成熟时取出，放入蒸锅，置大火上蒸透，取出备用。碗内抹上猪油，将莲子码入碗内，冰糖末撒在莲子上，另将糯米饭加入熟猪油、白糖、桂花酱拌匀，取大部分放在莲子上，摊平，中间稍凹一点，放入豆沙馅，反扣在盘内即成。佐餐食用。具有补肾健脾、养心安神的功效。适用于经行不寐。

（3）蜜汁芡实：芡实50克，龙眼肉20克，大枣15克，白果几颗，冰糖适量。将芡实用热水浸泡后冲洗干净；白果去壳，用清水浸泡后剥去外衣；大枣洗净剔去果核。取锅上火，放入清水、芡实，用大火煮沸后改用小火煮软，加入白果、大枣，继续煮至熟透，然后加入龙眼肉、冰糖，略煮即成。佐餐食用。具有益肾固精、补脾止泻、养血安神的功效。适用于经行不寐。

（4）百合酿藕：百合50克，山药50克，大枣20克，猪网油2张，粗壮肥藕1节，冰糖、面粉、牛奶、蜂蜜各适量。将百合洗净，脱瓣后用清水浸泡，然后捞出沥水，切碎；山药洗净，下锅煮熟，去皮制成泥；大枣去核切碎；百合、山药、大枣一同放入碗内，加入面粉、牛奶、蜂蜜调匀；切开藕的一端，洗净后将百合等填满藕孔，再用牙签将切开的藕节封牢，放入砂锅内煮熟，捞出削去藕皮，再改刀切成厚片。网油洗净垫入碗底，码入藕片，加入冰糖，再盖上网油，上笼用大火蒸片刻，取出去掉网油，扣入盘内即成。佐餐食用。具有滋养润肺、补益脾胃、养心安神的功效。适用于经行不寐。

（5）莲子百合煨瘦肉：猪瘦肉250克，莲子50克，百合50克，精盐2克，黄酒10克，味精1克，葱段、生姜片各适量。将猪肉洗净切块，莲子去心洗净，百合洗净，然后一同放入锅内，加适量的水，再加入葱段、生姜片、精盐、黄酒，用大火烧沸后转用小火煨烂，加入味精即成。佐餐食用。具有养心安神的功效。适用于经行不寐。

（6）百合炒芹菜：芹菜500克，鲜百合200克，干红辣椒2个，精盐2克，味精2克，白糖10克，黄酒5克，植物油10克，葱花、生姜末各适量。将芹菜摘去根和老叶，洗净放入开水锅中烫透捞出，沥净水。大棵根部（连同部分茎）竖刀劈成2~3瓣，再横刀切成约3厘米长的段。百合去杂质后洗净，剥成片状。干红辣椒去蒂、去籽洗净切成细丝备用。炒锅上火，放油烧热，下葱花、生姜末、红干椒丝炝锅。随即倒入百合、芹菜继续煸炒透，烹入黄酒，加入少许白糖、精盐、味精和清水，翻炒几下，出锅装盘即成。佐餐食用。具有降压安神、养阴润肺的功效。适用于经行不寐。

✳ 185. 经行不寐患者如何喝药茶

（1）桑椹茶：桑椹15克。水煎，代茶饮。具有清心养血的功效。适用于心血不足之经行不寐。

（2）豆麦茶：黑豆30克，浮小麦30克，莲子7个，黑枣10克。将黑豆、浮小麦、莲子、黑枣洗净，放入砂锅中，加水煎汤，去渣取汁。具有健脾养心、养血安神的功效。适用于经行不寐。

（3）枣仁玉竹茶：炒枣仁30克，白芍10克，白参3克，当归、玉竹各10克。水煎，代茶饮。具有益气滋阴的功效。适用于气阴两亏之经行不寐。

（4）夜交藤合欢茶：夜交藤30克，合欢皮15克，酸枣仁10克。水煎，代茶饮。具有养心安神的功效。适用于经行不寐。

（5）双子茶：酸枣仁、柏子仁各15克。水煎代茶饮。发作时每日1剂。具有养心安神的功效。适用于经行不寐。

（6）芦根茶：芦根30克。水煎，代茶饮。具有滋阴生津的功效。适用于阴虚伤津，口干咽燥之经行不寐。

✳ 186. 经行不寐患者如何喝药粥

（1）龙眼莲子芡实粥：龙眼肉25克，通心莲子10克，芡实30克，大米100克，白糖10克。将芡实煮熟去壳，捣碎成细米糊状；大米淘净，入锅加1000毫升水，再加龙眼肉、莲子、芡实，上火熬煮成粥，调入白糖溶化即可。具有补血养心安神的功效。适用于心血不足之经行不寐。

（2）八宝青梅粥：白扁豆15克，薏苡仁15克，莲子肉15克，大枣8枚，核桃仁15克，龙眼肉15克，糖青梅5个，糯米150克，白糖适量。将白扁豆、薏苡仁、莲子肉、大枣洗净以温水泡发，核桃仁捣碎，糯米淘洗干净，所有备料一同入锅，加水1500毫升，用大火烧开后转用小火熬煮成稀粥。随量食用。具有健脾养胃、补气益肾、养血安神的功效。适用于经行不寐。

（3）核桃枸杞粥：核桃仁50克，枸杞子15克，大米100克。将核桃仁捣碎，与淘洗干净的大米、枸杞子一同入锅，加水1000毫升，用大火烧开后转用小火熬煮成稀粥。常佐餐食用。具有滋阴补肾、固精的功效。适用于经行不寐。

（4）仙人粥：制何首乌30克，大枣5枚，红糖10克，大米60克。将何首乌用砂锅煎取汁液，去渣后与淘洗干净的大米一同煮粥，加适量的水，大火烧开后转用小火熬煮，待粥熟后加入红糖，稍煮即成。日服1~2次，连服7~10天为1个疗程，间隔5天再进行下1个疗程。具有养血益肝的功效。适用于经行不寐。大便溏泄者不宜服用。

（5）酸枣仁粥：酸枣仁20克，大米100克。将酸枣仁捣碎，浓煎取汁；再以淘洗干净的大米入锅，加适量的水，用大火烧开后转用小火熬煮，待粥半熟时加入酸枣仁汁，继续煮至粥成。每晚温热食用。具有宁心安神、养肝、止汗的功效。适用于经行不寐。

（6）小麦大枣龙眼粥：小麦50克，大枣8枚，龙眼肉15克，白糖20克，糯米100克。将小麦淘洗干净，加热水浸涨，倾入锅中煮熟取汁水，加入淘洗干净的糯米、洗净去核的大枣和切碎的龙眼肉，用大火烧开后转用小火熬煮成稀粥，起锅时加入白糖。日服2~3次，温热食用，连服4~5天为1个疗程。具有养心益肾、清热止汗、补益脾胃、除烦止渴的功效。适用于经行不寐。

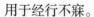 **187. 经行不寐患者如何喝药膳汤**

（1）银耳蛋羹：银耳5克，鸡蛋1个，冰糖30克，猪油适量。将银耳用清水泡发，洗净去蒂，撕成小块，放入锅中，加适量的水，置大火上煮沸后用小火继续煎熬2~3小时；冰糖放入另一锅内，加适量的水，置火上溶化成汁，取蛋清，兑清水少许，搅匀后倒入锅中搅拌，待烧开后撇去浮沫，将糖汁倒入银耳锅内，起锅时加少许猪油即成。佐餐食用。具有养阴润肺、益气生津的功效。适用于经行不寐。

（2）藕丝羹：鲜嫩藕500克，鸡蛋清3个，山楂糕100克，蜜枣100克，青梅100克，白糖100克，玉米粉适量。将藕洗净切成细丝，入沸水锅内略烫后捞出；山楂糕、蜜枣、青梅切成细丝；鸡蛋清打在碗内，加入半量的清水调匀，倒入盘内，放在笼中蒸5分钟，成为白色固体蛋羹。再将以上4种细丝均匀摆在蛋羹上，白糖放在炒锅内，加入适量的清水，熬成糖汁，再加入适量的湿玉米粉，勾成芡汁，浇在蛋羹上即成。佐餐食用。具有补心益脾、止血安神的功效。适用于经行不寐。

（3）银耳百合羹：银耳25克，百合50克，去心莲子50克，冰糖50克。将百合和莲子肉加水煮沸，再加入泡发洗净的银耳，小火煨至汤汁稍黏，加入冰糖，冷后即成。佐餐食用。具有安神健脑的功效。适用于经行不寐。

（4）莲子龙眼汤：莲子30克，龙眼肉30克，大枣20克，冰糖适量。将莲子用水泡发，去皮去心洗净，与洗净的龙眼肉、大枣一同放入砂锅中，加适量的水，煎煮至莲子酥烂，加冰糖调味即成。睡前饮汤吃莲子、大枣、龙眼肉，每周服用1~2次，可经常服用。具有补心血、健脾胃的功效。适用于经行不寐。

（5）蚝肉猪瘦肉汤：新鲜生蚝肉150克，猪瘦肉150克，精盐少许。将猪瘦肉洗净切块，与生蚝肉一同放在锅内，加适量的水炖汤，肉熟后加精盐即成。不拘时食用。具有养血宁心的功效。适用于经行不寐。

（6）黄豆干贝兔肉汤：黄豆150克，干贝60克，兔肉750克，荸荠50克，豆油、精盐等各适量。将黄豆洗净，干贝用清水浸泡至软，兔肉洗净切块，荸荠去皮洗净，备用。将黄豆、干贝、荸荠放入锅中，加入清水适量，大火煮沸后放入兔肉，再煮沸后用小火炖约3小时，加油、盐调味食用。佐餐食用。具有养阴退热、养血调中的功效。适用于经行不寐。脾胃虚寒或寒湿者不宜食用。

✳ 188. 经行情志异常患者如何吃保健菜

（1）茭白炒蛋：鸡蛋3只，茭白150克，葱花20克，鲜汤100克，猪油50克，精盐、味精各适量。将茭白去皮，洗净，放入开水锅中略焯捞出，切成约3厘米长的段，然后再切成片。将鸡蛋磕入碗中，加入精盐适量，搅匀。锅上火，放入熟猪油30克烧热，下葱花炸香，倒入蛋液炒熟装起。原锅上火，放油20

克烧热，下茭白片炒片刻，加入鲜汤，放精盐、味精炒入味，倒入鸡蛋炒匀，装盘即成。佐餐食用。具有滋补养颜、养心安神、滋阴生津的功效。适用于经行情志异常。

（2）枸杞龙眼炖猫肉：猫肉1250克，猪瘦肉1250克，枸杞子15克，龙眼肉10克，甘蔗90克，鸡汤1250克，精盐、黄酒、味精、胡椒粉、猪油、葱段、生姜片各适量。将猫肉、猪瘦肉分别洗净，剁成块。甘蔗洗净，用刀劈开，剁成4节。炒锅上火，放入猪油烧热，葱、生姜炒出香味后烹入黄酒，放入清水、猫肉，水开后撇净血沫，待猫肉煮透收缩后捞出，用温水洗净。猪瘦肉用开水焯一下，洗干净。取炖盅1个，将猫肉、猪肉、枸杞子、龙眼肉、甘蔗放入，下精盐、葱段、生姜片，倒入鸡汤，上笼蒸烂。临吃时拣出葱、生姜、甘蔗、猪肉，放少量味精和胡椒粉、精盐，即成。佐餐食用。具有益精明目、养血安神、滋阴补肾的功效。适用于经行情志异常。

✱189. 经行情志异常患者如何喝药茶

（1）党参大枣茶：党参25克，大枣10枚。以上2味加水煎汤，去渣取汁。代茶温饮，不拘时，每日1剂。具有补中益气，健脾和胃，养血生津的功效。适用于经行情志异常。

（2）核桃仁糖茶：核桃仁30克，白糖30克。将核桃仁捣碎，用糖开水冲泡。代茶频饮，每日1剂。具有温补肺肾，润肠通便的功效。适用于经行情志异常。

（3）龟甲龙齿茶：炙龟甲12克（先煎），煅龙齿20克，夜交藤30克，玳瑁3克，琥珀末3克（吞）。水煎服。每日1剂。具有清心安神的功效。适用于经行情志异常。

（4）山楂当归香附茶：山楂、当归各10克，香附6克。上药水煎服。每日1剂，经前用7剂。具有理气解郁、镇静除烦、增进食欲的功效。适用于经行情志异常。

（5）莲心枸杞甘草茶：莲心1.5克，枸杞子5克，甘草2克。水煎代茶饮。具有清心安神的功效。适用于经行情志异常。

❋ 190. 经行情志异常患者如何喝药粥

（1）麦枣玉竹粥：小麦15克，大枣10枚，玉竹9克，大米适量。共煮粥食，月经前连服4~6剂。具有清心安神的功效。适用于心阴不足型经行情志异常。

（2）梅花粥：梅花5克，大米100克，白糖少许。大米淘洗干净，加水800毫升，煮至米开汤未稠时，加入梅花，改小火稍煮片刻，视米花汤稠，调入白糖即可。每日早晚餐温热后服食。具有舒肝除烦的功效。适用于肝郁化火型经行情志异常。

（3）甘麦大枣粥：小麦50克，大枣10克，甘草15克。将甘草加水煎汁，去渣后与淘洗干净的小麦和大枣一同煮粥。日服2次，空腹食用。具有益气、宁心安神的功效。适用于经行情志异常。

（4）干贝鸡肉粥：干贝25克，净鸡肉50克，荸荠50克，黄酒15克，水发香菇50克，精盐5克，猪油25克，葱花5克，生姜末5克，胡椒粉2克，大米100克。将干贝放入碗中，加入黄酒、鸡肉，上笼蒸至烂熟取下。再将香菇切成小丁，荸荠去皮切成小丁；大米淘洗干净入锅，加入香菇丁、荸荠丁、清水1500毫升及干贝、鸡肉，置火上烧开，熬煮成粥，放入精盐、猪油、葱花、生姜末、胡椒粉稍煮拌匀，日服1剂，分数次食用。具有平肝、化痰、补肾、清热、安神、解毒的功效。适用于经行情志异常。

191. 经行情志异常患者如何喝药膳汤

（1）莲子藕粉羹：去心干莲子100克，藕粉60克，白糖适量。将莲子用温水洗净，浸泡发好，放入锅中，加清水适量，煮至熟透，再将藕粉放入碗中，用冷水浸和，慢慢地下入锅中，边下边搅，再加白糖调味，即成。当点心食用。具有补中益气，养心安神的功效。适用于经行情志异常。

（2）黑豆乌鸡汤：黑豆150克，何首乌100克，乌骨鸡1只，大枣10枚，生姜5克，精盐适量。将乌骨鸡宰杀去毛及内脏，洗净备用；黑豆放入铁锅中干炒至豆衣裂开，再用清水洗净，晾干备用；何首乌、大枣、生姜分别洗净，大枣去核，生姜刮皮切片，备用。取汤锅上火，加清水适量，用大火烧沸，下入黑豆、何首乌、乌骨鸡、大枣和生姜，改用中火继续炖约3小时，加入精盐适量即成。佐餐食用。具有补血养颜、养心安神的功效。适用于经行情志异常。

192. 经前面部痤疮患者如何吃保健菜

（1）素炒黄豆芽：黄豆芽500克，酱油、精盐、白糖、生姜片、植物油各适量。将黄豆芽洗净去杂质。炒锅上火，放油烧热，倒入黄豆芽煸炒至半熟，加入酱油、精盐、白糖、生姜片和水，盖上锅盖，烧几分钟，加入白糖，烧至豆芽入味，装盘出锅即成。佐餐食用。具有补益脾胃、宽中下气、清热利湿的功效。适用于经行面部痤疮。

（2）益母寄生蛋：益母草30克，桑寄生30克，鸡蛋4个，冰糖适量。将鸡蛋煮熟，去壳。与洗净的益母草、桑寄生一同放锅内，用小火煮沸半小时，再放入冰糖煮至冰糖溶化，去益母草和桑寄生。日服1剂，吃蛋饮汤。具有补肝养血，活血养颜的功效。适用于经行面部痤疮。

（3）凉拌三苋：鲜苋菜100克，鲜冬苋菜100克，鲜马齿苋100克，调料适量。将苋菜、冬苋菜、马齿苋洗净，放入开水锅中焯至八成熟，捞出，浸入冷开水中5分钟，控水切成段，拌入调料食用。每日1次，连吃15天。具有清热除湿、解毒消肿的功效。适用于经行面部痤疮。

（4）海蜇炖荸荠：海蜇500克，鲜荸荠600克，火腿末10克，精盐2克，味精1克，鲜汤500毫升，植物油50毫升，麻油5毫升，葱花、生姜末各适量。将荸荠去皮洗净，海蜇用清水泡透去味，改成小块。炒锅上火，烧热加底油，下葱花、生姜末炒香，加入鲜汤，捞出葱花、生姜末，下入荸荠、精盐，小火炖约20分钟，再下入海蜇，炖约5分钟，加味精，淋麻油，起锅，将荸荠装在圆盘中间，海蜇整齐地围在荸荠周围，撒上火腿末即成。具有清热消肿的功效。适用于经行面部痤疮。

（5）酸梅藕片：嫩藕250克，酸梅25克，白糖50克。将嫩藕洗净污泥，刨去皮，切成半圆形的块，浸在冷开水中待用。酸梅去核斩碎，放在锅中。加入清水、白糖，用中火熬至汤汁稍稠时，将锅端离火，待其自然冷却。将泡于冷开水中的藕片捞起，沥干水分，装在盘内，随后将冷却的酸梅汁分装在小碟中，同藕片一起上桌便成。具有清热凉血行瘀的功效。适用于经行面部痤疮。

（6）荠菜兔片：兔脊片300克，芹菜200克，鸡蛋清30克，葱花、生姜丝各5克，精盐2克，味精0.5克，黄酒5毫升，香醋2毫升，白胡椒粉1克，湿淀粉10克，麻油10克，植物油500毫升（实耗约50毫升）。将兔脊肉切成薄片放入碗内，加鸡蛋清、精盐、湿淀粉抓拌浆好。芹菜择洗干净，在沸水锅中烫一下，捞出用冷水浸凉，沥去水分。炒锅上大火，放油烧至四成热，下入兔脊片，用手勺划散，断生后倒入漏勺内沥油。原锅留油少许，放入葱花、生姜丝、芹菜煸炒，加入黄酒、精盐、味精、香醋，用湿淀粉调稀勾芡，倒入兔肉翻匀，淋上麻油，撒上胡椒粉，起锅即成。具有滋阴养颜的功效。适用于经行面部痤疮。

✱193. 经前面部痤疮患者如何喝药茶

（1）三叶茶：枇杷叶、桑叶各15克，竹叶10克。水煎服，每日1剂。具有清热解毒的功效。适用于经前面部痤疮。

（2）海藻昆布杏仁茶：海藻、昆布、甜杏仁各9克。水煎取汁，加入30克薏苡仁煮粥食。具有清热利水散瘀的功效。适用于经前面部痤疮。

（3）白花蛇舌草茶：白花蛇舌草30克。水煎服，每日1剂。具有清热解毒的功效。适用于经前面部痤疮。

（4）木贼连翘蒲公英茶：木贼15克，连翘、蒲公英各30克。水煎服，每日1剂。具有清热解毒的功效。适用于经前面部痤疮。

（5）山楂荷叶茶：生山楂15克，荷叶1张，冰糖适量。以上2种水煎，取汁调入冰糖。代茶饮。具有清热祛瘀散结的功效。适用于经行面部痤疮。

（6）枇杷桑竹茶：枇杷叶15克，桑叶15克，竹叶10克。以上3味加水煎汤，去渣取汁。代茶饮，频频饮用。具有清热宣肺，和胃降气，清肝明目的功效。适用于经行面部痤疮。

✽194. 经前面部痤疮患者如何喝药粥

（1）枇杷叶菊花粥：枇杷叶15克，菊花6克，生石膏15克，大米60克。前3味加水煎后取汁，加入大米煮粥吃。具有清热泻火的功效。适用于经前面部痤疮。

（2）海藻杏仁薏苡仁粥：海藻、昆布、甜杏仁各9克，薏苡仁30克。水煎取汁，加入薏苡仁煮粥食。具有清热泻火的功效。适用于经前面部痤疮。

（3）薏苡仁粥：薏苡仁50克，蜂蜜适量。将薏苡仁淘洗干净，加入适量水煮稀粥，再调入蜂蜜拌匀。每日1剂，分1~2次服用，连续食用3日。具有清化湿热，凉血散结的功效。适用于经行面部痤疮。

（4）海藻双仁粥：海藻15克，海带15克，甜杏仁10克，薏苡仁60克。将以上前3味加适量水，煎煮药汁，去渣后与洗净的薏苡仁一同熬煮成粥。早晚分食，连服21天为1个疗程。具有宣肺化痰消痤的功效。适用于经行面部痤疮。

（5）黑豆益母草粥：黑豆150克，益母草30克，桃仁10克，苏木15克，大米250克，红糖适量。将益母草、苏木、桃仁用水煎煮30分钟，滤出药液，再将黑豆洗净，与药液和适量的水一同煎至约八成熟，再下淘洗干净的大米，熬煮成粥，调入红糖食用。每晚食用1小碗。具有活血化瘀的功效。适用于各种痤疮，对经前痤疮、月经量少色黑有块者尤为适宜。

（6）山楂桃仁粥：山楂15克，桃仁10克，大米100克，白糖20克。将桃仁、山楂水煎2次，取药汁备用。大米淘洗干净，置于砂锅内，加药汁，小火熬粥，粥成时加入白糖拌匀即成。每日1剂，分2次温服，7剂为1个疗程，间隔5日进行下1个疗程。具有活血化瘀、润燥美肤、消食化滞的功效。适用于经行面部痤疮。

✳ 195. 经前面部痤疮患者如何喝药膳汤

（1）生地莲藕猪骨汤：猪脊骨500克，生地黄30克，莲藕300克，大枣（去核）10枚，精盐适量。生地黄、莲藕、大枣洗净。猪脊骨洗净，斩块。把全部原料放入锅内，加适量清水，大火煮沸后，小火炖1小时，加精盐调味即成。佐餐食用，每日1~2次。具有滋阴养血，润肤美肤的功效。适用于经行面部痤疮，对阴虚血少者尤为适宜。

（2）银杏丸子汤：银杏10克，浙贝母10克，猪瘦肉200克，黄酒6克，胡椒粉2克，生姜、葱白各5克，豌豆粉25克，精盐、味精各适量。银杏去壳，洗净。浙贝母洗净，去杂质。银杏、浙贝母共炒香，研为细末，混入豌豆粉内。将猪瘦肉剁成肉馅。姜、葱切碎。将肉馅及所有原料一并放入盆内，加水适量，拌匀成形，做成丸子。将汤锅置大火上烧沸，放入丸子，煮3~5分钟即成。若再放些豌豆尖或小白菜，口感更佳。佐餐食用，每日1~2次。具有清肺化痰、消痤的功效。适用于经行面部痤疮。

（3）蒲公英银花泥鳅汤：泥鳅150克，蒲公英、金银花各30克，生姜4片，植物油、精盐各适量。泥鳅用水养半小时，以去泥污。起油锅加入植物油，下泥鳅略煎。蒲公英、金银花、生姜分别洗净。将以上原料一起放入砂锅内，加清水适量，大火煮沸后，改用小火煮1小时，加精盐调味即成。佐餐食用，每日1~2次。具有泻火解毒，清热去湿的功效。适用于经行面部痤疮。

（4）生地银花鸭子汤：鸭子900克，金银花20克，生地黄

10克，猪瘦肉250克，麻油、精盐各适量。将鸭子去肠杂，洗净，切块。猪瘦肉洗净，切厚块留用。清水适量，鸭子、猪瘦肉块连同金银花、生地黄一起放入砂锅中，煮约4小时，用麻油、精盐调味便成。佐餐食用，每日1~2次。具有清热凉血，解毒消痤的功效。适用于经行面部痤疮。

（5）车前草鸡骨草蚌肉汤：蚌肉150克，车前草30克，鸡骨草20克，生姜10克，精盐、味精各适量。蚌肉洗净。车前草、鸡骨草分别洗净，切碎。将以上原料一起放入砂锅内，加清水适量，大火煮沸后，改用小火炖1小时，加入精盐、味精调味即成。佐餐食用，每日1~2次。具有清肝泄热、利湿消痤的功效。适用于经行面部痤疮。

（6）养血润肤汤：松子仁、生地黄各50克，大枣（去核）10枚，枸杞子、玉竹各15克，猪肉350克，精盐适量。生地黄、松子仁、大枣、枸杞子、玉竹、猪肉分别用清水洗净。砂锅内加入适量清水，煮至水沸后，加入以上全部原料，用中火炖2小时左右，加入精盐即成。佐餐食用，每日1~3次。具有养血补肝、润肤滑肠的功效。适用于经行面部痤疮。

✳ 196. 经行风疹患者如何吃保健菜

（1）绿豆藕片：绿豆20克，鲜藕300克，鲜薄荷叶3片。将鲜藕洗净去皮，绿豆泡好后，装入藕孔内，蒸熟切片，鲜薄荷切碎，撒于其上，加调料后凉拌食用。每日1次，可多食。具有清热凉血，祛风止痒的功效。适用于经行风疹。

（2）芋头炖猪排：芋头茎（干茎）30~60克，猪排适量。将芋头茎洗净，加适量猪排骨同炖熟食。吃排骨，喝汤，每日1次，7日为1个疗程。具有清热除风、补脾和胃的功效。适用于经行风疹。

（3）糖藕片：鲜藕1节（重约450克），糯米1杯，红糖1杯，水淀粉少许。将糯米洗净水泡1晚，切除鲜藕的两端约2厘米作为盖子，把糯米塞入洞中，两端用牙签固定盖子，加水煮沸后转为中火煮3小时左右，取出削除薄皮，再加红糖和水，再煮2小时。取出藕切片，煮汁加水淀粉勾芡，淋在莲藕片上。当点心食用。每日1次。具有清热生津、凉血散瘀的功效。适用于经行风疹。

❋197. 经行风疹患者如何喝药茶

（1）椿树叶苍耳子茶：椿树叶10克，苍耳子15克。水煎服，每日1剂。具有燥湿收敛的功效。适用于经行风疹。

（2）槐花苦参地肤子茶：槐花15克，苦参、地肤子各18克。水煎服，每日1剂。具有清湿热的功效。适用于经行风疹。

（3）白鲜皮浮萍茶：白鲜皮30克，浮萍15克，蝉蜕10克。水煎服，每日1剂。具有清热解毒的功效。适用于经行风疹。

（4）冬瓜皮黄菊花茶：冬瓜皮20克，黄菊花6克，赤芍10克，蜂蜜适量。将冬瓜皮、黄菊花、赤芍放入锅内，加适量水煎煮30分钟，去渣取汁，调入蜂蜜。每日1次，7天为1个疗程。具有清热祛风止痒的功效。适用于经行风疹。

（5）何首乌蝉蜕茶：制何首乌20克，蝉蜕10克。水煎服，每日1剂。具有祛风养血的功效。适用于血虚生风之经行风疹。

（6）荔枝干红糖茶：荔枝干15个，红糖30克。荔枝干煮汤1碗，加红糖冲服，连服3~4次。具有行气散结、祛寒止痒的功效。适用于经行风疹。

✳ 198. 经行风疹患者如何喝药粥

（1）薏苡仁大枣粥：薏苡仁30克，大米100克，大枣4枚，冰糖20克。薏苡仁与大米、大枣一同淘洗干净，加水煮成粥，调入冰糖。每日饮粥1小碗，连服10天。具有祛湿散结的功效。适用于经行风疹。

（2）柴胡粥：柴胡10克，大青叶15克，大米30克，白糖适量。柴胡、大青叶漂洗干净，加适量水煎煮半小时后，弃渣取汁，药汁加入大米，待粥快熟时放入白糖调匀即可。每日温热服食1次，6天为1个疗程。具有疏肝清热的功效。适用于经行风疹。

（3）何首乌粥：制何首乌15克，大米100克，大枣3枚，冰糖适量。将制何首乌入砂锅内煎，去渣取浓汁，与大米、大枣、冰糖同煮为粥。可供早晚餐食或作点心食用。具有健脾益肾、养肝补血的功效。适用于经行风疹。

（4）白扁豆粥：炒白扁豆60克（或鲜白扁豆120克），大米150克，红糖适量。将白扁豆用温水浸泡一宿，与大米、红糖同煮为粥。作为早、晚餐温服。具有健脾养胃，清热除湿的功效。适用于经行风疹。

（5）菊花扁豆粥：菊花10克，扁豆20克，大米50克，冰糖适量。菊花、扁豆加适量水煎煮15分钟，倒出药液，如法再煎煮10分钟，弃去药渣，合并药液。大米淘洗干净，加入药液及适量水，用大火烧沸，小火慢慢熬煮。粥成时，加入冰糖，再煮一二沸即可。每日2次，每次1碗。具有疏风清热透疹的功效。适用于经行风疹。

✲199. 经行风疹患者如何喝药膳汤

（1）大枣猪胰汤：猪胰1具，大枣15枚，精盐适量。将猪胰洗净切成小块，炒熟，再加精盐和大枣炖熟即可。饮汤，吃猪胰、大枣，每日1次，2周为1个疗程。具有滋阴润燥、补脾益肺的功效。适用于经行风疹。

（2）乌蛇汤：乌梢蛇1条，猪油、精盐、生姜各适量。将乌梢蛇切片煮汤，加猪油、盐、生姜少许调味。饮汤吃肉。具有祛风除湿解毒，适用于经行风疹。

（3）生地甲鱼汤：生地黄15克，甲鱼1只，紫苏叶适量。甲鱼去头、爪、内脏，洗净，与生地黄共炖至熟，再放苏叶稍煮片刻即成。饮汤吃鱼肉，每日1次，7天为1个疗程。具有养血滋阴降火的功效。适用于经行风疹。

（4）冬瓜皮汤：冬瓜皮300克，精盐、味精各适量。将洗净的冬瓜皮加水煎煮，煮熟后去皮加少许精盐、味精，饮汤。具有清热利水的功效。适用于行经发疹伴有身体沉重感或有水肿者。

✲200. 经行吐衄患者如何吃保健菜

（1）花生黑豆煨猪蹄：猪蹄1只，带衣花生仁50克，黑豆30克，黄酒、白糖、葱段、生姜片、精盐、味精各适量。将花生米、黑豆置于碗内洗净，浸润。猪蹄去毛洗净，放入砂锅内，注入清水，加入花生仁、黑豆及黄酒、白糖、葱段、生姜、精盐、味精，用大火烧开后转用小火慢炖至猪蹄熟烂即成。佐餐食用。具有润肺滋阴，调经止衄的功效。适用于经行吐衄。

（2）大枣花生炖猪蹄：猪蹄1000克，带衣花生米100克，大枣40枚，黄酒25克，酱油30克，白糖30克，葱段20克，生姜10克，精盐、味精、小茴香、大茴香、花椒各适量。将花生米、大枣置碗内洗净，浸润。猪蹄去毛洗净，煮四成熟，捞出，用酱油拌匀。锅上火，放油烧七、八成热，将猪蹄炸至金黄色捞出，放入锅内，注入清水，加入花生米、大枣及黄酒、白糖、葱段、生姜、精盐、味精、小茴香、大茴香、花椒，用大火烧开后转用小火慢炖至熟烂即成。佐餐食用。具有养血止血、补脾安神的功效。适用于经行吐衄。

❋201. 经行吐衄患者如何喝药茶

（1）生地牛膝茅根茶：生地黄、川牛膝、白茅根各30克。水煎去渣，加适量白糖调匀，代茶饮。具有润肺益肾止血的功效。适用于肺肾阴虚型经行吐衄。

（2）桑叶苦丁茶：冬桑叶15克，苦丁茶15克，冰糖适量。以上前2味加水煎汤，去渣取汁，加入冰糖。代茶饮。具有疏风清热、滋阴补肾的功效。适用于经行吐衄。

（3）小蓟草茶：小蓟草60克。煎汤代茶饮。具有清血热、消肿毒的功效。适用于经行吐衄。

（4）藕节桑叶白茅根茶：干藕节30克，桑叶10克，白茅根15克。煎汤服。具有清热凉血止血的功效。适用于肝经郁火之经行吐衄。

（5）黄花菜茅根茶：黄花菜、白茅根各30克。水煎服，每日1剂。具有疏肝凉血止血的功效。适用于肝经郁热型经行吐血。

（6）茅根牛膝茶：鲜茅根60克，牛膝15克。煎汤代茶饮。

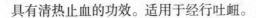

具有清热止血的功效。适用于经行吐衄。

❀ 202. 经行吐衄患者如何喝药粥

（1）地黄冰糖粥：生地黄50克，大米50克，冰糖适量。生地黄水煎取药汁，大米煮粥，粥成后加入药汁及冰糖，再煮片刻，即可服食。具有润肺益肾止血的功效。适用于肺肾阴虚型经行吐衄。

（2）牛膝高粱粥：牛膝6克，高粱米100克，冰糖适量。牛膝水煎取汁，大米煮粥，粥成后加入药汁及冰糖，再煮片刻即成。月经前每日1次，连服3~5剂。具有活血祛瘀、引血下行的功效。适用于经行吐衄。

❀ 203. 经行吐衄患者如何喝药膳汤

（1）鱼鳔胶羹：鱼鳔30克，黄酒、葱、生姜各适量。将鱼鳔剖开，除去血管及黏膜，洗净，放入砂锅中，加水250毫升，用大火煮沸至几乎全溶，浓厚的溶液冷却后即成鱼鳔胶。用时取鱼鳔胶放入锅内，加入适量开水、黄酒、葱、姜，一边小火煎熬，一边徐徐搅动，至鱼鳔胶溶化成羹，即成。温热食用，日服1次。具有滋阴益精、养血止血的功效。适用于经行吐衄。凡食欲缺乏和痰湿内盛，舌苔厚腻者不宜服用。

（2）藕丝羹：鲜嫩藕500克，鸡蛋清3个，京糕100克，蜜枣100克，青梅100克，白糖200克，玉米粉适量。将藕洗净切成细丝，入沸水锅内略烫后捞出；京糕、蜜枣、青梅切成细丝；鸡蛋清打在碗内，加入半量的清水调匀，倒入盘内，放在笼中蒸5分钟，成为白色固体蛋羹。再将以上4种细丝均匀摆在蛋羹上，白糖放在炒锅内，加入适量的清水，熬成糖汁，再加入适量的湿玉米粉，勾成芡汁，浇在蛋羹上，即成。当点心食用。具有补心益脾，止血安神的功效。适用于经行吐衄。

（3）银耳柿饼羹：水发银耳25克，柿饼50克，白糖、湿淀粉各适量。将柿饼去蒂切成丁，银耳洗净去杂质，撕成小片，一同放入砂锅内，加水适量，先用大火煮沸，再转用小火炖至银耳熟烂，加入白糖调味，用湿淀粉勾芡，即成。当点心食用。具有润肺止血、和胃涩肠的功效。适用于经行吐衄。

（4）猪皮止血汤：猪皮150克，黄酒30克，红糖15克。将猪皮洗净切成小块，放入砂锅中，加水适量，先用大火煮沸，再转用小火炖煮2小时左右，待猪皮稀烂后加入红糖，搅匀即成。当点心食用。具有滋阴养血、和脉止血的功效。适用于经行吐衄。

（5）黑鱼大枣花生汤：黑鱼500克，大枣10枚，花生仁50克，精盐、黄酒各适量。将黑鱼剖杀洗净，与洗净的大枣、花生仁一同放入锅内，加黄酒和清水适量，先用大火煮沸，再转用小火慢炖至鱼肉熟烂，加精盐调味即成。饮汤吃鱼肉。具有补益气血、止血的功效。适用于经行吐衄。

（6）百合白及鹌鹑汤：百合30克，玉竹30克，白及15克，鹌鹑1只，大枣10枚，精盐、黄酒各适量。将鹌鹑宰杀，去毛及肠杂，洗净，与洗净的百合、玉竹、白及、大枣一同放入锅内，加黄酒和清水适量，先用大火煮沸，再转用小火慢炖至鹌鹑肉熟烂，加精盐调味即成。饮汤吃鹌鹑肉。具有滋阴润肺、降火止血的功效。适用于阴虚肺燥之经行吐衄。

❋ 204. 经行泄泻患者如何吃保健菜

（1）醋炒豆腐：豆腐500克，豆油50克，葱花少许，醋50克。将豆油烧热，然后加入葱花和盐少许，再倒入豆腐，用锅铲将豆腐压成泥状后翻炒，加醋，再加少许水继续翻炒，起锅，即成。温热空腹食用，日服2次，连服5~7天为1个疗程。具有调和脾胃、清热生津、收敛止泻的功效。适用于经行泄泻。

（2）陈皮菜豆：菜豆300克，陈皮15克，精盐、胡椒粉、味精各适量。将菜豆洗净，用温水浸泡一夜；陈皮洗净切成末，备用。以上2味一同入锅，加水适量，先用大火煮沸，再改用小火熬煮，至菜豆熟烂为度，加胡椒粉和味精调味，即成。可供早晚餐当小菜食用。具有补益脾胃的功效。适用于经行泄泻。

（3）赤小豆山药：赤小豆50克，山药50克，白糖适量。将赤小豆洗净，放入锅中，加水煮至半熟，加入去皮切成片的山药，继续煮至豆烂，调入白糖适量，即成。当点心食用。具有补脾清热、利湿止泻的功效。适用于经行泄泻。

（4）荔枝扁豆：干荔枝肉30克，炒扁豆20克。将干荔枝肉和扁豆洗净，一同入锅，加水适量，煎煮40分钟左右，至荔枝肉和扁豆熟烂，即成。当点心食用。具有补气和中、健脾止泻的功效。适用于经行泄泻。

（5）银耳珍珠豆腐圆：水发银耳50克，豆腐泥100克，鸡茸50克，鸡蛋清3只，熟火腿片10克，小白菜叶25克，干淀粉25克，精盐3克，味精2.5克，黄酒2.5克，葱姜汁2.5克，熟鸡油15克，鲜汤1000克。将水发银耳去根蒂，撕成小片洗净；豆腐泥、鸡茸一同放入大碗中，加味精（1克）、鸡蛋清、干淀粉、精盐（1克），搅拌上劲，再挤成核桃大小的圆子，入温水锅中余熟，捞出盛入大汤碗内。汤锅置大火上，加入鲜汤，放入银耳、精盐（2克），味精1.5克，熟火腿片、小白菜叶烧沸，下葱姜汁、黄酒，淋入熟鸡油，放入珍珠豆腐圆，待汤再沸时装汤盘，即成。佐餐食用。具有补脾养胃、生津润燥的功效。适用于经行泄泻。

（6）蜜饯大枣桂圆：大枣300克，龙眼肉300克，生姜汁10克，蜂蜜300克。以上前2味洗净，加水适量，先用大火烧开，再用小火煎熬至七成熟时加入蜂蜜和生姜汁，一边搅拌均匀，一边用小火煮熟，待冷后装入瓶内，即成。每次食用大枣、龙眼肉各5枚。具有健脾益胃、补心养血的功效。适用于经行泄泻。有痰火及湿滞停饮者不宜服用。

✹ 205. 经行泄泻患者如何喝药茶

（1）生姜红糖茶：生姜5片，红糖30克。水煎，分2次服。具有温经止泻的功效。适用于经行泄泻。

（2）补骨脂党参茶：补骨脂、赤石脂、党参各10克。水煎，分2次服。具有温经止泻的功效。适用于脾肾阳虚之经行泄泻。

（3）萝卜叶茶：干萝卜叶50克。以上1味加水煎汤，去渣取汁。代茶频饮。具有消食理气的功效。适用于经行泄泻。

（4）扁豆茶：扁豆仁50克。以上1味炒至微黄，加水煎汤，去渣取汁。代茶频饮。具有健脾和中、消暑化湿的功效。适用于经行泄泻。

（5）扶中茶：炒白术30克，生山药30克，龙眼肉30克。以上3味加水共煮成汤，去渣取汁。代茶温饮，不拘时。具有补脾益胃、燥湿和中、固肾益精的功效。适用于经行泄泻。

（6）止泻茶：玫瑰花6克，茉莉花3克，金银花6克，陈皮3克，甘草3克，绿茶6克。以上6味，混匀，可分3~5次，用沸水冲泡，加盖闷10~20分钟。代茶频饮。具有收敛固肠、理气止痛、活血止血、清热解毒的功效。适用于经行泄泻。

❋ 206. 经行泄泻患者如何喝药粥

（1）山药羊肉糯米粥：羊肉250克，鲜山药500克，糯米100克。将羊肉洗净切碎，山药洗净去皮捣碎，一同加水煮烂，加入淘洗干净的糯米，再加水适量，一同煮粥，即成。日服1剂，分数次食用。具有补脾止泻、补气暖胃的功效。适用于经行泄泻。

（2）茯苓粉粥：茯苓粉20克，大米100克。将大米淘洗干净，加水煮粥，待粥半熟时加入茯苓粉，继续煮至粥熟，即成。日服1剂，早晚食用。具有利水祛湿、补益脾胃、定心安神的功效。适用于经行泄泻。

（3）莲子薏苡仁粥：白莲肉30克，薏苡仁30克，大米100克。将莲子肉泡去皮，与淘洗干净的大米和薏苡仁一同放入砂锅中，加水适量，煮成粥。日服1剂，分数次食用。具有健脾祛湿的功效。适用于经行泄泻。

（4）焦米粥：大米100克。将大米淘洗干净，沥干后炒焦，再加水适量，煮粥。可任意食用。具有健脾祛湿的功效。适用于经行泄泻。

（5）山药蛋黄粥：生山药30克，鸡蛋黄3个。将生山药碾细粉，和凉开水调入锅内，置炉上，不时以筷子搅之，煮2~3沸即成粥，再调入鸡蛋黄，稍煮即成。每日3次，空腹食用。具有健脾和中、固肠止泻的功效。适用于经行泄泻。有邪滞相夹或大肠湿热者不宜服用。

（6）白扁豆粥：鲜白扁豆120克（干品60克），大米150克，红糖适量。将白扁豆洗净，若是干品需先用温水浸泡一夜，然后与淘洗干净的大米一同入锅，加水适量，先用大火煮沸，再改用小火煮粥，至米熟烂为度，加红糖调味，即成。可供早晚餐温服。具有健脾止泻、清暑化湿的功效。适用于经行泄泻。外感寒邪时及疟疾患者忌服。

✳ 207. 经行泄泻患者如何喝药膳汤

（1）火腿脚爪羹：陈火腿脚爪1个，精盐少许。将火腿脚爪洗净，加水适量，用小火煮炖约12小时，直至火腿脚爪烂熟成羹汤，酌加精盐少许，即成。分顿随量食用，连服2天。具有健脾燥湿的功效。适用于经行泄泻。

（2）猪肉莲子芡实汤：猪肉200克，莲子肉50克，芡实肉50克，精盐适量。将猪肉洗净切块，与莲子及芡实一同放入锅内，加清水适量，煨汤，熟后加少量精盐调味，即成。不拘时食用。具有补肾固脾、宁心安神的功效。适用于经行泄泻。

（3）苋菜鱼头豆腐汤：红苋菜350克，大鱼头1个，豆腐200克，生姜2克，精盐适量。将大鱼头用清水洗净，斩开备用；红苋菜、嫩豆腐分别用清水漂洗干净，备用。取汤锅上火，加清水适量，用大火烧沸，下入红苋菜、鱼头、豆腐和生姜，改用中火继续炖约2小时，加入精盐适量，即成。佐餐食用。具有清热祛湿、止痒明目的功效。适用于经行泄泻。

（4）姜汁鸭蛋汤：姜汁5毫升，鸭蛋1个。将清水200毫升煮沸，然后将鸭蛋去壳搅匀，加入姜汁，倒入沸水中煮成蛋花汤。加精盐少许调味食用。具有祛寒、止泄泻、养阴的功效。适用于经行泄泻。

（5）鹅肉沙参玉竹汤：鹅肉250克，玉竹15克，北沙参15克，山药30克，精盐适量。将鹅肉洗净切成小块，沙参、玉竹、山药洗净，一同入锅，加水适量，先用大火煮沸，再转用小火慢炖至鹅肉熟烂，加精盐调味，即成。饮汤吃鹅肉。具有补益脾胃、润燥止渴的功效。适用于经行泄泻。湿热内蕴者不宜服用。

（6）羊肉山药汤：羊肉500克，淮山药50克，葱白30克，生姜15克，胡椒粉6克，黄酒20克，精盐3克。将羊肉剔去筋膜洗净，略划几刀，再入沸水中汆去血水；葱姜洗净，切成段或拍破待用。淮山药用清水润透后切成2厘米厚的片，与羊肉一同放入锅中，加清水适量，葱白、生姜、胡椒粉、黄酒，用大火烧沸，撇去浮沫，转用小火炖至羊肉酥烂，捞出羊肉凉凉后切成片，装入碗内，再将原汤除去葱姜，加盐和味精，搅匀，连淮山药一起倒入羊肉碗内即成。佐餐食用。具有补脾益肾、温中暖下的功效。适用于经行泄泻。

❋208. 经行浮肿患者如何吃保健菜

（1）赤豆鲤鱼：赤豆150克，鲜鲤鱼750克，鸡汤1000毫升，白糖50克，酱油30克，食醋100克，鲜姜5克，葱白10克，精盐3克，味精1克，熟猪油100克。将鲤鱼去鳞、鳃及内脏，洗净，在鱼身两侧剖成1.5厘米宽的交叉花刀，在开水中烫片刻，捞出用清水洗净；将赤豆洗净放入锅内，加水适量，煮熟备用。炒锅内放熟猪油，烧热下葱、姜翻炒，再入鱼，烹入黄酒、酱油、食醋、鸡汤、精盐，然后将煮熟的赤小豆放在鱼上

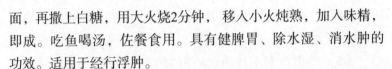

面，再撒上白糖，用大火烧2分钟，移入小火炖熟，加入味精，即成。吃鱼喝汤，佐餐食用。具有健脾胃、除水湿、消水肿的功效。适用于经行浮肿。

（2）赤豆蒸乌骨鸡：生约1500克乌骨鸡1只，赤小豆300克，黄酒15克，白糖适量。将乌骨鸡活杀去毛，剖腹洗净，沥干，切成小块，备用；赤小豆洗净，沥干，备用。取大搪瓷盆1个，倒入约一半赤小豆垫底，铺上一层鸡块，再倒入另一半赤豆，然后再铺上鸡块和内脏，淋上黄酒，加入白糖适量，放入锅中，隔水用大火蒸3小时，离火，即成。日服2次，1剂分4~5天吃完。具有补益脾肾的功效。适用于经行浮肿。

（3）腐竹赤豆焖鲤鱼：腐竹100克，赤小豆100克，重约500克鲤鱼1条，生姜5克，青蒜5克，花生油、黄酒、精盐各适量。将鲤鱼宰杀去鳃及肠杂，可以不去鳞，洗净，放入热油锅中炸香备用；腐竹洗净，用洁净干布抹干，折段，放入沸油内炸香，备用；赤小豆、生姜、青蒜分别洗净，生姜刮去皮切成片，青蒜切段。锅置火上，加油烧热，先煸姜蒜至香，洒下黄酒，放入赤小豆和炸好的腐竹，加入适量清水，先焖15分钟，再放入鲤鱼，焖熟，加入精盐适量，即成。佐餐食用。具有健脾开胃、补血强身的功效。适用于经行浮肿。感冒、咳嗽、燥热之人不宜服用。

（4）荠菜拌豆腐：荠菜250克，豆腐100克，精盐、味精、麻油各适量，姜末少许。将豆腐切成方丁，用开水略烫一下；荠菜去杂洗净用开水焯一下；凉后切成细末，撒在豆腐上，加精盐、味精和姜末拌匀，淋上麻油即成。佐餐食用。具有凉肝止血、利湿通淋的功效。适用于经行浮肿。

（5）素炒黄豆芽：黄豆芽500克，酱油、精盐、白糖、姜片、豆油各少许。将黄豆芽洗净去杂。油锅烧热，倒入黄豆芽煸炒至半熟，加入酱油、精盐、白糖、姜片和水，盖上锅盖，烧几分钟，加白糖烧至豆芽入味，即可装盘出锅。佐餐食用。具有补益脾胃、宽中下气、清热利湿的功效。适用于经行浮肿。

（6）泥鳅炖豆腐：泥鳅鱼500克，豆腐250克，生姜片5克，精盐、黄酒、麻油各适量。将泥鳅放进竹罗里盖好，用热水烫死，冷水洗去黏液，再去鳃及肠肚，洗净，切成5厘米长的鱼段，与漂洗干净切成小方块的豆腐及生姜一同入锅，加水适量，然后大火煮沸，加少许精盐、黄酒调味，移至小火上炖约30分钟，待鱼熟时淋上麻油，即成。日服1剂，连服数日，至症状改善。具有补中益气、清热祛湿的功效。适用于经行浮肿。

✳ 209. 经行浮肿患者如何喝药茶

（1）蚕豆大蒜茶：蚕豆60克，大蒜适量，白糖适量。以上前2味分别洗净，一同放入锅中，加水适量，煎煮30分钟，加糖适量，即成。代茶饮。具有利尿消肿的功效。适用于经行浮肿。

（2）冬瓜皮茶：冬瓜皮60克。水煎服，每日1剂。具有清热利水的功效。适用于经行浮肿。

（3）车前草薏苡仁茶：车前草30克，薏苡仁30克。水煎服，每日1剂。具有清热利湿的功效。适用于经行浮肿。

（4）玉米须冬瓜皮茶：玉米须30克，冬瓜皮30克。水煎服，每日1剂。具有清热利湿的功效。适用于经行浮肿。

（5）车前草茶：车前草20克。以上1味制成粗末，用沸水冲泡。代茶饮。具有清热明目、利小便、祛痰止咳的功效。适用于经行浮肿。

（6）蚕豆壳冬瓜皮茶：蚕豆壳20克，冬瓜皮50克，红茶6克。以上3味加水1500毫升，煎煮成500克，去渣取汁。具有健脾除湿，利尿消肿的功效。适用于经行浮肿。

❋ 210. 经行浮肿患者如何喝药粥

（1）大枣白扁豆粥：玉米60克，白扁豆25克，大枣10枚。将以上3味淘洗干净，一同入锅，加水800毫升，先用大火烧开，再转用小火熬煮成稀粥。日服1剂。具有健脾利水的功效。适用于经行浮肿。

（2）鸡蛋黑豆粥：黑大豆30克，鸡蛋2个，小米100克。将以上3味洗净，一同放入砂锅，加水500毫升，煮至蛋熟，去蛋壳后继续煮至粥熟。日服1剂，温热食用。具有滋补肝肾、补脾健中的功效。适用于经行浮肿。

（3）榛子赤豆粥：榛子仁150克，赤小豆100克，白糖适量。将榛子仁、赤小豆分别洗净，一同入锅，加水适量，先用大火烧开，再转用小火熬煮成粥状，加白糖调味，即成。日服1剂。具有补益脾胃、利水除湿的功效。适用于经行浮肿。

（4）冬瓜赤豆粥：冬瓜500克，赤小豆30克，大米50克。将冬瓜去皮瓤，洗净，与淘洗干净的大米、赤小豆一同入锅，加水适量，先用大火烧开，再转用小火熬煮成稀粥。日服2次。具有利小便、消水肿、解热毒、止消渴的功效。适用于经行浮肿。脾胃虚寒者不宜服用。

（5）鸭汁粥：鸭汤500克，大米50克。将加工好的光鸭加水和调料煮汤，每次取汤500克与淘洗干净的大米一同入锅，用大火烧开，再转用小火熬煮成稀粥。日服1剂，温热空腹食用。具有滋阴、养胃、利水消肿的功效。适用于经行浮肿。脾阳不

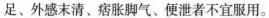

足、外感末清、痞胀脚气、便泄者不宜服用。

（6）鲫鱼紫菜粥：鲫鱼250克，紫菜50克，大米100克，葱白、生姜末、黄酒、精盐、味精各适量。将鲫鱼去鳞、鳃及内脏，洗净切块，放入锅中加清水、黄酒、葱、姜、盐煮至极烂，用汤筛过滤，去刺留汁，加入淘洗干净的大米和紫菜，加适量清水，改小火慢慢煮至米开花时，加入味精即成。日服1剂，分数次食用。具有健脾益胃、利水消肿的功效。适用于经行浮肿。不宜食用生冷寒凉之物。

✱ 211. 经行浮肿患者如何喝药膳汤

（1）鲫鱼赤小豆汤：重约250克鲜鲫鱼1条，赤小豆15克，商陆3克。将鲫鱼去鳞、鳃及内脏并洗净，再将洗净切碎的商陆及赤小豆置于鱼腹中，开口处用线缚住，鱼放入锅内，先用大火煮沸，再转用小火煎煮，以鱼肉熟烂为度，即成。饮汤，隔日1剂，服3~4剂。具有补虚、利水、消肿的功效。适用于经行浮肿。

（2）薏苡仁冬瓜汤：冬瓜500克，水发薏苡仁100克，生姜10克，大葱3克，香葱末5克，黄酒5克，精盐2克，味精1克，熟鸡油10克。将冬瓜刮去皮，洗净切成块；生姜洗净拍破，大葱洗净打成葱结。净锅置中火上，加清水烧开，放入冬瓜、薏苡仁、大葱、生姜、黄酒，煮熟，去姜葱，下熟鸡油、精盐、味精、香葱花，即成。饮汤吃冬瓜。具有清热利水、健脾减肥的功效。适用于经行浮肿。

（3）清炖鸭汤：青头鸭1500克，草果5克，赤小豆250克，葱白10克，精盐适量。将青头鸭宰杀后去内脏洗净，再将草果、赤小豆洗净放入鸭腹内，缝好切口，放入锅中，加水适量，用大火烧开后改为中火，烧至七成熟时放入葱段和精盐，炖熟即成。佐餐食用。具有和肝理气、健脾开胃、利尿消肿、扶正祛邪的功效。适用于经行浮肿。

（4）鲫鱼冬瓜皮汤：重约250克鲜鲫鱼1条，冬瓜皮60克，薏苡仁30克，生姜、精盐各适量。将鲫鱼去鳞、鳃及内脏，洗净后放入锅内，冬瓜皮、薏苡仁洗净一同入锅，酌加生姜、精盐等调料，先用大火煮沸，再转用小火煎煮30~40分钟，以薏苡仁熟烂为度，即成。饮汤吃鱼肉。具有补脾益气、利水消肿的功效。适用于经行浮肿。

（5）黑豆薏苡仁汤：黑豆100克，薏苡仁30克。将黑豆和薏苡仁分别淘洗净，一同入锅，加水适量，先用大火煮沸，再转用小火煎熬约1小时，即成。当点心食用。具有补肾健脾、利水消肿的功效。适用于经行浮肿。

（6）鸡肉冬瓜汤：鸡肉300克，冬瓜500克，党参10克，薏苡仁20克，生姜6克，葱10克，精盐2克，味精1克。将党参去灰烘干研末，薏苡仁去壳洗净，鸡肉洗净切成条，冬瓜刮去粗皮切成块，葱姜洗净。净锅置大火，放清水适量，加入鸡肉烧开，撇去浮沫，再加薏苡仁、生姜片、葱结，烧至鸡肉刚熟时加入冬瓜、党参。烧开后改用小火炖熟，加精盐、味精调味，即成。佐餐食用。具有补中益气、健脾利湿、消肿轻身的功效。适用于经行浮肿。

✱ 212. 经行便血患者如何吃保健菜

（1）绿豆糯米酿猪肠：猪肠1具，绿豆、糯米各适量（绿豆1份，糯米2份）。将猪肠洗净，然后将浸泡过的绿豆、糯米放入猪肠内，猪肠内要有少许水分，以便绿豆和糯米发开，两端用线扎紧，放入砂锅内，加水煮2小时左右，即成。佐餐食用。具有厚肠胃、去积热、解酒毒的功效。适用于经行便血。

（2）荸荠豆浆：荸荠100克，豆浆250克，白糖15克。将荸荠用清水洗净，用沸水烫约1分钟，放在臼内捣烂，再用洁净纱布绞汁待用；生豆浆放在锅内置火中烧沸，掺入荸荠汁水，待再次煮沸后倒入碗中，加白糖搅匀，即成。日服2~3次。具有润肺养胃、清热生津、止咳化痰的功效。适用于经行便血。

✻ 213. 经行便血患者如何喝药茶

（1）椿皮茶：椿皮60克。水煎服，每日1剂。具有清热止血的功效。适用于经行便血。

（2）槐花地榆茶：槐花15克，地榆30克。水煎，经前3~5日服，经行停服。具有清热止血的功效。适用于经行便血。

（3）乌梅红糖茶：乌梅10克，红糖100克。将乌梅洗净，与红糖一同放入锅内，加清水500毫升，用大火煮沸，再转用小火煎熬30分钟左右，代茶饮。具有健脾固涩的功效。适用于经行便血。不拘时饮服。凡内有痰湿者不宜服用。

（4）熟地苍术茶：熟地黄12克，苍术15克，五味子3克，干姜10克。以上4味加水共煎。代茶饮，每日1剂。具有健脾敛血的功效。适用于经行便血。

（5）槐花生地茶：槐花、生地黄各15克，仙鹤草、地榆炭各10克。水煎，经前3~5日服，经行停服。具有清热止血的功效。适用于经行便血。

（6）藕节茶：藕节50克。水煎代茶饮。具有清热止血的功效。适用于经行便血。

❋ 214. 经行便血患者如何喝药粥

（1）生地地锦草粥：鲜生地黄60克，鲜地锦草30克，大米100克。将生地黄、地锦草洗净，加水煎取浓汁。大米淘洗干净，放入锅中，加水适量，用大火烧开后转用小火熬煮成粥，调入药汁即成。日服1剂，分早晚2次食用。具有滋阴清热止血的功效。适用于阴虚有热之经行便血。

（2）木耳枣粥：黑木耳30克，大枣5枚，冰糖适量，大米100克。将黑木耳用温水浸泡约1小时后洗净，大枣洗净，与淘洗干净的大米一同入锅，加水适量，先用大火烧开，再转用小火熬煮成稀粥，调入冰糖即成。日服1剂，分早晚2次食用。具有补血止血的功效。适用于经行便血。

（3）荷叶粥：荷叶50克，白糖15克，大米150克。将鲜荷叶洗净，剪去蒂及边缘；再将大米淘洗干净入锅，加水适量，将荷叶盖于大米上，先用大火烧开，再转用小火熬煮成稀粥，揭去荷叶，放入白糖，拌匀即成。日服1剂，分数次食用。具有清热利湿、止血的功效。适用于经行便血。

❋ 215. 经行便血患者如何喝药膳汤

（1）猪肉大枣汤：猪肉500克，大枣10枚。将猪肉洗净切片，大枣洗净，一同入锅，加水适量，先用大火煮沸，再转用小火慢炖至肉烂熟，即成。饮汤吃肉和大枣。具有补益气血的功效。适用于经行便血。

（2）兔肉汤：兔1只，精盐、味精各适量。将兔子宰杀去皮和内脏，洗净切成肉块，放入砂锅中，加水适量，先用大火煮沸，再用小火煨炖2~3小时，待兔肉熟烂时加入精盐和味精调味，即成。饮汤吃兔肉。具有滋阴润燥、清热凉血的功效。适用于经行便血。

（3）大肠槐米柏仁汤：猪大肠1具，槐花米100克，柏子仁15克。将猪大肠洗净，然后将槐花米、柏子仁塞入猪大肠内，再将猪大肠放入砂锅中，加水适量，煮汤3~4小时，即成。不拘时饮汤。具有健脾收敛、止泻止血的功效。适用于经行便血。

（4）木耳柿饼汤：黑木耳5克，柿饼30克。将黑木耳用清水泡发洗净，柿饼略洗，一同入锅，加水适量，先用大火煮沸，再转用小火煮炖约30分钟，至黑木耳和柿饼熟烂，即成。当点心食用。具有滋阴凉血、润肠通便的功效。适用于经行便血。

✳ 216. 经行尿感患者如何吃保健菜

（1）香干炒芹菜：香干50克，芹菜200克，酱油10克，豆油10克，精盐适量。将芹菜择洗干净，切成3厘米的段，用开水焯过；再将香干洗净切丝。炒锅上火，加油烧热，先煸炒芹菜，加入精盐，再将香干丝放入，并加入酱油，用大火快炒几下，出锅装盘，即成。佐餐食用。具有清热利湿的功效。适用于经行尿感。

（2）通草煮豆麦：青小豆（未成熟的黄豆）50克，小麦50克，通草3克。以上3味淘洗干净，一同入锅，加水适量，先用中火煮沸，再用小火慢熬至豆烂麦熟，即成。不拘时食用。具有清热解毒、通淋利尿的功效。适用于经行尿感。

（3）鸡内金煮赤豆：赤小豆50克，鸡内金15克。将鸡内金研末备用；再将赤小豆洗净，放入锅中，加水煮至豆烂，调入鸡内金末，即成。佐餐食用。具有清热利湿、消积化瘀的功

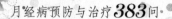

效。适用于经行尿感。

✳ 217. 经行尿感患者如何喝药茶

（1）忍冬藤茶：忍冬藤120克。水煎服，每日1剂。具有清热通淋的功效。适用于经行尿感。

（2）马齿苋甘草茶：马齿苋60克，生甘草3克。水煎服，每日1剂。具有清热通淋的功效。适用于经行尿感。

（3）紫花地丁茶：紫花地丁30克。水煎服，每日1剂。具有清热通淋的功效。适用于经行尿感。

（4）白茅根茶：鲜白茅根90克。以上1味加水煎汤。代茶饮。具有凉血解毒、清热利尿的功效。适用于经行尿感。

（5）白果苦参茶：白果10克，苦参20克。以上2味加水煎服。代茶饮。具有清热燥湿、祛风杀虫的功效。适用于经行尿感。

（6）竹叶茶：竹叶10克，茶叶3克。以上2味，沸水冲泡。代茶频饮。具有清热泻火、利尿通淋的功效。适用于经行尿感。

✳ 218. 经行尿感患者如何喝药粥

（1）冬瓜豆豉粥：连皮冬瓜500克，淡豆豉50克，大米50克。将冬瓜洗净切成片，与淘洗干净的大米和豆豉一同入锅，加水适量，熬煮成粥。日服1剂，随意食用。具有清热祛暑、通淋利尿的功效。适用于经行尿感。

（2）火麻仁绿豆粥：火麻仁10克，绿豆50克，陈皮3片，大米100克。以上前3味洗净，与淘洗干净的大米一同入锅，加水1000毫升，先用大火烧开，再转用小火熬煮成稀粥。日服1剂，分数次食用。具有清热解毒、利尿消肿的功效。适用于经行尿感。

（3）玉米粥：玉米100克。将玉米洗净，加水煮粥，加糖或盐调味。每日早晨服用。具有清热利尿的功效。适用于经行尿感。

（4）芡实粥：大米50克，芡实30克。将芡实研碎同大米一起煮粥。早晚食用。具有健脾清热的功效。适用于经行尿感。

（5）薏苡仁大米粥：薏苡仁30克，大米50克，白糖适量。将薏苡仁、大米分别淘洗干净，入锅用清水煮粥，粥成后加白糖调味。每日2次，每次1碗。具有清热祛湿的功效。适用于经行尿感。

❋ 219. 经行尿感患者如何喝药膳汤

（1）荠菜鸡蛋汤：鲜荠菜250克，鸡蛋1个。将荠菜洗净切碎，鸡蛋打碎，加水共煮汤。午饭前顿服，日服1次，以愈为度。具有清热养阴的功效。适用于经行尿感。

（2）莲子甘草汤：莲子（去心）50克，生甘草10克。将莲子与甘草入锅，加水500毫升，小火煎煮莲子软熟时，稍加冰糖，即成。吃莲子喝汤。具有利尿通淋的功效。适用于经行尿感。

（3）凤尾草米泔汤：凤尾草30克（鲜品60克），精盐少许。将凤尾草洗净，放锅内，加入第2次的淘米水1200毫升，煎至减半，加入精盐少许，即成。日服1剂。具有清热凉血、利尿通淋的功效。适用于经行尿感。

（4）苋菜汤：冬苋菜已结子的老根50克，生甘草10克。将冬苋菜根、甘草洗净，加水煎成1000毫升，代茶饮。1日多次饮，连服1周见效。具有清热通淋的功效。适用于经行尿感。

（5）淡菜汤：淡菜10克，加萝卜或冬瓜、荠菜、芹菜各100克，任选一种。将淡菜加少量水先煮熟，然后加入上述任何1种配料同煮，可加调料，随意食用。具有清热凉血利尿的功效。适用于经行尿感。

（6）黄花菜汤：黄花菜60克，白糖适量。将黄花菜、白糖，加水2碗，煎成1碗。每日1次，连服1周。具有清热利尿的功效。适用于经行尿感。

❋220. 经行身痛患者如何吃保健菜

（1）茄子炖乌蛇：茄子100克，乌梢蛇1条，黄酒50克，精盐、味精、水淀粉各适量。将蛇宰杀去皮和头，用清水洗净放入砂锅内，加清水1000毫升，用小火炖煮20分钟将蛇肉捞出，从头至尾轻轻拆开蛇肉，再放回砂锅内，继续用小火炖煮60分钟，离火待用。将茄子洗净切成丝，与拆好撕成丝的蛇肉一同放入锅中，兑入煮蛇的原汤，放入黄酒，用小火共炖30分钟，加入精盐、味精调味，用水淀粉勾芡即成。每日佐餐食用。具有凉血驱风、消肿止痛的功效。适用于经行身痛。

（2）金樱子根炖猪肉：取猪瘦肉250克，金樱子根20克，黄酒、精盐各适量。将猪瘦肉洗净切成块，与洗净的金樱子根一同放入砂锅内，加入黄酒和清水适量，用大火烧开后转用小火慢炖至猪瘦肉熟烂，加入精盐调味即成。佐餐食用。具有活血消肿止痛的功效。适用于经行身痛。

（3）威灵仙炖猪腰：猪腰子1具，威灵仙6克，精盐适量。将威灵仙研细末。猪腰子剖开，去除白色肾盂部分，洗净，纳入威灵仙和精盐，放入蒸碗中，加开水适量，隔水蒸炖2小时即

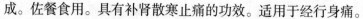

成。佐餐食用。具有补肾散寒止痛的功效。适用于经行身痛。

（4）茴香腰花：猪腰子300克，小茴香15克，水发木耳25克，水发笋片50克，青豆25克，鸡蛋1个，水淀粉、酱油、蒜、葱、生姜、精盐、味精、黄酒、食醋、胡椒粉、鲜汤、植物油各适量。将小茴香用清水蒸煮，取浓缩汁15克。猪腰子剖开，去除白色肾盂部分，洗净切成剞花刀，再泡在水里使血水浸泡出来，除去臭味，捞出控干，放入碗中，加入鸡蛋、水淀粉和酱油少许，用手抓匀。木耳改刀，笋片成雪花片，蒜葱切片，生姜切米，同青豆放在一起。另将酱油、精盐、味精、黄酒、食醋、胡椒粉、鲜汤兑成汁。将锅放在火上，放油，油热后将猪腰子下锅，用手勺划开，待其卷成刺猬形时捞出。余油倒出。随即将配菜下锅，放入兑好的调味汁及小茴香浓缩汁，用手勺炒几下，放腰花，翻几下身，即成。佐餐食用。具有补肾散寒止痛的功效。适用于经行身痛。

（5）素三丝：水发木耳50克，鲜平菇 100克，扁豆200克，精盐、味精、食醋、葱花、生姜丝、植物油、鲜汤各适量。将水发木耳去杂洗净切成丝。平菇去杂洗净，放入沸水锅中焯透，沥干后切成丝。扁豆去筋洗净，放入沸水锅中焯熟切成丝。炒锅上火，放油烧热，用葱花、生姜丝煸香，放入木耳丝、平菇丝、扁豆丝、精盐、味精、食醋、鲜汤，煸炒入味即成。佐餐食用。具有舒筋通络、散寒止痛、健脾利水的功效。适用于经行身痛。

（6）羊肉木耳炖当归：取羊肉200克，黑木耳30克，当归30克，生姜15克。将黑木耳洗净，泡发。羊肉洗净切成薄片，放入锅中，加水煮沸，除去浮沫及肥油，然后将黑木耳及羊肉连汤倒入炖盅内，加入当归和生姜片，隔水炖约3小时，即成。日常食用可补血养生，并可用于更年期综合征、月经不调、高血压等症的辅助食疗。具有补血活血、镇静止痛的功效。适用于血虚之经行身痛。

✻221. 经行身痛患者如何喝药茶

（1）黄豆山药鸡血藤茶：黄豆、淮山药、鸡血藤各30克，五味子3克。水煎代茶饮，每日1剂。具有补气养血止痛的功效。适用于气血虚弱型经行身痛。

（2）牛筋鸡血藤续断茶：牛筋、鸡血藤各50克，续断、杜仲各15克。水煎代茶饮，每日1剂。具有和血通络止痛的功效。适用于带脉虚弱型经行身痛。

（3）独活防风桂枝茶：独活、防风、桂枝各9克，制川乌6克。水煎代茶饮，每日1剂。具有祛寒燥湿的功效。适用于寒湿型经行身痛。

（4）当归黄芪桂枝茶：当归10克，黄芪30克，桂枝10克，羌活6克。水煎代茶饮，每日1剂。具有养血祛寒的功效。适用于经行身痛。

（5）橘叶苏梗茶：鲜橘叶15克，苏梗10克，红糖15克。以上3味，沸水冲泡15分钟。代茶频饮，不拘时。具有行气解郁，理气宽胸的功效。适用于经行身痛。

（6）黄芪鸡血藤茶：黄芪30克，鸡血藤20克，当归、秦艽、羌活各10克，细辛3克。水煎代茶饮，每日1剂。具有益气养血的功效。适用于经行身痛。

✻222. 经行身痛患者如何喝药粥

（1）干姜薏苡仁粥：薏苡仁50克，干姜9克，白糖50克。将

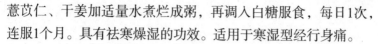

薏苡仁、干姜加适量水煮烂成粥，再调入白糖服食，每日1次，连服1个月。具有祛寒燥湿的功效。适用于寒湿型经行身痛。

（2）玫瑰樱桃粥：白玫瑰花5朵，樱桃50克，白糖20克，糯米100克。将未全开放的玫瑰花采下，轻轻撕下花瓣，用清水洗净；将糯米淘洗干净入锅，加水1000毫升，用大火烧开后转用小火熬煮成稀粥，加入玫瑰花、樱桃、白糖，稍煮即成。每日分数次食用。具有利气行血、散瘀止痛的功效。适用于经行身痛。

（3）黑豆川芎粥：黑豆25克，川芎10克，红糖20克，大米50克。将川芎洗净，放入砂锅内，加清水适量，煎煮去渣取汁，再与淘洗干净的大米一同放入锅内，用大火烧开后转用小火煮成粥，加入红糖调味，即成。供早餐食用。具有活血祛瘀、行气止痛的功效。适用于经行身痛。

（4）木瓜薏苡仁粥：木瓜10克，薏苡仁30克，白糖10克。将木瓜、薏苡仁洗干净，入锅，加冷水400毫升，用小火炖煮至薏苡仁酥烂时加入白糖，再煮片刻离火。当点心食用。具有利湿通络的功效。适用于经行身痛。

（5）辣椒粥：尖头辣椒25克，熟羊肉50克，猪油15克，葱末5克，生姜末5克，味精2克，胡椒粉2克，籼米100克。将辣椒、羊肉分别切成碎米粒状；再将籼米淘洗干净入锅，加水1000毫升，先用大火烧开，加入辣椒、羊肉、精盐、猪油、葱姜末熬煮成粥，调入味精、胡椒粉即成。日服1剂，分数次食用。具有温中散寒、开胃消食的功效。适用于经行身痛。

（6）樱桃粥：樱桃50克，西米50克，玫瑰卤5克，白糖100克。将西米用清水浸泡30分钟，清水上锅烧开，加入樱桃、西米、白糖共煮成粥，调入玫瑰卤即成。日服1剂，温热食用。具有调中益气、祛风除湿的功效。适用于经行身痛。

✳ 223. 经行身痛患者如何喝药膳汤

（1）归芎山楂牛肉汤：当归10克，川芎15克，生山楂15克，鲜牛肉50克，葱段、生姜片、精盐各适量。将牛肉洗净切成丁，山楂洗净切成片。当归、川芎洗净，放入砂锅内，加入葱段、生姜片和清水适量，用小火煎煮20分钟，去渣取汁，加水至600毫升，再将牛肉丁、山楂片放入锅中，用小火炖煮至牛肉熟烂，加入精盐调味，稍煮即成。趁热食肉饮汤，宜连续食用10天。具有活血化瘀、行气止痛的功效。适用于经行身痛。

（2）田七木瓜猪脚汤：猪脚2个，田七9克，牛膝9克，木瓜9克，续断9克，当归9克，砂仁2克，栀子5克，葱段、生姜片、精盐各适量。将猪脚爪去毛洗净，剁成大块。再将田七、牛膝、木瓜、续断、当归、砂仁、栀子洗净，一同放入砂锅内，加入葱段、生姜片和清水适量，用小火煎煮30分钟，去渣取汁，加水适量，再将猪脚爪放入锅中，用小火炖煮至牛肉熟烂，加入精盐调味，稍煮即成。佐餐食用。具有活血化瘀、通络止痛、舒筋壮骨的功效。适用于经行身痛。

（3）当归泽兰羊肾汤：当归10克，泽兰10克，羊肾1对，生姜5片，葱2根，精盐适量。将当归、泽兰洗净，一同放入砂锅内，加清水200毫升，小火煮20分钟，去渣取汁，再将羊肾切开，剔除白色肾盂部分，洗净切成腰花，与药汁、生姜片、葱段一同放入砂锅，加清水适量，用大火烧开后转用小火慢炖至腰花熟烂，去葱、生姜，加入精盐调味即成。佐餐食用。具有益气行血、活血祛瘀，通络止痛的功效。适用于经行身痛。

（4）牛蹄筋灵芝汤：牛蹄筋100克，鸡血藤50克，续断、杜仲各15克，黄芪20克，精盐适量。将牛蹄筋洗净，切片；鸡血藤、续断、杜仲、黄芪洗净入布袋，与牛蹄筋一同放入砂锅中，加水适量，用大火煮沸15分钟，再用小火煎熬约1小时，加入精盐调味即成。佐餐食用。具有益气行血、活血祛瘀、通络止痛的功效。适用于带脉虚弱型经行身痛。

（5）鳝鱼鸡肉汤：鳝鱼丝50克，鸡肉丝15克，鸡蛋1只，面筋10克，黄酒、葱、生姜、醋、酱油、胡椒粉、鸡汤、鳝鱼汤、香油、精盐、味精、湿淀粉各适量。将锅中放入鸡汤和鳝鱼汤各一碗，烧开后放入鳝鱼丝、鸡丝、面筋条，加入酱油、黄酒、醋、葱、姜、精盐，烧好后倒入鸡蛋成花，用湿淀粉勾芡，烧沸后盛入碗中，加上胡椒粉、味精、香油等即成。佐餐食用。具有补气、通血脉、利筋骨的功效。适用于经行身痛。发热、阴虚内热、疟疾、胸腹胀满者不宜服用。

（6）补气活血汤：赤小豆250克，大枣10枚，红糖30克。将赤小豆洗净，放入砂锅中，加水煮至快熟时加入洗净的大枣，同煮至熟，再加红糖，煮沸即成。不拘时食用。具有补气、活血、安神的功效。适用于经行身痛。

✳ 224. 经行眩晕患者如何吃保健菜

（1）芹菜煮豆腐：芹菜50克，豆腐250克，豆油、精盐各适量。将芹菜洗净切段。豆腐切块，放油锅里微煎，再放入芹菜段，加精盐少许，煮15分钟即成。佐餐食用。具有平肝潜阳息风的功效。适用于经行眩晕。

（2）豆瓣胖头鱼：胖头鱼（鳙鱼）250克，豆瓣酱18克，葱6克，姜6克，蒜6克，淀粉3克，醋3克，味精0.3克，酱油6克，熟猪油30克，白糖3克，黄酒6克，鲜汤45克，花生油500克

（实耗约12克）。将淀粉加水调湿；葱、姜、蒜切成碎末；胖头鱼洗净切成长方块，下热油锅炸至黄白色，捞出沥油。炒锅上火，放入猪油，先煸葱、姜、蒜、豆瓣酱，随后加入酱油、黄酒、白糖、食醋，再将鱼块倒入，加入鲜汤，待煮沸后移至小火上煨，等剩下1/3汤汁时加入味精和湿淀粉，略搅一下即成。佐餐食用。具有补脾暖胃、温肾益精的功效。适用于经行眩晕。素体内热者少食。

（3）贝汁珍珠豆腐：豆腐250克，干贝50克，白酱油2克，鸡汤500克，味精2克。将豆腐去皮，用预先做好的铝制圆粒模具插进豆腐，然后脱出豆腐放在清水中成珍珠状；干贝用温开水泡好后，捞起放入汤碗中，冲入鸡汤，放入蒸笼屉用大火蒸至干贝熟烂，再将干贝捞出另用，干贝汁中加入白酱油、味精。将豆腐粒放入沸水锅内，煮至豆腐粒浮起，立即捞出，放入干贝汁中即成。佐餐食用。具有补肾阴、益精血的功效。适用于经行眩晕。

（4）枸杞熘里脊：猪里脊肉250克，枸杞子20克，水发木耳25克，水发笋片25克，豌豆25克，鸡蛋清1个，植物油750克，猪油50克，葱、生姜、水淀粉、精盐、食醋、味精、黄酒、鲜汤各适量。将枸杞子均分成2份，1份用清水蒸煮，取浓缩汁25克。另1份用清水洗净，放在小碗中上笼蒸半小时，取出备用。猪里脊肉抽去白筋，洗净切成片，用鸡蛋清、水淀粉、精盐少许抓匀浆好。锅上火，放油烧热，将浆好的里脊片下油锅滑开、滑透，倒入漏勺中沥油。再将锅放火上，加入猪油，油热时将水发木耳、水发笋片和豌豆、葱、生姜下锅，煸炒，加入适量的精盐、食醋、味精、黄酒、鲜汤，以及枸杞子浓缩汁及蒸熟的枸杞子，再将里脊片下锅搅匀，勾芡，即成。佐餐食用。具有补肝益肾，养血滋阴的功效。适用于经行眩晕。

（5）炖青鱼：青鱼400克，猪肉250克，鸡蛋1只，精盐、黄酒、味精、酱油、食醋、白糖、葱段、生姜片、玉米粉、水淀粉、麻油、花生油、鲜汤、香菜各适量。将青鱼洗净，从头部一劈两半，切成抹刀块，用黄酒、酱油、精盐稍腌一下。猪肉洗净切成片。香菜洗净切成段。再将鸡蛋和水淀粉调成鸡蛋糊。腌过的鱼撒一层玉米粉，放入鸡蛋淀粉糊内。炒锅上火，放油烧至七成热，下鱼块炸至黄色，捞出沥油。锅内留底油烧热，下猪肉片稍炒，再下葱段、生姜片，出香味后下黄酒、酱油、精盐、味精、鲜汤，烧沸后放入炸好的鱼块，用大火烧开，再改用小火炖10分钟左右，加入麻油、食醋，撒上香菜，即成。佐餐食用。具有补养肝肾、祛风抗老的功效。适用于经行眩晕。

（6）香炸山药圆：鲜山药700克，黑芝麻50克，糯米粉250克，鸡蛋2个，淀粉50克，白糖30克，植物油1000克。将鸡蛋打散，加干淀粉调成稀蛋糊。山药洗净，上笼大火蒸熟后剥去皮，凉后捣泥，放入碗内，加白糖、糯米粉拌匀，做成丸子，蘸上蛋糊，滚上净的芝麻，下八成热的油锅炸至浮起，捞出沥油，装盘。随意食用。具有补脾胃、益肝肾、乌须发的功效。适用于经行眩晕。

❋ 225. 经行眩晕患者如何喝药茶

（1）二叶豆衣茶：桑叶30克，荷叶30克，绿豆衣6克。以上3味加水煎汤，去渣取汁。代茶饮。具有清热解毒，疏散风热，清肝明目的功效。适用于经行眩晕。

（2）黑豆小麦茶：黑豆30克，浮小麦30克。以上2味加水煎汤，去渣取汁。不拘时代茶饮。具有健脾养心、祛风解毒、利水活血的功效。适用于经行眩晕。

（3）黄芪二子茶：黄芪15克，枸杞子10克，桑椹子10克。水煎，代茶饮。具有补气益血的功效。适用于气血不足型经行眩晕。

（4）双枣茶：酸枣仁10克，大枣10枚。水煎，代茶饮。具有补血安神的功效。适用于血虚之经行眩晕。

（5）杞菊茶：枸杞子10克，菊花6克。水煎，代茶饮。具有滋阴补肝益肾的功效。适用于肝肾阴虚之经行眩晕。

（6）决明子山楂茶：决明子、山楂各10克，白糖适量。水煎，代茶饮。具有滋阴活血的功效。适用于阴虚阳亢之经行眩晕。

✽226. 经行眩晕患者如何喝药粥

（1）当归白芍枸杞粥：当归10克，白芍20克，枸杞子10克，大米100克，冰糖30克。将当归、白芍、枸杞子分别拣杂，洗净，晾干或晒干，当归、白芍切成片或切碎，同放入砂锅，加适量水，煎取浓汁，备用。将枸杞子与淘净的大米一起放入砂锅，加水煮成稠粥，粥将成时，兑入当归、白芍浓煎汁，并加入冰糖末，拌和均匀，再煮至沸，即成。早晚2次分服。具有养血、柔肝、定眩的功效。适用于血虚之经行眩晕。

（2）淡菜皮蛋粥：淡菜30克，皮蛋1个，大米50克。将淡菜泡发洗净，皮蛋切碎，与淘洗干净的大米一同入锅，加水适量，先用大火烧开，再转用小火熬煮成稀粥，粥稠后加盐及味精少许调味即成。早晚餐食用。具有除烦清热、滋阴清火、益血填精的功效。适用于经行眩晕。

（3）熟地黄粥：熟地黄20克，大米50克。将熟地黄用纱布包扎，加500毫升水放入砂锅内，浸泡片刻，烧开后用慢火煎汁，去渣，加入淘洗干净的大米，共煮成粥。日服1剂，晨起空腹食用，10天为1个疗程。具有补肾阴、养肝血的功效。适用于经行眩晕。脾胃素虚、便溏及痰湿素盛者忌服。

（4）小麦大枣桂圆粥：小麦50克，大枣5枚，龙眼肉15克，白糖20克，糯米100克。将小麦淘洗干净，加热水浸涨，倾入锅中煮熟取汁水，加入淘洗干净的糯米、洗净去核的大枣和切碎的龙眼肉，先用大火烧开，再转用小火熬煮成稀粥，起锅时加入白糖。日服2~3次，温热食用，连服4~5天为1个疗程。具有养心益肾、清热止汗、补益脾胃、除烦止渴的功效。适用于经行眩晕。

（5）山药芡实薏苡仁粥：山药、芡实、薏苡仁各30克，大枣、花生米、龙眼肉各20克，大米100克。以上7味共煮成粥，经常食用。具有健脾补血的功效。适用于脾虚血亏之经行眩晕。

✳ 227. 经行眩晕患者如何喝药膳汤

（1）鸭肉海参汤：鸭肉200克，海参50克，精盐、味精各适量。将活鸭宰杀去毛及内脏，洗净切成片；海参用水泡发涨透，洗净切片，与鸭肉片一同放入砂锅内，加水适量，先用大火煮沸，再转用小火炖煮2小时，至鸭肉熟烂，加精盐和味精调味即成。佐餐食用。具有补益肝肾、滋阴养血的功效。适用于肝肾阴虚所致的经行眩晕。

（2）羊骨大枣汤：羊胫骨500克，大枣10枚。将羊胫骨洗净，放入砂锅中，加水适量，先用大火煮沸，再转用小火煎煮1小时，投入洗净的大枣，继续用小火炖煮2小时左右即成。饮汤吃大枣，1剂分2~3次服用，连服15天为1个疗程。具有补肾健脾、益髓生血的功效。适用于经行眩晕。

（3）鸡肉首乌当归汤：鸡肉250克，制何首乌15克，当归10克，枸杞子10克，精盐适量。将鸡肉洗净切块，与洗净的何首乌、当归、枸杞子一同放入砂锅内，加水适量，先用大火煮沸，再转用小火炖至鸡肉熟烂，加精盐调味即成。佐餐食用。具有补肝肾、滋阴血的功效。适用于肝血不足所致的经行眩晕。

（4）鲳鱼汤：鲳鱼500克，生姜、葱、精盐、味精、黄酒各适量。将鲳鱼剖杀洗净，放入锅内，加黄酒、生姜片、葱段和清水适量，先用大火煮沸，再转用小火慢炖至鱼肉熟烂，加精盐和味精调味即成。饮汤吃鱼肉。具有补血、健脾开胃的功效。适用于经行眩晕。

（5）鳙鱼川芎白芷汤：鳙鱼头1只，川芎6克，白芷6克。将川芎、白芷洗净，鳙鱼头洗净，用刀劈成两半，一同入锅，加水适量，先用大火煮沸，再转用小火慢炖至熟即成。饮汤吃鱼肉。具有益脑髓、祛头眩的功效。适用于经行眩晕。

（6）甲鱼滋肾汤：甲鱼肉250克，枸杞子10克，熟地黄15克。将甲鱼放沸水锅中烫死，剁去头爪，揭去硬壳，掏出内脏洗净，切成1厘米见方的块，与洗净的枸杞子、熟地黄一同放入砂锅内，加水适量，先用大火煮沸，再转用小火炖至甲鱼肉熟烂，即成。佐餐食用，日服1剂。具有滋补肝肾、益精明目的功效。适用于经行眩晕、消化不良，孕妇及产妇腹泻者不宜服用。

四、经常运动与月经失调防治

✽228. 能治疗经前期综合证的瑜伽有哪些

做瑜伽时动作要慢，每个姿势保持20秒到2分钟，配合深呼吸的技巧。深呼吸可以增加机体组织的含氧量，促进放松，二者均使人的身体受益匪浅。

（1）深呼吸：深呼吸可以使你的身体完全充氧，促进放松。如果你与大多数人一样的话，那你应该属于"胸式呼吸者"。每次呼吸都很浅，不能使肺完全扩张，因此你的身体很少能够完全充氧。当你因为压力而紧张时，呼吸比平常更浅更快。值得庆幸的是，这很容易补救。只要做几次深呼吸，就可以将你的身体带上放松之旅。学着成为一个用肺呼吸的人，而不是一个胸式呼吸者，试着按照如下方法去做：①仰卧，屈膝，双脚平放在地板上，双臂轻轻地放在躯体两侧。②双手放在膈肌上，也就是胸骨的下方。③当数到5的时候，慢慢深吸气，使膈肌膨胀，用它推动你的手上升。做这些动作的时候，身体的其他部位要完全放松。④坚持5秒后，收缩膈肌，缓慢地将空气推挤出去，把那些旧的不新鲜的空气彻底排出去。通过这种方法，你可以将最后一点残留气体都释放出去。⑤重复几

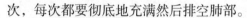

次，每次都要彻底地充满然后排空肺部。

（2）膝胸运动：这套动作可以增加下背部和臀部的灵活性。①仰卧，双腿并拢伸直，双臂自然放在躯体两侧。②随着缓慢吸气，屈右腿，双手紧握右膝下部位，用力拉向胸腔，直到无法再拉近为止（与此同时，保持你的臀部平贴在地板上）。③保持此位置，数5秒，同时要保持另外一条腿伸直平贴在地板上。④缓慢呼气，同时放松右腿，使身体恢复到最初的姿势。⑤另外一条腿重复上述动作。每条腿做5遍。

（3）提转运动：这套动作可以提高颈部、胸部、脊柱和臀部的灵活性。①这是膝胸运动的加强版。仰卧，双腿并拢伸直，双臂自然放在躯体两侧。②屈右腿，双手放在膝下，缓慢拉向胸部。③然后，用你的左手拉着你的右膝，穿过你的身体，去接触臀部左侧的地面。④同时，右臂与身体成直角，完全伸展，放在地板上。随着你的右膝接触左侧地面，用你的右肩接触右侧地面。⑤头转向右，看着右臂伸出去的方向。深呼吸，保持这个姿势不动，数10秒。⑥缓慢放松，回到起始位置。⑦以右手拉左膝，左臂伸展，重复上述动作一次。

（4）扭转运动：这套运动可以增加大腿内侧和臀部的灵活性。①仰卧，屈膝，双臂自然放在躯体两侧。②保持屈膝，让你的左踝与右侧大腿交叉，放在右膝上方。你的左脚应该越过右侧大腿，左膝指向左方。③随着缓慢吸气，用双手握住右侧大腿后边，轻轻拉向身体，直到不能再拉为止。期间保持步骤2中双腿交叉的姿势不变。④坚持至少5秒。⑤缓慢呼气并放松，回到起始姿势。⑥右踝与左腿交叉，重复动作一次。

（5）猫动作：这套动作可以增加脊柱的灵活性。①让你的手和膝盖的姿势像猫一样，全身的体重平均分配到手掌和膝盖上，手指直指向前。②随着缓慢吸气，收紧腹部肌肉，背部拱起向上，就像猫一样。收起下颌使之尽量贴近胸口，以完成这个猫样的动作。坚持5秒。③随着缓慢呼气，放松脊柱，头后仰至正常位置。④继续呼气，并反向弯曲脊柱，头尽量向后仰，使之贴近上背部，并晃动脊背，使之看起来有点稍微地弯曲（只要轻微晃动就可以了，否则的话，会弄得脊椎嘎嘎响）。⑤随着你的头、颈和脊柱恢复原位，再次开始吸气。⑥重复上述动作，随着吸气，完成第一次像猫一样的弓背，然后呼气，同时抬头，颈和脊柱弯向后方。做这套动作时一定要慢要放松，千万不可急躁。

（6）蛇操：这套动作可以提高胸、腹和背部肌肉的柔韧性，强壮胳膊和上身。①俯卧，屈肘，手掌放在颈部两侧，平按在地板上。手指方向与颈部平行。②随着缓慢吸气，手掌撑地，利用小臂的力量，轻轻托起头和前胸，直到完全离开地面。到最高处，你的眼睛应该平视前方，头不能后仰。③然后慢慢伸直双臂，同时尽可能地伸展头、胸和整个躯干。保持骨盆平贴在地面上，双腿伸直。然后，再次让眼睛平视前方，头颈与地面垂直。④坚持5秒。⑤随着缓慢呼气，屈肘并逐渐收回躯干、头和颈，使之回到最初的位置。⑥重复5次。

（7）小孩的姿势：这套动作可以增加脊柱的灵活性，有助于放松。这是锻炼结束时最后一套动作，可以使你的身体完全放松下来。①坐在地毯上，将双腿折起，放在身体的下方，脚后跟放在臀部的下方，膝盖指向前方。②双膝分开约30厘米，脚趾放在一起，使你的大腿形成一个V字形。③将上身下压贴近地面，手臂伸向前方。如果可能的话，手臂尽量接触地板（如果需要，可以将双膝分开的距离增大，但是必须保证臀部与脚后跟不分离）。④保持这个姿势放松20秒，也可以根据个人喜好延长时间。⑤缓慢恢复到原来的坐姿。

✿ 229. 经前失眠如何进行运动疗法

多数知识分子脑力劳动繁重，平时又没有养成体育锻炼的意识和习惯，终日被数据、数字或外语单词的记忆和背诵所困扰，使中枢神经系统处在兴奋-疲劳的负循环状态之中。天长日久，就会造成自主神经紊乱，入睡缓慢且质量下降，以致发展到严重经前失眠，靠催眠药度过每一个夜晚。

用运动方法解决经前失眠可分为意念、按摩、锻炼三方面。

根据意守入静原理，每晚定时上床仰卧，双目微合，面部放松，口微张，舌舐上腭，呼吸平缓。两眼球自然向左右摆动，速度要缓慢，意念着一个"睡"字。5~10分钟就能使人进入梦乡。

人头顶正中的百会穴有升阳举陷、安神益脑之功效。下午或晚上用指肚点压百会穴，直至百会穴有酸麻热感，入睡的效果甚佳。

锻炼要根据每人的体质、体能，选择适量的体育活动。肌体经活动后适度疲劳，需要以睡眠得以恢复和补偿。选择锻炼的时间以下午4~5点或晚间9点前为宜。

锻炼后，若能再用温水泡脚并按摩，然后喝1小杯温牛奶，对防治经前失眠颇具功效。

✿ 230. 大量运动后月经为什么会失调

国内外很多研究都表明，大量运动后确实容易出现月经失调，这种现象在女运动员和女舞蹈演员中尤为普遍。造成这种情况的根本原因在于大量运动可消耗很大的能量，使体内脂肪丧失过多，并产生下述的几个效应：①产生雌激素的原料——固醇类物质的储备大为减少，并最终难以满足身体需要，导致月经来潮延迟或停经。②体内能量储备减少，造成脑垂体分泌的促性腺激素减少而导致月经失调。人体在能量分配上是有选择性的，在能量不足时，机体首先放弃那些对生存来说不是必不可少的功能，如生育功能等，而集中给维持生命的功能提供能量。前面所说的神经性厌食者常有闭经，大运动量造成的闭经与此有点儿类似。在体内能量储备不足时，垂体促性腺激素和卵巢雌激素、孕激素分泌减少，也是造成闭经的原因之一。③大量运动可增加血中儿茶酚胺和内啡肽等化学物质的浓度，而引起闭经。由此可见，大运动量引起的闭经实际上并非一种病态。出现上述现象后不必紧张，可减少运动量，调整运动计划，一段时间后月经即可恢复正常。如不行，则需到医院进行妇科检查，多数情况稍用点儿药物调整一下，就能取得良好的效果。

✱ 231. 女子经期能参加体育锻炼吗

有人认为，女子在月经期间不应进行体育锻炼，否则会导致月经不调或给身体带来不良影响。其实，这种认识是不科学的。但经期进行锻炼时应注意以下几点。

（1）根据自己的身体情况，继续参加平时习惯的运动项目，只是运动量要减小些。慢跑、做操、打拳、打球、散步等，都较适合，只是锻炼的时间可缩短些，速度可放慢些。如果平时参加活动剧烈的运动项目，这时可改参加较缓和的。

（2）避免参加剧烈的、震动大的运动，比如跳高、跳远、快速跑。不能进行增加腹压的力量性练习，比如举重、练哑铃。否则，容易引起经期流血过多或子宫位置改变。

（3）经期不能参加游泳。因为子宫内膜正在出血，子宫口又处在微开状态，病菌容易侵入，会引起生殖器官发炎等女性病。另外，在冷水的刺激下，子宫和盆腔的血管会收缩，可能引起经血过少，甚至闭经。

（4）平时习惯进行冷水锻炼的，包括冷水洗脚、冲淋和浸泡等，应暂时停止，可改为冷水擦身、洗脸等。擦身的水温可稍高一些，并且在擦洗后及时保暖。

（5）一般不宜参加比赛。因为比赛时争夺激烈，运动强度大，精神易过度紧张，神经系统往往不能适应，会引起内分泌失调，产生痛经、月经周期紊乱、经血过多过少等症状。

对有明显月经不正常（周期过频、血量过多等）、严重痛经、内生殖器官有炎症及经期全身不适的女子，月经期间应暂停参加体育锻炼。

✳ 232. 为什么经期前后3天不宜游泳

女性生理结构决定其容易感染、出现感染症状时不能游泳。患妇科炎症禁止游泳。从女性的生理特点上来说，女性的阴道和外界是相通的，这就为细菌感染提供了可能。正因为女性在生理上有这样的结构特点，游泳的时候才更要特别注意，否则很容易让阴道受到感染，发生炎症。其实，对于女性来说，除了患有皮肤病、眼病等游泳禁忌的传染性疾病不能游泳外，如果女性正处于月经期或出现了妇科炎症，尤其是正在治疗期间，也是绝对不能下水的。

生活压力也会诱发妇科炎症，有炎症时也不能游泳。女性生活压力大、作息时间无规律、抵抗力下降等原因都会诱发妇科炎症，而宫颈部位恰好又是没有神经分布的，即使出现了早期炎症也没有不适的感觉，所以很多人都不会注意。因此，如果身体出现了早期妇科炎症如分泌物增多、味道和颜色感觉异常，或正处于炎症治疗期间，绝对不能游泳，否则很容易被水里的细菌感染，反而加重病情。

游泳要记得避开经期，最好在经期3天之后再游泳。游泳中加强自我防护，即使没有妇科炎症，也没有处于经期的女性，游泳的时候也要倍加注意，加强自我健康保护意识。

❋ 233. 痛经患者为什么要锻炼身体

经常锻炼身体，能增强体质，减少和防止疾病的发生。如汉代医学家华佗就早已认识到体育锻炼能促进血脉流通，关节流利，气机调畅，可防治疾病，从而创立了"五禽戏"，供世人健身运用。妇女经常参加一些体育锻炼，对于预防和治疗月经期腹痛也是有好处的。

适当的体育锻炼，对于月经过少的女性来说，可促进子宫内膜脱落，有利于经期保健；对于有痛经的人来说，可减轻心理上的压力，去除精神上的紧张，缓解子宫痉挛的程度，有利于痛经的康复。当然，月经期的体育锻炼要讲究科学方法。通常以乒乓球、体操、打拳、骑车、慢跑等项目为主，同时要注意缩短锻炼的时间，放慢速度，减少运动量，一般以不感到特别劳累为宜。

体育锻炼应因人、因地而异，不同的人和不同的时期应选择不同的体育项目。比如，青春期可选择跑步、跳高、跳绳、跳远、体操等能提高耐力和力量的项目。成年人可根据自己的身体状况，选择慢跑、体操、乒乓球、健美操等运动项目。不宜选择运动量过大或游泳等对痛经有影响的运动项目。体育锻炼要持之以恒，循序渐进。经期或痛经时应停止体育锻炼。

另外，下面的医疗体操对痛经患者的康复很有帮助。不论年龄大小，坚持锻炼均能收到良好的效果。方法是：①俯卧位，一侧下肢后伸抬起，左右交替20~30次。然后再做两侧下肢同时后伸抬起动作10~20次。②仰卧位，做双下肢同时直腿抬起的屈髋收腹动作。腿抬高70°左右即可，抬起后维持片刻再放下，要做10~50次。③仰卧位，双下肢抬起凌空，交替做屈伸髋、膝动作，如蹬自行车样，共做10次。然后以髋为轴，做下肢环绕运动，环绕幅度由小到大，达到最大限度为止，可做10~50次。

以上三种方法可锻炼腰、腹、盆底肌力，促进盆腔血液循环，达到治疗痛经的目的。经期前3天至经期应停止锻炼。

✳ 234. 子宫内膜异位症患者能进行体育锻炼吗

中医学认为："正气内存、邪不可干。"就是说，体质健壮，正气充盛，病邪就不能侵犯机体。现代医学也认为："生命在于运动。"体育锻炼可提高机体的新陈代谢，使气血流通，关节流利，筋骨健壮，各器官充满活力，从而增加机体的抗病能力。

按中医学理论，子宫内膜异位症是由于各种原因导致的血瘀而发病的。由于血液运行不畅，血瘀冲任、胞脉、胞络，"不通则痛"而发生痛经、不孕、月经不调等症状。因此，体育锻炼可以改善血液循环，加快代谢，解除瘀阻，"通则不痛"使痛经减轻或消失。由此看来，体育锻炼对子宫内膜异位症的康复是有益的。

子宫内膜异位症患者的体育锻炼宜选用简便而有效的健身方式，如慢跑、散步、太极拳、羽毛球、乒乓球等，不宜剧烈活动，且要循序渐进，持之以恒，切忌半途而废。经期或痛经发作时应停止锻炼。

✽ 235. 如何做减轻痛经的医疗体操

每天持续做医疗体操，耐心地持续几个月，相信能够消除月经来时的不舒服。这里介绍两种可以减轻生理性疼痛的简易体操，可以帮助痛经患者改善体质。这些体操主要目的在于伸展从背部延伸到腿部的肌肉，进而促进骨盆的血液循环改善血液不足的情形。

先将颈部转一转，腿部伸一伸，然后开始做伸展操：①找一处平地或是平坦的地毯，双腿并拢伸直平坐。②双手往前伸出，握住双脚脚趾，一边将脚趾往前拉，一边深吸气。③身体往前弯，同时吐气。④待脸碰到双脚时，进行深呼吸，并停止呼吸10~15秒，再将气吐出。⑤重复①~④的动作程序，可进行10次。

骨盆体操：①脸向上仰，平躺地上，手垂放在体侧，膝盖屈立起。②用力往上挺，同时深吸一口气停顿5秒，再呼出气，腰部放柔软恢复平躺的姿势。③重复①~②的动作10次。④坐起，从仰身转为俯身，双手枕在头部作为支撑。⑤将右脚缓缓举至肩部，不要离开地面。⑥右脚放下，改为左脚，双脚交替进行。

✻ 236. 防治痛经如何做保健操

（1）仰卧位：每天坚持2~3次并腿仰卧，双膝稍屈起，做腹式呼吸20次。腹式呼吸是吸气时胸部不扩张、腹部隆起，呼气时胸部不收缩而腹部收缩凹陷。

（2）直立位：屈膝下蹲，再立起，这样做20次，每天坚持3回。

（3）直立位：脚跟提起，再放下。脚跟提起如穿高跟鞋一样，脚跟放下时如穿平底鞋一样，每回做20次，每天坚持3回。

（4）仰卧位：左右两腿轮流提腿屈膝20次，屈膝时膝盖尽量接触到下颌，每天坚持2回。

以上活动较轻松简单，对于改善盆腔血液循环，增加腹肌力量，纠正子宫位置是有益的。

✻ 237. 经行眩晕如何进行运动治疗

积极参加体育锻炼。体质差者可提高身体素质，体胖者可增强气血运行，加速排泄水湿痰饮。下列保健操旋转不眩晕，强体又健身。

（1）运目：双目以远处某一大型固定物体为目标，由左经上方再至右到下方回到左方，眼动头不动，旋转运目10圈。然后再由右经上方至左到下方重复以上动作。此法有清心明目、消除眼睛疲劳之效。

（2）转颈：自然站立或坐姿，双目微闭，先按顺时针方向大幅度缓慢转动头颈10次，再按逆时针方向转颈10次。此法可防治颈椎病及颈肩综合征。

（3）耸肩：自然站立或坐姿，身正腰直，双目微闭，在吸气的同时，双肩胛先后向上抬起，再向前、向下、向后做旋转运动10次。此法对活络肩关节，防止肩周炎、颈肩综合征的发生有一定的益处。

（4）转掌：自然站立或坐姿，双肩抬起至胸腹前或下垂，先按顺时针方向同时转动双手拇指10圈，然后按逆时针方向转动10圈。按顺、逆时针方向转动手掌10圈。此法运动双掌鱼际部及小臂肌肉，有舒筋活血、增强手腕活力之效。

（5）扭腰：取站姿，脚与肩同宽，双手叉腰，四指在前，拇指在后紧顶肾俞穴（在腰部，第2腰椎棘突下，旁开1.5寸处），先按顺时针方向大幅度缓慢转动腰10圈，续以逆时针方向转动10圈。此法对腰肌劳损、腰痛等病有一定防治作用。

（6）双臂划圈：自然站立，目视前方，双手自然下垂，而后如同学生跳绳，双臂向后、向上、向前、向下划圈10次，接着反方向划圈10次。此法活动双臂及肩，增强肺活量，有防治颈椎病、颈肩综合征之功效。

五、心理调适与月经失调防治

❋ 238. 经前期如何才能不烦恼

有些平时情绪很稳定、很正常的女性在月经来潮前1周突然情绪变得郁郁寡欢，工作和社会活动能力下降，有的人会烦躁不安，常为一些小事而发生争执，对孩子大喊大叫，影响与单位同事间的关系及家庭的和睦气氛。此外，还有一些患者出现过度饮食、过度睡眠和渴望吃含糖类食物等表现。更有甚者，还会因无法忍受这种经常性的不良情绪而出现轻生的念头。

有些经前期综合征女性在月经来潮前1周左右可能出现情绪反常，脾气变得暴躁易怒，好与人争吵，心情烦闷等。但有些人的情绪却表现相反，如沉默寡言、抑郁寡欢等。此外，还可出现躯体方面的症状和本能异常，如食欲增加、腹胀、恶心、呕吐等，这些症状、体征能够自愈，本不必治疗，但问题在于，在下次月经前，上述症状、体征又故态复萌。

通常多数人每晚睡7个小时就已足够，但是在经期前，更多的休息会令人感到身心舒适。从一些女性的表现中就可看出，在经期的前一周她们往往需要额外的睡眠才能保证正常的状态。

✱239. 经前抑郁有何心理治疗方法

心理学的理论和方法很多，经前抑郁究竟需要哪些具体的心理治疗？从临床反馈的情况看，以下方法患者喜闻乐见，并卓有成效。

（1）引导宣泄。积"压"成疾是抑郁症一个重要的致病因素，在寻求心理治疗前，患者的处境无人理解，无处诉说。他们来到心理医生面前首要的需求是表达痛苦，吐露心声，但又顾虑重重。此时，医生应该为患者提供宽松、保密的环境，平等、热情地接纳患者，尽可能地使用开放式的提问，恰如其分地引导患者宣泄。当患者控制不住眼泪，觉得不好意思时，医生应告诉患者让情感自然地流露，不要去克制，边哭边说也无所谓；当患者觉得想说的内容太多太繁杂，不知从何说起，医生可以告诉患者别着急，从发病当初的某件事因说起，也可以先选择最痛苦最重要的说；当患者说了很长时间，还觉得意犹未尽，医生可以引导患者在某些问题上说深说透，或跟患者约定下次交谈的时间和内容。宣泄疗法的主角是患者，医生是一个倾听者。此法的重要意义在于患者有了从未体验过的被人接纳、认同、轻松和释然的愉快感，同时又逐渐解除了心理防卫机制，为下一步治疗奠定了良好的基础。

（2）共同诊病。如果说宣泄是患者的第一需要，那么了解病情就是患者的第二需要，这也是心理治疗的第二个着眼点。临床上，如果医生单纯地按医疗程序，为诊断而诊断，让患者做抑郁量表测查，然后根据患者的症状体征和测评分数下结论，这样的做法，患者不会完全信服，不能产生共鸣，治疗也就容易搁浅。如果医生把印制的抑郁症诊断标准交给患者，让其逐条对照，然后再针对抑郁症的特异症状，如"心境低落""清晨失眠""晨重夕轻""躯体化障碍""病理性自杀意念及行为"等进行适当地解释，这就满足了患者的潜在需求，在一定程度上解除了患者的忧虑和彷徨，同时又增进了其对医生的信任，与医生形成了积极的互动。共同诊病的实质是把诊断当作心理治疗的重要部分，通过这种形式在医患间架起人际桥梁。同时，又使患者确切地认识到：我不是"精神病"，不是思想落后，不是身体上的病，不是鬼神作用。由此扫除许多外围心理压力，使治疗得以深化。

（3）认知治疗。从心理学角度看，抑郁症的深层问题是患者的病理性认知模式，这种认知模式就像一副有色眼镜，它导致了患者的感知错误，促使其情感及行为异常。当然也间接影响到自主神经、内分泌、免疫等系统的生理生化功能，形成心身恶性循环。由此可见，改变这种认知模式是心理治疗的核心。这种病理性认知模式在临床上主要表现为负性思维和逻辑错误，如患者对自身、对以往经历及对自己的前途总是负性评价，认为自己无能为力，过去一无是处，前途一片灰暗。在对具体的人际交往或学习工作及生活上，患者惯常任意推断，过分概括，放大或缩小，选择性注意，二分法思维（非此即彼），个人化（"揽错"于己）等。这样，使患者陷入了"不识庐山真面目，只缘身在此山中"的境地。认知治疗是通过医生帮助患者辨认这些负性思维和逻辑错误，让患者亲自用事实检验自己的认知假设，以及用改变行为来改变认知等方法，去掉患者的"有色眼镜"，引导患者走出"云雾山中"，重建健康的认知结构，使患者能客观地对待自己，看待世界，预测未来，该病也就从根本上得以治愈。

心理治疗在临床上举足轻重。从临床实践看，患者需要的不是教条呆板的说教和一成不变式的心理治疗，而是需要医生的人格、素养、经验与理论有机结合，具有创造性的心理治疗。

✳ 240. 为什么经前女性不宜精神高度紧张

常有一些经前女性向医生叙述自己有心慌、气短、心前区憋闷、全身无力等症状。有的还叙述常常失眠多梦。她们怀疑自己患了心脏病。可是经医生详细检查，心脏没发现什么问题，对这类症状，医生诊断为心脏神经官能症。

心脏神经官能症又称神经血循环衰弱症，是一种以心血管症状为主要表现的功能失调性疾病。大家知道，心血管系统是受神经、内分泌系统调节的，其中神经系统的调节起主导作用。高级神经中枢通过自主神经系统调节心血管系统的正常活动。当神经过度紧张或受外来强烈刺激等因素的作用，中枢的兴奋和抑制过程发生障碍，受自主神经系统调节的心血管系统也随着发生紊乱，引起一系列以心血管系统功能失调为主的症状。心脏神经官能症是全身神经官能症的一种。患者绝大多数为中青年女性。发病原因与精神因素和个性特征有关。这些妇女在性格上多偏于胆怯、敏感、多疑、心胸狭窄，也有的偏于过分任性；主观、急躁和自制力差，她们常过分地关心自己的健康状况，十分害怕得病，当有轻微不适时，情绪就会高度紧张。内心产生恐惧。另外，学习任务繁重，工作忙乱，睡眠、休息不足，长期情绪紧张，焦虑或心理抑郁，环境变化，精神刺激或某些偶然事件的影响等，也常能诱发这种病。

患有心脏神经官能症的中青年妇女不必紧张，只要采取积极有效的对策，例如树立乐观主义精神，纠正不良个性，合理安排工作、学习和生活，注意劳逸结合，坚持锻炼身体、增强体质，并在医生的指导下短期应用镇静药等，本病是可以治愈的。

✳ 241. 心理因素会引起闭经吗

闭经是妇科疾病常见症状，可分为原发性和继发性两类。原发性闭经是指年过18岁月经尚未来潮者，继发性闭经是指女性在建立正常的月经周期后，停经6个月以上者。闭经往往由于生殖系统局部病变或全身性疾病引起，而其中心理因素引起的女性闭经占有一定的比例。

实际上，女性月经与神经系统、内分泌系统有着密切关系。例如，农村到城市的打工的年轻女性，发生闭经的概率较高，是因为她们在农村的生活一般都很平静，但到了城市后，突然适应不了激烈竞争的环境和复杂的人际关系，大脑神经系统始终处于高度紧张状态。精神的紧张及情绪的波动影响了神经系统的功能，从而导致闭经。根据贝斯博士对第二次世界大战时女集中营内女犯人的调查统计，集中营里女囚发生闭经的比例高达50%。

医学上称为"假性怀孕"也是一种与心理因素有关的病例。有的女性发生了闭经以后，以为是怀孕了，但实际上并非怀孕，通常发生在非常想要孩子的女性身上。这种女性可能表现出怀孕的样子：不来月经、呕吐厌食、体重增加、喜食味酸水果、分泌乳汁，甚至病人自己还会感觉到胎儿的运动，然而，经过仔细检查却无怀孕临床迹象，是由于这些女性对生儿育女的期望过于强烈的心理因素影响，使神经系统的功能失调，从而导致了"假性怀孕"。

神经性厌食也是心理因素影响导致食物摄取不足和营养不

良，因而使月经停止。临床上常见的是年轻女性不恰当地减肥而过于限制进食导致出现闭经。

可致心理因素造成闭经的还有学生考期将至、失业、调换工作、和男友发生冲突或亲人亡故等。对于这种女性的闭经必须进行心理治疗，亲切地开导疏解是最常见的基本方法，一般须求医。只要保持良好的心态，月经很快即可恢复正常。

✳ 242. 痛经患者为什么要避免情绪剧烈波动

年轻女性正处于学习、工作、恋爱时期，升学落榜、失恋、怀孕、生育及成年女性久病缠身等，都可引起剧烈的情绪波动。沉重的思想负担，过分的忧郁焦虑，再加上对痛经的敏感、紧张等因素均可刺激中枢神经，使子宫过度收缩，引发痛经或使痛经症状加重。因此，痛经患者应尽量控制自己的情绪，保持精神愉快，情绪放松，以减轻痛经的发作。

✳ 243. 女青年如何注意经期心理卫生

青春少女月经的正常与否，在很大程度上受精神因素的影响。不少女青年在日常生活中缺乏对月经知识的了解，每当经期到来时精神就开始紧张，情绪出现波动。一见到血液外流，就紧张害怕，认为来月经必然会发生腹痛，一旦月经期有腹部不适等感觉，便形成一种自我感觉心理，大脑皮质就会形成一个兴奋灶，感到腹部疼痛而形成痛经。易发生此类痛经的少女多是性格固执、好强偏见、情绪易波动且胆小怕事、谨小慎微。还有一些女青年由于升学落榜、失恋等精神刺激，思想过于忧郁沮丧，也会出现痛经或使原发性痛经加重。因此，现代医学认为，精神因素对痛经有很大影响。作为青春期少女，保持心理健康，避免精神因素对月经的影响，对减轻或避免痛经是很重要的。在月经来潮前应注意适当休息，思想要放松，充分了解月经是女性的一种正常的生理现象。对有痛经的青春期少女更应如此。行经期间可到户外清静的地方散步，听听欢快的音乐或找知心的朋友谈谈心。可适当地增加睡眠时间，保持精神愉快、心情舒畅，尽量避免精神上的刺激，保持良好的心态。如果有失眠或情绪过度烦躁者，可酌情服用地西泮、氯氮䓬等药。如果痛经较重可口服镇痛药物，如索米痛片、布洛芬等以减轻症状。

✳ 244. 经行头痛者如何进行心理调养

中医学认为，精神紧张、情志不畅、肝郁气滞是导致本病的主要因素。因此，患者首先要明确，妇女每月来月经是正常的生理现象，不要紧张、恐惧，更不能把来月经当成思想负担，应注意多看一些月经周期的生理知识和经期卫生知识，消除紧张情绪和思想顾虑，避免精神刺激，保持心情舒畅。平时应注意丰富生活，多参加一些娱乐活动及体育锻炼，以舒畅情志，锻炼意志。对有情志因素或心理诱因的患者，应采用言语开导、劝说、安慰等方法，予以及时排解。使患者尽可能地保持最佳心理状态。

六、西医如何治疗月经失调

✱ 245. 如何用药物控制经前期精神症状

经前期综合征诊治常与精神病学科有关。凡重型情感障碍的病人，须邀请精神病科医生共同治疗。通过药物治疗亦仅能减轻症状，使病人感觉好转，改善功能状态，而不能彻底去除症状。且由于个体对药物反应有很大差异，事前不能预测何种方案对某一特定病人疗效更好，因此在确定方案前需要进行试验性治疗，每一治疗方案最好应用3个周期才能明确。精神神经症状明显的患者可服用一些镇静药如地西泮、苯巴比妥、谷维素等以减轻症状。5-羟色胺类抗抑郁药是为治疗严重的经前期综合征提供的一类新药。迄今的临床研究提示60%~70%经明确诊断的经前期综合征，用5-羟色胺类抗抑郁药可有效减轻经前期综合征的症状。一般于第一或第二个治疗周期就出现症状的改善，不良反应经常出现在用药的开始，但这只是暂时的，随用药时间推移或经剂量调整不良反应能消失。目前有两类抗抑郁药，即5-羟色胺再摄入选择性抑制药（SSRIs）与三环类抗抑郁药。

经前焦虑性情感异常症状短于1周者应强调体育锻炼、调整饮食结构、补充维生素及矿物质等自助疗法。必要时可于黄体期服安定药，眠尔通200~400毫克，利眠宁5~10毫克或地西泮5毫克，日服3次。头痛、肌肉痛、盆腹腔痛等症状较突出者，可服用萘普生，首次剂量500毫克，以后250毫克，每日2次；或甲灭酸（扑湿痛）250~500毫克，每日2~3次。睡眠异常（入睡容易，但常在半夜醒来，浮想联翩，不能再入睡），由于失眠导致白天疲乏、情绪改变者，可给多虑平，开始剂量10毫克，需要时可增至25毫克，睡前1~2小时服。

经前加剧的抑郁性情感异常可在整个周期服用抗抑郁药，如三环抗抑郁药，或于每晚就寝前服去甲替林25毫克，需要时可增加剂量，直至125毫克；或氯丙咪嗪每日25毫克，必要时可增至每日75毫克。或每日上午服氟苯氧丙胺20毫克，失眠突出者应避免开始即予服用。

躁狂情绪与轻度抑郁情绪交替出现者，可给予服用抗躁狂药物——丁螺旋酮。可于月经前12天开始服用，每日25毫克；或阿普唑仑每日0.25~5毫克，于月经前6~14天服用。症状持续日期较长者，可从月经前14天起服，直至行经第二天止，每次0.25毫克，每日3次，根据病人反应而增量，直至每日4毫克，行经开始后以每日25%递减直至卵泡期，否则会有撤退性焦虑发生。氨酰心安可穿越血脑屏障，阻断CNS及外围β受体，产生交感神经阻滞作用，且有降低血浆肾素活性、抑制醛固酮排出，也可缓解躁急情绪，剂量每日50毫克。

✵ 246. 月经失调如何治疗

（1）针对病因治疗。对于病理原因，需要针对其具体病因进行相应治疗。

（2）止血与纠正贫血。由于经期长及经量多造成。除一般止血措施外，可酌情选用激素或刮宫止血。予口服补血药物或输液治疗。

（3）调整周期。可采用雌激素、孕激素单一或联合的周期治疗，也可用中药治疗。

（4）不孕。下丘脑-垂体-卵巢轴中的一个或多个环节功能失调引起无排卵，是月经病的病理生理基础之一，也是不孕的原因之一，是许多患者迫切要求解决的问题。有些患者虽然排卵但黄体功能不足，也能引起不孕。根据患者情况选择不同的治疗，改善卵巢的功能或代替垂体及下丘脑的部分功能。

（5）减少月经失调的发生。青春期前即应学习、了解一些卫生常识，对月经来潮这一生理现象有一个正确的认识，消除恐惧及紧张心理。经期应注意保暖，忌寒冷刺激；注意休息、减少疲劳，加强营养，增强体质；应尽量控制剧烈的情绪波动，避免强烈的精神刺激，保持心情愉快。

✱247. 原发性痛经如何常规治疗

（1）一般治疗：对于心情过分紧张的病人，适当的心理治疗是必要的。所以应告知病人，生殖器官并无严重的器质性病变或功能性病变，应该消除其对月经的恐惧或紧张情绪。有些特发性疼痛者在第一次分娩后有80%~90%痛经症状会消失。此外，有痛经的妇女应首先找出其原因，如果由其他疾病引发痛经，应积极治疗原发疾病，避免经期紧张和过度劳累，保持经期精神愉快。

（2）抑制排卵：如病人愿意控制生育，则口服避孕片（复方炔诺酮片或复方甲地孕酮片）为治疗原发性痛经的首选药物。应用口服避孕药物，90%以上症状可获得缓解，可能由于内膜生长受到抑制，月经量减少，前列腺素量降到正常水平以下导致子宫活性减弱。治疗可试服3~4个周期，如疗效满意，可继续服用；如症状改善不明显，可适当加用前列腺素合成抑制药。由于要在整个月经周期用药，而发生效应仅在周期末1~2天，除非需要同时避孕，一般不受病人欢迎。

（3）前列腺素合成抑制药：对不愿避孕的病人，则宜选择前列腺素合成抑制药，它抑制内膜的前列腺素合成，显著降低子宫收缩的振幅和频度，但不影响垂体-卵巢轴功能，也不会发生像口服避孕药那样的代谢性不良反应，只要在疼痛发作前开始服用，持续2~3天即可，为其最大优点。但须试用一个阶段，来确定每个人疗效最满意的药物种类及最适宜的剂量。试用调整阶段有时可长达半年。

常用的前列腺素合成抑制药按其化学结构可分：①吲哚吲唑类：如消炎痛、炎痛静：25毫克，日服3~6次或50毫克，每日3次；②灭酸类：甲灭酸，商品名扑湿痛，初次剂量500毫克，以后250毫克，6~8小时1次，氯灭酸，商品名抗炎灵，氟灭酸，初次剂量400毫克，以后200毫克，6~8小时1次；③苯丙酸衍生物：对异丁苯丙酸，商品名布洛芬，400毫克，每日4次，甲氧萘丙酸钠盐，商品名萘普生，首次剂量500毫克，以后250毫克，6~8小时1次；④保泰松类：保泰松或羟基保泰松，首次剂量200毫克，以后100毫克，6~8小时1次。

上述几类药物都能很快吸收，在行经的头48小时内服用即可，但因月经来潮时间常有差异，一般宜在应届月经的前3天给药，以保证疗效，缓解率在70%左右。如将上述药物更换使用，有效率可达90%。有消化道溃疡及对上述药物过敏者禁忌。不良反应较轻微，多数均能耐受。其中只有消炎痛肠道反应发生率较高，还可发生头晕、疲乏虚弱感、头痛等症状，以致治疗中途停药者甚多。灭酸类或苯丙酸衍生物一类药物，尤其甲氧萘丙酸作用持续时间长，其钠盐在血中迅速达到高值，因而发生作用快，不良反应也小，为目前临床最多选用之药物。

前列腺素合成抑制药用量较大时，偶尔出现较严重不良反应，故应注意，必要时停止用药。已知不良反应有：①胃肠道症状：消化不良、烧心、恶心、腹痛、便秘、呕吐、腹泻及由于消化道出血所致的黑粪症；②中枢神经症状：头痛、头昏、晕眩、视物模糊、听力障碍、烦躁、抑郁、倦怠及嗜睡；③其他症状：皮疹、水肿、支气管痉挛、液体潴留、肝肾功能损害（转氨酶升高、黄疸、蛋白尿、血尿）。

（4）β受体兴奋药：通过兴奋肌细胞膜上β受体，活化腺苷酸环化酶，转而提高细胞内环磷腺苷含量。一方面促进肌质网膜蛋白磷酸化，加强钙离子的结合；另一方面抑制肌凝蛋白轻链激酶活性，导致子宫肌松弛，痛经得到迅速缓解，但同时有增快心率、升高血压之不良反应。

近年临床应用单独兴奋子宫 β_2 受体之药物，不良反应显著减少。常用的 β_2 受体兴奋药有羟甲异丁肾上腺素，商品名舒喘灵；间羟异丁肾上腺素，商品名间羟舒喘宁。给药方法有口服、气雾吸入、皮下、肌内注射及静脉给药等。

✻248. 为什么说继发性痛经病因治疗最重要

继发性痛经均有相应的生殖器官病变，因此一定要先治疗引起痛经的生殖器官病变。像宫颈管狭窄的患者，分娩后宫颈管狭窄的情况得到改善，自然不会出现经血淤滞、排出不畅的痛经了。盆腔炎的患者，经抗炎治疗后盆腔状况改善，痛经的情况也会缓解。

引起继发性痛经最常见的病变是盆腔子宫内膜异位症、子宫腺肌症。笔者曾数次诊治过这样的病例：未婚女子在初潮多年后开始痛经，自己和家长都以为没有结婚，应该不会患妇科病，痛经时忍一忍或吃一粒镇痛药就过去了。数年以后，在进行婚前检查时，却发现已患有严重的盆腔子宫内膜异位症、卵巢子宫内膜异位囊肿，对生育能力构成了巨大的威胁。

针对子宫内膜异位症和子宫腺肌症，有药物治疗和手术治疗两种选择。

子宫内膜异位症引起的痛经可首选非甾体抗炎药或口服避孕药，疗程一般不少于6个月，用法同原发性痛经。如果疗效不佳，可改用促性腺激素释放激素类似物治疗，每次皮下或肌内注射一针，每4周注射1次，疗程为6个月。如患者暂时无生育要求且不宜长期口服药物时，可选择宫内放置左炔诺孕酮宫内缓释系统（又称曼月乐，一种宫内节育器），或缓释孕激素的阴道环，既达到减轻痛经的目的，又可明显减少月经量。如患者有生育要求，且盆腔内有较大的子宫内膜异位囊肿，应首选腹腔镜下的微创手术治疗。

手术切除子宫通常是治疗子宫腺肌症最彻底的方法，但对于有生育要求或要求保留子宫的患者，应首选促性腺激素释放激素类似物治疗，疗程同前。如患者暂无生育要求，子宫腔内放置左炔诺孕酮宫内缓释系统，或阴道使用缓释药物应是首选方法。口服避孕药也可选用，但一般不作为首选的治疗药物。

子宫腺肌症也可以通过子宫动脉栓塞术以达到减轻痛经、减少月经量等目的。但由于其操作者需要非常丰富的临床经验，治疗费用昂贵，所以目前不推广应用。

总之，继发性痛经的治疗则要先区分病因，对因和对症治疗并进。如果对顽固的原发性痛经一忍再忍，将来有一部分人可能发展为子宫内膜异位症。子宫内膜异位症合并不孕不育的发生率相当高。

❋ 249. 痛经选药有何诀窍

治疗痛经应优先选择那些能抑制前列腺素合成酶的药物，从根本上对痛经加以治疗；尽量少用或不用麻醉性镇痛药物，以避免人体产生抗药性及依赖性。同时，现代女性的工作节奏、生活节奏都比较快，选择药物时，还应考虑到用药量少、不良反应小、吸收迅速、起效快等因素。

对于经期不准的女性，不妨试服避孕药。避孕药抑制排卵，随排卵而至的一连串生理效应也因此而受到抑制，结果是月经量减少，疼痛减轻。医生认为，服用避孕药其实是最有效的抑制痛经的方法之一。

在美国，据统计有85%以上的痛经女性均采用外用药物治疗。其原因是药物吸收迅速而安全，既避免了药物对胃肠系统的刺激，同时也减少了口服药物对心、肝、肾及造血系统的破坏，是西方女性广泛接受的科学、方便的给药方式。

还有一个简单的预防方法是吸收充足的钙质。可以每天服用大约1200毫克的钙，相当于饮用四大杯牛奶。医学研究发现，身体中钙质充足有助于减轻经前综合征及痛经。

许多人可能不知道最有效的镇痛法就是在痛经出现之前吃镇痛药。女性在月经前服一粒镇痛药，然后根据包装上的服药指示连续服用几天，直至痛经完全消失。

✳ 250. 解痉镇痛药可用于痛经治疗吗

继发性痛经患者除病因治疗外，对症镇痛治疗也是不可缺少的措施。对痛经较轻而畏寒者，可小腹放置暖水袋保暖，一般可使疼痛缓解。疼痛较重时，可给一般解痉、镇痛药物治疗。比如给阿托品0.3毫克，每日3次，口服；或颠茄片8毫克，每日3次，口服。同时可给予索米痛片1片，每日3次，口服。对个别重症患者，如膜性痛经等，必要时可给予哌替啶（杜冷丁）50毫克肌内注射，但不能多用，以免成瘾。

✳ 251. 如何用性激素治疗原发性痛经

由于痛经多发生在排卵周期，而无排卵周期的子宫出血多无疼痛。在上述解痉镇痛、非甾体抗炎镇痛药治疗效果欠佳时，可试用抑制排卵的方法，采用雌激素、孕激素、口服避孕药或雄激素等联合应用周期治疗，效果良好，一般可连续应用3个周期。

（1）雌激素：可用于子宫发育不良患者。促使子宫肌层变厚，抑制排卵，造成无排卵月经以解除疼痛。用法是己烯雌酚0.25毫克，从经前5天开始服用，每日1次，连服22日为1个周期，可连续应用3~6个周期。用药期间可测基础体温，观察是否排卵。

（2）孕激素：能促进雌二醇的排泄，使体内雌激素水平平衡，补充黄体功能不全，减轻子宫痉挛性收缩所造成的痛经。用法是黄体酮10~20毫克，肌内注射，每日1次，由月经周期第21天开始，连用5日，可连用3个周期。炔诺酮（妇康片）2.5~5毫克，每日口服1次，由月经第5天开始，连续用22日。应用此药需肝功能正常，可连用3个周期。安宫黄体酮（甲孕酮）4~8毫克，每日口服1次，由月经第5天开始，连用22日，可连服3个周期，但需肝功能正常。

（3）口服避孕药：因其可抑制排卵及子宫内膜组织生长，减少前列腺素合成，减少经血量使前列腺素值降低，从而减少子宫收缩，抑制其敏感性。用法是避孕Ⅰ号、Ⅱ号，或用18-甲基炔诺酮，按避孕方法服用，连用3~6个周期。

（4）雄激素：有直接对抗雌激素的作用，或抑制促性腺激素分泌来降低雌激素的产生，排卵前后可使黄体期子宫壁肌张力降低、收缩强度降低、疼痛减轻。适用于月经量多的痛经患者。用法是甲睾酮10毫克，每日1次，从经前15天开始服用，连用10~14日，可连续服用3~6个周期。

✳ 252. 哪些维生素可缓解痛经

平日常服用维生素B$_1$、维生素B$_6$、维生素E可以缓和月经前紧张症的症状。至于生理前的焦虑和压力也有服用维生素C的必要。

月经前紧张症就是女性激素的平衡恶化的状态。生理后分泌活跃的卵泡激素和生理前分泌活跃的黄体激素之交替如有青黄不接的现象时，会令女性产生焦急、忧郁感、乳房疼痛、肌肤粗糙和肩痛等症状。对有这些症状的女性，维生素B$_6$能发挥功效。而维生素B$_6$之所以有效果，是依据下列理由：卵泡激素的动情激素就是卵泡受到脑的性中枢刺激，而在它的发育过程中所分泌的性激素。这种卵泡激素，会促进皮肤的代谢而使女性的肌肤细致，阴道富有弹性，并制造女性化的激素，但其中最大的功能是帮助受精的卵泡着床于子宫内膜发育。所谓的黄体激素，就是卵泡在排卵后变成黄体的空壳所分泌的激素。它有把摄取到的营养运送到子宫内膜的作用。

在月经开始前2天到月经的第3天，每天服用5片维生素E，有助于缓解痛经症状。痛经与月经期间体内的前列腺素水平有关，由于维生素E能抑制前列腺素的合成，因而可以起到治疗痛经的作用。专家同时指出，如果将维生素E和目前常用的口服避孕药合用，效果会更好。

✳ 253. 手术适用于哪些痛经患者

一般情况下，大多数痛经患者经过心理治疗、体育锻炼、合理饮食及药物治疗均可取得比较满意的效果，但仍有部分患者疼痛得不到缓解，不得不采用手术方法以达到镇痛目的。手术治疗痛经的适应证范围很广，凡经药物治疗无效的痛经患者，均可根据病因选择手术治疗。手术治疗痛经的方法有以下几种可供参考。

（1）骶前神经切除术：本方法只切除交感神经。

（2）宫颈旁神经切断术：本手术同时切断交感神经和副交感神经。适用于药物治疗无效的顽固性痛经。

（3）乙醇阻滞盆腔神经丛：用80%~85%乙醇1毫升注射于盆腔神经丛，能阻滞神经丛的交感神经和副交感神经的传递而达到缓解或解除痛经的目的。

（4）腹腔镜下手术疗法：开腹能做的手术在腹腔镜下均能完成。对药物治疗无效的顽固性痛经患者所选用的骶前神经切除术等，现在在腹腔镜下检查，了解有无器质性病变存在的同时就可行子宫神经部分切除术。腹腔镜下可发现盆腔检查及B超检查均不能发现的微小病变，并对可疑病变进行活检以确诊，对子宫内膜异位症可采取内凝异位灶的方法治疗，对囊肿可进行穿刺冲洗，剥除和切除，故适用于继发性痛经的诊断和治疗。

（5）扩宫颈法：适用于先天性宫颈狭窄患者，主要是有利于经血外流，减少前列腺素吸收，达到治疗目的。

❋254. 子宫内膜异位症引发痛经如何治疗

子宫内膜异位症的治疗，应根据患者的年龄、症状、病变部位和范围及对生育要求等不同情况加以全面考虑。原则是症状轻微者采用非手术疗法，有生育要求的轻症患者先行激素治疗，病情较重者行保守手术；年轻无继续生育要求的重度患者采用保留卵巢功能的手术并辅以激素治疗；症状和病变均较重且无生育要求者可考虑根治手术治疗。下面就常用的具体治疗方法分述如下。

（1）对症治疗：痛经发作时可选用索米痛片、吲哚美辛或阿托品等解痉镇痛药物治疗。

（2）性激素治疗：由于妊娠和闭经可避免发生痛经和经血逆流，并能导致异位内膜萎缩退化，故性激素已成为临床上治疗子宫内膜异位症的主要非手术疗法，但对盆腔包块诊断不明或肝功能异常者忌用性激素治疗。目前临床上常用的性激素疗法有以下几种：①孕激素周期疗法。②假孕疗法。③假绝经疗法。④18-甲基三烯炔诺酮。⑤促性腺激素释放激素激动药。

（3）手术治疗：①保留生育功能手术的功效。适用于年轻有生育要求的患者，特别是采用药物治疗无效者。病灶局限者可行病灶切除术，一侧卵巢病变可行单侧附件切除术。一般患者可行腹腔镜手术治疗，对粘连广泛、病灶巨大，特别是巨大的卵巢巧克力囊肿者可采用剖腹手术的方法。②根治手术。对年龄较大、症状较重、病灶广泛者可行全子宫或双侧附件切除术。

✳ 255. 为什么痛经时服用镇痛药要小心

一项针对14~25岁的年轻女性所做的调查显示，该年龄阶段的女性中有高达88%的人受痛经、经期不准、腹胀、腰痛等困扰，其中最常见的为痛经。

调查发现，很多女孩在每次来月经时服用镇痛药。但镇痛药更会造成神经系统功能紊乱、记忆力降低、失眠等不良后果。

调查发现，不少女孩都属于原发性痛经，一般从初潮后开始，几乎每月都有，使许多女孩都有一种恐惧感，更加重了痛经的发作，甚至产生恶性循环。这主要是由于心理压力大、久坐导致气血循环变差、经血运行不畅、爱吃冷饮食品等造成的。另外，经期剧烈运动、受风寒湿冷侵袭等，均易引发痛经。

家长应让孩子多学习生理卫生知识，消除经前恐惧心理。个人也要注意经期卫生，若月经来时腹部不舒服，可用热水袋热敷或喝些生姜红糖茶、玫瑰花茶等暂时缓解。若一直持续疼痛不能缓解，应及时到医院妇科进行检查，以对症下药进行治疗。

✳ 256. 如何应对经期疼痛

身为女人，想要甩掉"好朋友"来访期间的种种不适，几乎是不可能的。况且与月经相处又是三四十年的事，难怪女性普遍将它视为痛苦指数最高、最难以忍受的毛病。其实，调整饮食并配合药物，经痛将不再那么令人痛不欲生。

经痛指的是月经来临前或来潮时，下腹部痉挛式的疼痛，有时还伴随着头痛、恶心、心悸、腹泻等症状，可分为原发性与继发性两种。大约有75%的妇女会有原发性的经痛，而其中有20%~25%需要服用镇痛药，约15%的人甚至会因为经痛而无法工作。

一般的原发性生理痛会在月经周期的第一天时最严重，严重时甚至让患者坐立难安，无法正常工作，但疼痛的强度会慢慢减缓，约在两三天后消失。

处理这种原发性生理痛，主要的原则是进行症状治疗，最常用的疗法是以镇痛药来减缓疼痛，通常疗效都不错，除了少数妇女对某些镇痛药会产生过敏反应外，很少会出现其他严重的不良反应。此外，生理痛只会在月经周期前后数天内发生，故需要的镇痛药量不多，造成抗药性的机会也极少，不致影响患者身体健康。

治疗经痛的镇痛药跟一般用来治疗头痛、牙痛的镇痛药原理不太一样，女性应该找妇科医生做诊断开药。要把经痛的痛苦减到最低，服用镇痛药也有小诀窍，因为药效发挥通常需要一二个小时，所以最好在感觉到疼痛时立即服药，镇痛效果会更好。

经痛除了寻求医师的诊治外，平日的自我调理也很重要，例如日常生活上的规律性、适度的运动、均衡的营养、充足的睡眠及愉悦的心情。经痛也可以从饮食及营养方面着手改善，若经痛以腰脚酸痛、腹部抽痛、乳房胀抽痛为主，平日应摄食富含维生素B_1、维生素B_2的食物，如糙米、胚芽米、肝、杏仁、乳制品等；月经来时下腹子宫卵巢部位疼痛的人，则建议多摄取富含维生素C、维生素E的食物，如黄绿色蔬菜、柳丁、柠檬、核桃、杏仁、小麦胚芽等。

至于月经期间整个腹部均痛者，平日尤应注意饮食及营养，少吃生、冷、油腻的食物，可用B族维生素、酸乳酪等调理肠胃。因贫血而引起经痛的人，月经来时多有头痛或兼耳鸣、腹痛绵绵的症状，不妨多补充铁剂、深绿色蔬菜，或偶尔喝一些白兰地酒，经痛的情形可以逐渐改善。

此外，当经痛发作难耐时，适度的保温对减缓经痛也有效，例如以抱热水袋的方式缓解疼痛。而冰冷食物如沙拉、冰品、冷食绝对要忌口，最好能做些轻松运动或柔软操，不但能放松筋骨与心情，也能转移对经痛的注意力，让疼痛情况与情绪波动降至最低。

当然，如果原本没有经痛现象，但随着年龄增长疼痛程度愈严重，或镇痛药越吃越多至经期结束还无法镇痛者，提醒妇女朋友多加留意，这可能是继发性经痛，一般都可以发现盆腔中病灶，通常引起的原因是子宫内膜异位症与子宫腺肌瘤等，最好尽快寻求专科医生的协助。

✳ 257. 痛经患者为什么要防止滥用药

痛经患者用药多在经前一周开始。尤其用中药时应根据患者寒热虚实进行辨证施治。如果用药不当可使痛经加重。比如，寒湿内盛或脾肾阳虚者，不可使用寒性药物；兼有湿热表现者，忌用燥湿之品。使用止血及收敛药物，应在通调气血前提下，根据患者病情合理搭配。否则，大量的止血或收敛药必然会造成行经不畅、冲任失调，反而使痛经加剧。应用西药时，也忌用促凝和止血药，如卡巴克洛（安络血）、维生素 K_3、酚磺乙胺（止血敏）等。因为这些药同样会促使血液凝滞、瘀阻，不利于经血畅行而加重痛经。总之，痛经患者不要自行随便用药，应在医师指导下对症治疗。

七、中医如何治疗月经失调

✳ 258. 当归能治疗经前期综合证吗

当归为伞形科多年生草本植物，入药用其肉质根。可分为头、身、尾三部分。外表颜色黄褐，肉为黄白色，质地柔软而韧，有特异芳香气味。以产于中国陕西省为上品，四川、甘肃及云南等地次之。

当归，是一种十分常用的中药，可以调节女性激素平衡，使之趋于正常。它和何首乌一样也含有一种类似于雌激素的复合物，可以与雌激素受体位点相结合，但效应较雌激素缓和。可以使雌激素水平从高调低，也可以将雌激素水平由低调高。当归还可以加强肝和内分泌系统的功能、镇静和放松神经系统的功能。当归，有时候也称作"女性的人参"，长期以来一直用来治疗各种女性疾病，如痛经、月经不调、经前期综合征和更年期综合征等。当归功能补血、调经止痛、润肠通便。进食后能增强肠胃吸收能力，促进新陈代谢和刺激卵巢，对妇女延迟衰老有一定食疗作用。少女初潮后，月经或迟或早，经量稀少，多和子宫发育不全有关。动物实验证明，当归能使子宫内脱氧核糖核酸的含量显著增加，促进蛋白质合成，使子宫组织增生。

该药没有固定的服用剂量，必须通过实践寻找一个最适合自己的剂量。在经期和怀孕期间忌用该药。行经前一周开始小剂量服用，持续服用1周，待月经来临时停止，下一个月经周期依然如此。患者可口服当归粉（制成丸剂或胶囊），每次2.5克，每日3次。当归的活性成分存在于根中，它可以切条、切片或磨成粉末、泡茶喝。也可以制成酊剂、提取物或粉末。当归配合党参、北芪及肉类煲汤或炖，功能益气补血。对久病体弱、贫血、月经不调的妇女有食疗益处。

✿ 259. 益母草能治疗经前期综合证吗

益母草，别名茺蔚、坤草，是一种草本植物。性微寒，味苦辛，可去瘀生新、活血调经、利尿消肿，是历代医家用来治疗妇科疾病之要药。现代医学研究证明，益母草含益母草碱、水苏碱、益母草定、益母草宁等多种生物碱及苯甲酸、氯化钾等。据现代临床及动物实验证明，益母草浸膏及煎剂对子宫有强而持久的兴奋作用，不但能增强其收缩力，同时能提高其紧张度和收缩率。

早在17世纪的时候，益母草就被看成是治疗月经不调和怀孕分娩时的极好的补品。益母草常被用来治疗月经推迟，消除痛经，减轻水潴留，平息神经紧张，还被广泛用于治疗经前期综合征。益母草的服用也没有固定的剂量，可以用干的益母草沏茶，每天喝1杯。

益母草可以引起子宫收缩，有时用于催产，因此在怀孕期间禁用。

益母草还有美容的功效。据载武则天尽管年事已高，但容颜不衰，因她终年使用由益母草烧成灰精制而成的美容佳品。
具体制法是：将益母草全株用清水洗净，沥干水分，切细、晒
干、研为粉末，加入适量的水和面粉，调和并揉成汤圆大的团
状，然后用火煨一昼夜，待凉后再研成粉末，每300克药粉中加
入滑石粉30克、胭脂粉3克，拌匀，放入瓷瓶中，密闭备用。用
以敷面有润肌之效。

益母草含有多种微量元素。硒具有增强免疫细胞活力、缓
和动脉粥样硬化之发生及提高机体防御疾病能力之作用；锰能
抗氧化、防衰老、抗疲劳及抑制癌细胞的增生。所以，益母草
能益颜美容，抗衰防老。

✱260. 月经先期患者如何用中药汤药治疗

（1）圣愈汤加减：党参12克，黄芪30克，当归身12克，川
芎6克，炒白芍10克，炒熟地黄15克，仙鹤草30克，升麻6克，
柴胡9克，白术10克，陈皮6克，阿胶12克（烊冲），炒枣仁10
克。水煎服，每日1剂。具有补气摄血调经的功效。适用于气虚
型月经先期。

（2）清经散加减：牡丹皮10克，地骨皮10克，生白芍10
克，生地黄12克，黄柏6克，茯苓10克，生地榆15克。便秘心烦
者加生栀子12克，或生大黄3克（后下）；小便热赤者加六一散
9克（包）。水煎服，每日1剂。具有清热凉血调经的功效。适
用于实热型月经先期。

（3）丹栀逍遥散加减：牡丹皮10克，生栀子9克，当归9
克，白芍12克，白术10克，炙甘草3克，柴胡9克，郁金9克，生
地黄15克，墨旱莲10克。水煎服，每日1剂。具有清肝解郁调经
的功效。适用于肝热型月经先期。

（4）两地汤加减：生地黄30克，牡丹皮9克，地骨皮10克，生白芍12克，当归9克，黄芩9克，太子参12克，知母9克，白薇10克，麦冬9克，阿胶9克（烊冲）。水煎服，每日1剂。具有滋阴清热调经的功效。适用于虚热型月经先期。

✳ 261. 谢英彪教授如何运用四物汤治疗月经失调

四物汤来源于《和剂局方》。其药物组成是当归10克，地黄（生地黄或熟地黄）12克，白芍10克，川芎6克。方中当归补血活血，地黄补血滋阴，二药重在补血，为本经验方君药；白芍养血柔肝，缓急止痛，为臣药；川芎行血中之气，为行气活血药，并使全方补而不腻，为佐使药。本方组成少而精，配合恰当，既是补血药的主方，又是活血的基础方剂。谢老在51年临床中常以四物汤为基础方治疗贫血、血小板减少性紫癜、白细胞减少症、眩晕、胸痹、胃痛、腹痛、单纯性肥胖症、低热症、神经衰弱、汗症等多种内科病及月经先期、月经后期、月经不定期、月经过少、月经过多、闭经、痛经、阴道炎、盆腔炎、不孕症等多种妇科病，收效满意，灵活运用到出神入化之程度，具体加减经验方如下。

（1）丹栀四物汤：牡丹皮10克，焦山栀10克，当归10克，生地黄15克，赤芍10克，炒黄芩10克，荆芥炭10克，侧柏炭10克，甘草3克。适用于上消化道出血、衄血及经期超前，经量过多，色鲜红或紫红及经期出现周期性鼻衄或吐血（倒经），伴有面色红赤、心烦口渴、喜冷恶热、苔黄舌边红、脉数而有力。辨证属于血热证，治以清热凉血。

（2）姜桂四物汤：官桂6克，干姜6克，当归10克，赤白芍各10克，川芎10克，吴茱萸5克，延胡索15克，牛膝12克，丹参15克，炙甘草3克。适用于胃及十二指肠溃疡、胃炎、腹痛、脉管炎及闭经，经期延后，量少色暗红，质稠有血块，经期小腹冷痛，得热则减，苔白或质紫，脉沉紧或迟。辨证属于血寒证，治宜温经散寒。

（3）桃红四物汤：桃仁10克，红花10克，当归尾10克，赤芍10克，生地黄12克，川芎10克，牛膝15克，香附10克，延胡索15克，丹参15克。适用于冠心病、心肌梗死、卒中、脉管炎及闭经，经期延后，量过少或过多，延久淋漓不尽，色紫暗，质稠、血块多且大，经期小腹疼痛剧烈，按之更甚，或见下大血块后痛减，舌质青紫或见小瘀点，脉弦涩。辨证以血瘀证为主，治以活血祛瘀、理气调经。

（4）乌香四物汤：乌药6克，香附10克，小茴香6克，当归10克，赤、白芍各10克，川芎10克，青皮6克，炙甘草3克。适用于腹痛、疝气痛、睾丸炎及闭经，经期不准，经量偏少，经行不畅，经前数日及经期小腹胀痛，牵及脘胁，甚至牵引至肛门及腹部胀痛，脉迟弦，苔薄白。辨证以气滞证为主，治当理气活血调经。

（5）金铃四物汤：金铃子（即川楝子）10克，延胡索15克，当归10克，川芎10克，赤白芍各10克，桃仁10克，红花6克，丹参15克，牛膝15克，炙甘草3克。适用于胁痛、胃痛、神经官能症及更年期综合征，停经，经期延后，量过少，色紫黑，质稠有小血块，经前或经期小腹胀痛剧烈，拒按，血块排出后痛减，胸闷不舒，舌质有紫点，脉弦涩。辨证属气滞血瘀证，治当行气活血，祛瘀止痛。

（6）参芪四物汤：党参10克，炙黄芪15克，当归15克，熟地黄15克，白芍10克，川芎10克，白术10克，茯神10克，鸡血藤15克，炙甘草3克。适用于贫血、白细胞减少症、慢性低

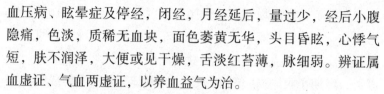

血压病、眩晕症及停经，闭经，月经延后，量过少，经后小腹隐痛，色淡，质稀无血块，面色萎黄无华，头目昏眩，心悸气短，肤不润泽，大便或见干燥，舌淡红苔薄，脉细弱。辨证属血虚证、气血两虚证，以养血益气为治。

（7）芪升四物汤：生炙黄芪15克，升麻10克，当归10克，白芍10克，熟地黄15克，党参10克，炙甘草3克，荆芥炭10克，煅牡蛎（先煎）30克。适用于胃下垂、直肠脱垂、血小板减少性紫癜、便血及月经超前，经量过多，色淡质薄且稀，面色苍白，眩晕心悸，气短懒言，神疲乏力，不思饮食，舌质淡，脉细弱。辨证属气虚、气不摄血证，拟从补气摄血论治。

（8）地蒿四物汤：地骨皮12克，青蒿10克，生地黄12克，白芍、白薇各10克，当归身10克，玄参15克，麦冬10克，阿胶（烊化）10克，甘草3克。适用于低热、结核病、胸膜炎、暑热症及经前超前，经量较少（黄昏增多），色红质清稀，面色少华，两颧红，消瘦，潮热骨蒸，肤干不润，腰酸乏力，舌质红，苔薄或无苔，脉细数。辨证属虚热证，治以滋阴清热。

（9）夏陈四物汤：法半夏10克，陈皮6克，当归10克，川芎6克，赤芍10克，苍术10克，香附10克，枳壳6克，茯苓10克，丹参12克。适用于胃脘痛、单纯性肥胖症、眩晕综合征及闭经，月经过少伴有形体肥胖，胸闷腹胀、恶心、多痰，口淡无味，舌苔白腻，脉细滑。辨证属痰阻证，以化痰行滞为治。

（10）柴壳四物汤：柴胡6克，枳壳6克，当归10克，白芍10克，熟地黄12克，川芎10克，青皮、陈皮各6克，郁金10克，延胡索15克。适用于肝病、胃病、神经官能症、抑郁症、梅核气及月经先后不定期，经量或多或少，行经不畅，色暗质稠有小血块，精神抑郁或性情急躁，胸闷胁痛，乳胀，小腹胀痛，苔薄，脉弦细。辨证属肝郁证，从疏肝解郁，和血调经论治。

（11）二妙四物汤：苍术10克，黄柏10克，当归10克，赤芍10克，生地黄12克，川芎10克，车前草15克，泽泻10克，香附10克，丹参15克。适用于慢性尿路感染、汗症及盆腔炎、阴道炎、经期小腹剧痛，经来涩少，经期长，色淡不鲜或暗黑有小血块，平时腰酸，小腹隐痛，带下量多，色黄质黏有秽气，苔黄腻，脉滑数。辨证属湿热证，治宜清热利湿，理气和血。

（12）二仙四物汤：仙茅10克，淫羊藿10克，当归10克，熟地黄15克，炒白芍10克，川芎6克，鹿角胶10克（烊化），肉桂3克（后下），牛膝15克。适用于高血压病、更年期综合征、眩晕、不育症及不孕症、闭经，经期延后或先后不定期，经量过少或经量多少不一，月经色淡无块，头昏耳鸣，怕冷四肢不温，乳房萎瘪，神疲腰酸，小便频数，舌质淡苔白，脉沉缓或沉细无力。辨证属肾阳虚，治宜补肾温阳。

（13）二子四物汤：枸杞子10克，女贞子10克，当归10克，熟地黄12克，白芍10克，川芎10克，制何首乌15克，山茱萸6克，牡丹皮6克，泽泻10克，茯苓10克。适用于高血压病、更年期综合征、眩晕、不育症、不孕症及闭经，月经后期或先后不定期，经量过少或经量多少不一，月经色红质稀，形体消瘦，午后潮热，手足心热，头昏腰酸，乳房萎瘪，盗汗，舌质红，脉细数或细弱。辨证属肾阴虚，治以滋肾养阴。

✿ 262. 月经先期患者如何敷脐治疗

（1）取当归30克，川芎15克，白芍、苁蓉、炒五灵脂、炒元胡、白芷、苍术、白术、乌药、小茴香、陈皮各9克，柴胡、黄芩、牡丹皮、地骨皮各6克，炒黄连、炒吴茱萸各3克。以上各味混匀研为细末，用陈醋或米饭调和药末，放入锅中炒至极热，装入厚白布熨袋备用。患者仰卧床上暴露脐部，将药熨袋趁热于患者脐上下熨之，熨后把药熨袋放于脐窝上，外用宽绷带布条固定，待袋内药冷却后，再炒热敷熨。每天敷熨1次，直至月经正常为度。

（2）取党参、黄芪、白术各12克，干姜、甘草各6克。以上各味和匀研为细末敷脐中，外用纱布覆盖，胶布固定。3天换药1次，直敷至月经正常为止。

（3）取当归30克，川芎15克，白芍、五灵脂、元胡、肉苁蓉、苍术、白术、乌药、小茴香、陈皮、半夏、白芷各9克，柴胡、黄芩、地骨皮各6克，黄连同吴茱萸炒各3克。以上各味烘干，研为细末，贮瓶备用。每于月经临行前1周开始用药。用时取药粉2克，以黄酒调或米醋调成稠膏，纱布包裹，敷脐部，每次30分钟，每日换2次。

✱ 263. 月经先期患者如何针灸治疗

（1）毫针：气虚针脾俞、肾俞、足三里穴，用补法；阴虚针肝俞、三阴交穴，用补法；血热针血海、三阴交穴，用泻法。

（2）耳穴埋藏：取子宫、卵巢、内分泌区为主穴。气虚加脾区、肾区；阴虚加肝区。经前10天即用油菜籽埋穴或耳针埋藏。

✱ 264. 月经后期患者如何用中药汤药治疗

（1）胶艾四物汤加味：阿胶10克（烊、冲），艾叶3克，当归12克，川芎6克，熟地黄12克，大白芍10克，鸡血藤12克，山茱萸9克，淫羊藿10克。伴气虚者，加黄芪15克，白术10克；大便溏薄者，去当归，加丹参12克；腰酸者，加菟丝子10克；近月经期者，加莪术12克，红花9克，香附12克。水煎服，每日1剂。具有补血调经的功效。适用于血虚所致的月经后期。

（2）温经汤加减：当归10克，川芎6克，大白芍10克，桂心3克，莪术15克，川牛膝9克，甘草3克，乌药10克。经量多者，去莪术、牛膝；腹痛有血块者，加蒲黄9克（包煎）、五灵脂12克。水煎服，每日1剂。具有温经散寒调经的功效。适用于血寒所致的月经后期。

（3）艾附暖宫丸加减：艾叶6克，制香附10克，川续断10克，川芎6克，大白芍10克，黄芪10克，熟地黄10克，肉桂3克。近经期者，加红花3克，腰酸头晕者，加淫羊藿9克，菟丝子10克。水煎服，每日1剂。具有温阳祛寒调经的功效。适用于虚寒所致的月经后期。

（4）乌药汤加味：乌药10克，制香附10克，木香10克，当归10克，赤芍10克，柴胡10克，八月札9克，炙甘草3克。伴血瘀者，加莪术12克，生蒲黄10克（包煎）；下腹胀痛者，加延胡索12克；气郁化火者，去木香，加川楝子9克，牡丹皮9克，栀子9克。水煎服，每日1剂。具有理气调经的功效。适用于气滞所致的月经后期。

✱ 265. 月经后期患者如何敷脐治疗

（1）取肉桂、干姜、艾叶各6克，当归30克，川芎15克，白芍、五灵脂、延胡索、肉苁蓉、苍术、白术、乌药、小茴香、陈皮、半夏、白芷各9克，柴胡6克，黄连、吴茱萸各3克。将上述药物烘干，研细末，过筛，装瓶备用。取药粉适量，用醋或酒调成膏，纱布包裹，敷于神阙、丹田穴，再加热熨。每次30分钟，每日2~3次。

（2）取乳香、没药、血竭、沉香、丁香各15克，青盐、五灵脂、两头尖各18克，麝香1克。除麝香外，各药研为细末和匀备用。取麝香0.2克，放入脐眼，再取药末15克，放于麝香上，盖以预先穿有一小孔的槐皮，穴位周围再以适量面粉围住，艾绒捏成艾炷，放于槐皮小孔上，点燃灸之。每日1次，月经前可连用4~5次，直至月经来潮。

✳ 266. 月经后期患者如何针灸治疗

（1）毫针：气虚针脾俞、肾俞，用补法；血虚针血海、足三里、脾俞，用补法；血寒针血海、三阴交、肾俞，加艾炷温针；气滞取内关、阴陵泉、归来穴，用泻法。

（2）耳穴埋藏：取子宫、卵巢、内分泌区、内生殖器区为主穴，经前10~14天用油菜籽埋穴或耳针埋藏。

✳ 267. 月经先后无定期患者如何用中药汤药治疗

（1）左归丸加减：熟地黄10克，淮山药10克，山茱萸9克，枸杞子10克，菟丝子10克，党参12克，当归9克，淮牛膝10克，炒白芍10克。少眠多梦者，加五味子6克，远志肉9克；如见经前乳胀胁痛者，加柴胡9克，炒荆芥6克。水煎服，每日1剂。具有补肾调经的功效。适用于肾虚型月经先后无定期，证见月经周期或先或后，经量有时多，有时少，色紫红，下行不畅，常伴胸胁、乳房、少腹胀痛，时时嗳气叹息，脘闷食少。苔薄，脉弦。

（2）逍遥散加减：柴胡9克，白芍10克，炒白术10克，云茯苓10克，炙甘草3克，薄荷（后下）3克，煨姜5克，川楝子10克，淫羊藿9克，当归9克。肝郁化热而经量多舌红干者，去煨姜、淫羊藿，加枸杞子9克，黄芩9克，生栀子9克。水煎服，每日1剂。具有疏肝调经的功效。适用于肝郁型月经先后无定期，证见月经周期或先或后，经行量少，经色淡黯，质稀薄，伴腰骶酸痛，头晕耳鸣。舌淡，脉沉细弱。

✳ 268. 月经先后无定期患者如何敷贴治疗

（1）取适量大蒜，捣泥贴敷涌泉穴。贴3小时后自觉灼痛取下，局部出小疱后出血量即减少，发疱1周后自愈。

（2）取益智仁30克，沙苑子30克，艾叶50克。将艾叶切碎置砂锅内，加水500毫升，先用大火煮沸，再换小火煎30分钟，用纱布滤取药液。药渣加水400毫升，煮法同前。合并两次药液，置于砂锅内，用大火煎，浓缩至50毫升。益智仁、沙苑子烘干研成细末，用艾叶汁调成泥状。用酒精棉球将脐部擦干净，将药泥敷贴于脐中，外用纱布覆盖，胶布固定。每6小时换药1次，连用5日为1个疗程。

（3）取乳香、没药、血竭、丁香、沉香各15克，桃仁、蒲黄、五灵脂、两头尖各18克，麝香1克。麝香另研，其余药物混匀研碎成末备用。先取麝香0.2克，纳入脐孔中央，再取药末15克，撒布于脐孔麝香上面，盖以带小孔的槐皮，脐周再用面粉圈住，把艾绒炷放在槐皮上点燃至尽。每天1次，贴敷至月经准期为止。

✱269. 月经先后无定期患者如何针灸治疗

（1）体穴：针曲骨（任脉穴）、中极、关元、肾俞穴；兼肝郁者加针内关或太冲穴；经前加针血海、子宫穴；虚者用补法，肝郁者用泻法。

（2）耳穴：肾虚取内分泌区、内生殖器、交感；肝郁者加三焦及肝区。经后即用油菜籽或耳针埋藏。每天自行按压3~4次，留针2~4天。

✱270. 月经先后无定期如何药枕治疗

取柴胡300克，香附250克，乌药200克，合欢花150克，川芎100克，木香50克。诸药烘干后研为粗末，装入枕芯即成。

✱271. 月经过多患者如何用中药汤药治疗

（1）十全大补汤加减：党参12克，黄芪30克，当归身12克，炒白芍12克，炒白术10克，茯苓10克，熟地黄12克，仙鹤草30克，墨旱莲15克，黄精12克，煅牡蛎30克（先煎），阿胶9克（烊冲）。出血多不止者，加生蒲黄12克（包煎）、大蓟草30克，牛角鳃12克；大便溏薄者，加炮姜炭9克，艾叶炭6克；懒言少气者，加升麻3克，柴胡6克。水煎服，每日1剂。具有补气摄血，调经止血的功效。适用于气虚之月经过多。

（2）地榆汤：生地黄15克，炒白芍10克，牡丹皮10克，生栀子12克，制大黄9克，侧柏叶15克，茜草12克，当归10克，生地榆30克，生甘草5克。小便热赤者，加泽泻12克，木通9克；月经先期者，加白薇10克；量多者，加荆芥炭9克，墨旱莲15

克。水煎服，每日1剂。具有清热凉血，调经止血的功效。适用于实热之月经过多。

（3）地骨皮饮加减：当归9克，地骨皮10克，生地炭15克，炒白芍15克，川芎5克，麦冬10克，阿胶9克（烊冲），墨旱莲15克，小蓟草15克，生地榆12克，炒栀子10克，青蒿10克，炙甘草3克。伴气阴两虚者，加党参12克，五味子5克；腹胀者，加川楝子10克，枳壳9克。水煎服，每日1剂。具有滋阴清热，调经止血的功效。适用于阴虚之月经过多。

（4）失笑散加味：生蒲黄12克（包煎），五灵脂12克，茜草12克，益母草30克，牛角鳃12克，仙鹤草30克，制大黄炭10克，制香附9克，炙甘草3克，焦山楂10克。

加减：瘀久化热、伤津口干舌红者，加沙参12克，麦冬10克，五味子6克，墨旱莲12克。水煎服，每日1剂。具有活血化瘀、调经止血的功效。适用于血瘀之月经过多。

✿272. 月经过多患者如何用膏滋治疗

取生地黄、地骨皮各30克，玄参、麦冬、白芍各15克，阿胶30克，蜂蜜40毫升。前5味煎取浓汁300毫升，另用60毫升白开水将阿胶烊化，兑入药汁内，加蜂蜜，置小火上调，候凉，装瓶。每服20毫升，每日3次。

✿273. 月经过多患者如何针灸治疗

（1）毫针：气虚针脾俞、百会、足三里穴，用补法；阴虚加太溪穴，直刺，去百会穴；血热加血海穴，用泻法，去百会穴；血瘀加子宫穴，强刺激，促进子宫收缩，使瘀血排出，新血可以归经。

（2）耳穴埋藏：取子宫、卵巢、内分泌区。用油菜籽或磁石，耳针埋藏。

（3）艾条熏隐白穴，每日2次，每次20分钟。用于气虚者。

（4）艾灸百会穴：每日2次，每次灸2壮。用于气虚肾亏者，或气虚下陷者。

❋274．月经过多患者如何敷脐治疗

取大黄、黄柏、地榆、侧柏叶各10克，苦参、龙胆草各15克，鲜茅根汁适量。将前6味药研为细末，贮瓶备用。需用时取药末15克，以茅根汁调膏敷脐，用纱布覆盖，每日换药1次。

❋275．月经过少患者如何用中药汤药治疗

（1）八珍汤加味：党参12克，黄芪15克，茯苓12克，炒白术10克，大白芍12克，当归9克，川芎6克，熟地黄12克，淫羊藿10克，山茱萸9克，鸡血藤12克。脾虚食少者，加砂仁3克（后下），陈皮6克；经期者，宜加红花6克，川牛膝9克，路路通10克；四肢不暖者，加桂枝6克；下腹隐冷者，加艾叶9克，乌药9克。水煎服，每日1剂。具有养血和营调经的功效。适用于血虚所致的月经过少。

（2）归肾丸加减：菟丝子12克，杜仲10克，枸杞子10克，山茱萸9克，当归9克，熟地黄10克，淮山药12克，白茯苓10克，巴戟天10克，淫羊藿10克，补骨脂10克。经期加莪术12克，香附9克，畏寒肢冷者加桂枝6克，熟附片9克，乌药9克。

水煎服，每日1剂。具有补肾养血调经的功效。适用于肾虚所致的月经过少。

（3）桃红四物汤加减：桃仁10克，红花6克，当归10克，川芎6克，赤芍9克，生地黄10克，香附10克，失笑散9克（包煎），乌药9克，泽兰叶12克，京三棱9克。瘀久化热者加牡丹皮9克，炒栀子10克，腹胀者加枳壳9克，木香9克，经少不畅腹痛者加桂枝6克，莪术12克，王不留行子9克，气滞血瘀者加木香9克，小茴香6克。水煎服，每日1剂。具有活血化瘀调经的功效。适用于血瘀所致的月经过少。

（4）苍附导痰方：白茯苓12克，法半夏10克，陈皮6克，炙甘草3克，苍术10克，香附10克，胆南星10克，枳壳9克，六神曲9克，丹参12克。经期者，加没药9克，路路通10克，益母草15克，去甘草；苔白腻、脘闷者，去甘草，加木香9克，砂仁3克（后下）；肾虚者，加锁阳10克，熟附片9克，或紫石英15克。水煎服，每日1剂。具有燥湿豁痰通络的功效。适用于月经量少。

✳ 276. 月经过少患者如何用膏滋治疗

取当归、益母草各30克，川芎、桃仁、甘草、牡丹皮各10克，炮姜5克，蜂蜜50毫升。前7味加水500毫升，煮取300毫升，去渣，加蜂蜜收膏，每服30毫升，日服3次。

✳ 277. 月经过少患者如何针灸治疗

（1）毫针：肾虚：三阴交、肾俞、血海穴，均补法；血虚：足三里、脾俞、肝俞穴，均补法；痰阻：合谷、外关、丰隆穴，均泻法；血瘀：血海、中极、地机穴，均泻法。

（2）耳穴埋藏：取肾、子宫、内分泌区，以油菜籽、磁石，耳针埋穴，每日自按3次，每次3分钟。

❋278. 经期延长患者如何用中药汤药治疗

（1）两地汤加味：生地黄15克，玄参12克，炒白芍12克，麦冬10克，地骨皮10克，阿胶10克（烊冲），墨旱莲12克，茜草炭12克。阴虚挟热者，加制大黄炭10克，生首乌12克；心烦心悸者，加生栀子10克，远志9克，磁石30克（先煎）；出血日久不止挟血块者，加生蒲黄12克（包煎）、赤石脂9克，地榆12克；放环者，加银花炭9克，大蓟、小蓟各10克。水煎服，每日1剂。具有养阴清热、调经止血的功效。适用于阴虚之经期延长。

（2）归脾汤加减：党参12克，黄芪15克，白术9克，茯苓10克，当归10克，炮姜5克，木香9克，阿胶10克（烊冲），仙鹤草15克，煅牡蛎30克（先煎），巴戟天10克。失眠者，加酸枣仁9克，远志9克；伴肾虚腰酸者，加补骨脂10克，菟丝子12克。水煎服，每日1剂。具有健脾益气、调经止血的功效。适用于脾虚之经期延长。

（3）膈下逐瘀汤加减：当归10克，川芎6克，赤芍10克，桃仁10克，红花6克，枳壳10克，五灵脂9克，牡丹皮9克，乌药9克，炙甘草3克。经血多者，加生蒲黄12克（包煎）、仙鹤草15克，腹痛较甚者，加延胡索15克，川楝子12克，木香9克。水煎服，每日1剂。具有活血理气、调经止血的功效。适用于血瘀之经期延长。

（4）银藤汤：金银花9克，红藤15克，薏苡仁20克，败酱草12克，川厚朴9克，六一散10克（包煎），生蒲黄12克（包煎），茜草炭12克，地榆炭12克，枳壳9克，丹参15克。带多色黄者，加黄柏9克，知母9克；苔厚腻纳呆者，加苍术10克，六神曲9克，去败酱草；腹痛拒按者，加延胡索15克，没药6克，香附9克。水煎服，每日1剂。具有清热利湿、调经止血的功效。适用于湿热之经期延长。

✳ 279. 经期延长如何针灸治疗

（1）针刺：足三里、三阴交、血海、脾俞、肾俞，虚者均行补法；血瘀者则取三阴交、血海，均行泻法。

（2）耳针埋藏：取子宫、内生殖器为主穴。阴虚加内分泌区，脾虚加三焦区，血瘀加盆腔区，湿热加膀胱或输尿管区。用油菜籽、磁石或耳针埋藏。

（3）艾条熏隐白穴：每日2~3次，每次15~20分钟。用于脾虚者。

✳ 280. 中医怎样调理经期延长

如果女性的行经期延长，会给生活带来诸多不便。中医学认为，女性经期延长的原因有虚实之分，所以调理月经也要分清虚实以后再着手。

（1）血瘀型：此类型的女性，通常生理期持续8~10日，经量少，经色暗淡有血块，小腹疼痛拒按，或伴有胸胁胀痛，舌质紫暗有瘀点，脉弦涩。在调经的方法上宜活血化瘀止血。用方上可选用桃红四物汤（桃仁、红花、当归、川芎、白芍、熟地黄）合用失笑散（蒲黄、五灵脂）加益母草、茜草。

（2）阴虚血热型：此类型的女性，通常生理期持续8~10日，经量少，经色红，经质稠，或者有口渴、颧红、手足心发热等症状，舌质红、舌苔少、脉细数。在调经的方法上宜养阴清热止血。用方上可选用两地汤（生地黄、玄参、白芍、地骨皮、麦冬、阿胶）合用二至丸（女贞子、墨旱莲）加茜草、乌贼骨、益母草。

如果女性有生理期过长的困扰，不妨采用中药的方法调理月经。

✳ 281. 肥胖的女性怎样调理月经失调

身材肥胖的女性常常有月经失调，也常发生不孕的问题。对于肥胖的女性，中医用健脾祛痰，运化水湿的方法调理月经。奇妙的是，当月经顺后，体重也随之而减轻了。

肥胖的女性月经失调常表现为月经后期，经量少，经色黯有块，质黏稠，甚至发生经闭的现象。主要的病因为脾虚痰湿内阻。此类型的女性，有月经后期、经量少，经色黯，经质黏稠，平时白带多，四肢肌肉酸胀，腹泻，胸闷痰多，舌胖、苔腻等症状。

中医治疗的方法以健脾祛痰，运化水湿为主。选用的药方以苍附导痰汤（半夏9克，苍术9克，橘红9克，茯苓9克，香附9克，枳壳6克，生姜3片，甘草3克）为基础，再视情况加减用方。如果血块多，可加当归9克，川芎6克来活血通经；如果伴有怕冷的现象，可加桂枝9克来温通经脉。痰湿内阻日久可以形成血瘀，所以治疗时应该适当加入活血行瘀的中药，如鸡血藤、月季花、红花等。

中医学认为，痰湿内阻不仅会引起女性月经失调，还会造成女性身体肥胖。临床上观察到，肥胖的女性服用调经药一段时间后，月经周期规律了，经量增加了，体重也随之而减轻了。

❋ 282. 崩漏者如何急救处理

（1）独参汤：野山人参3克，即刻煎，频频服。或吉林人参3~5克，煎汤后频服。用于暴崩血脱之急救方。

（2）参附龙牡汤：吉林人参3~5克，熟附片12克，煅牡蛎30克（先煎），煅龙骨30克（先煎），水煎服，每日2剂，分4次服。用于暴崩厥脱，大汗亡阳者。若伴舌淡红，两颧淡红，为阴阳俱脱，于上方中加入五味子9克，沙参15克，麦冬10克，用于急救暴脱者。

（3）艾条熏隐白穴或艾灸百会穴。

（4）断红穴：示指和中指间进针，先针后灸，留针20分钟。

（5）对症处理：输液、输血、吸氧等，测血压，记录出血量和全身情况。

（6）育龄期妇女血崩不止，不能排除流产者，在全身情况改善后，立即诊断性刮宫，以迅速止血，刮出物送病理，明确出血原因。

❋ 283. 崩漏如何针灸治疗

（1）毫针：主穴：①隐白、大敦、关元；②血海、地机、中极。配穴：血红、质稠、舌红苔黄、脉滑数属实证者，加支沟、气冲；血淡、质稀、舌淡、脉细弱证属虚证者加足三里、百会。两组穴位交替使用。实证隐白、大敦宜点刺出血，虚证宜用灸法。地机穴应先使针感传至内踝，将针尖提至皮下，针尖略向上，行针手法使针感沿经上传。血海与地机宜上下左右交叉行针法。

（2）艾灸：将适量精盐填满脐孔，放上生姜片，再将艾炷放在姜片上点燃，稍感灼痛即压灭，再换1壮（即一个艾炷）。每次灸6~8壮，每日或隔日灸1次，3~5次为1个疗程。或用艾条灸神阙和隐白穴各20分钟，艾条点燃后，举于穴位上方，感到温热即可，勿灼伤。

（3）耳针：取穴：子宫、卵巢、内分泌、肾上腺、皮质下、肝、肾、神门。每次2~3穴，每日或隔日1次，留针30~120分钟，亦可穴位埋针，留针1~2日后取下，每2~3日施治1次，7次为1个疗程，疗程间隔7日左右。

✳ 284. 崩漏如何敷贴治疗

（1）取肉桂3克，吴茱萸6克，当归9克，艾叶6克，延胡索9克，沉香3克，香附6克，小茴香6克。以上8味共研细末，装入双层消毒纱布袋中。将药袋敷于脐部，并用绷带固定，另用热水袋置于药袋上，每日3次，每次30分钟。

（2）取益智仁20克，沙苑子20克，焦艾叶30克。以上前2味烘干，共研细末。另将艾叶煎取浓汁，熬调药末成膏状。敷于脐部，然后用消毒纱布覆盖，再用胶布固定。

（3）取烟叶适量，食盐少许。将烟叶捣烂，加入食盐少许拌匀，用消毒纱布包好。敷于脐部，并用绷带固定，每日换药1次，连用3~5天为1个疗程。

（4）取大蒜适量，捣烂成泥。敷于双侧足心涌泉穴。

❋ 285. 崩漏如何拔罐治疗

取穴：一组：关元、中极、天枢、脾俞、肾俞、足三里。二组：气海、大巨、肝俞、腰阳关、血海、三阴交（交替）。方法：每次取1组穴位，采用单纯罐法或留针罐法、皮肤针罐法等。若属虚寒体质的选气海、关元、中极、肾俞、腰阳关、足三里等穴，施行艾灸或姜艾灸罐法，留罐10~15分钟，每日1次，症状明显改善后，改隔日施术1次，若出血量很多，或持续时间较长，宜灸隐白穴，施行艾条温和灸30分钟。

❋ 286. 闭经患者如何用中药汤药治疗

（1）归肾丸加减：熟地黄12克，淮山药12克，山茱萸9克，茯苓10克，当归10克，枸杞子10克，杜仲12克，菟丝子10克，香附9克，怀牛膝10克。经期者，加赤芍12克，路路通12克，红花6克，鸡血藤9克。经闭中药治疗过程中，发现乳胀、下腹隐痛者，此是月经将行之先兆，可加柴胡9克，郁金9克，路路通12克，穿山甲12克（先煎）、苏梗9克。水煎服，每日1剂。具有补肾养肝通经的功效。适用于肝肾不足之闭经。

（2）十全大补汤加减：党参10克，黄芪15克，白术10克，茯苓12克，当归9克，川芎6克，五味子6克，熟地黄12克，陈阿胶9克（烊冲），木香9克，赤芍9克，陈皮6克，枣仁9克。闭经者如服药后有行经先兆症状，如乳胀，下腹胀、腰膝酸软，带下增多，说明药物起效，此时应加柴胡9克，益母草15克，香附12克，路路通10克，怀牛膝9克，菟丝子10克，如行经量少者，加莪术15克，淫羊藿10克，鸡血藤12克，去阿胶、五味子。水煎服，每日1剂。具有补气养血通经的功效。适用于气血虚弱之闭经。

（3）秦艽鳖甲煎加减：秦艽12克，炙鳖甲15克（先煎），地骨皮10克，青蒿10克，知母10克，银柴胡9克，当归9克，丹参15克，黄芩9克，桃仁9克。有结核可疑者，加百部12克，白薇10克，赤芍9克，生地黄12克，有低热者，加金银花9克。水煎服，每日1剂。具有养阴清热通经的功效。适用于阴虚血燥之闭经。

（4）膈下逐瘀汤加减：当归10克，川芎9克，赤芍12克，桃仁9克，红花9克，枳壳12克，延胡索12克，牡丹皮9克，乌药10克，制香附9克，炙甘草5克。经净后宜加淫羊藿9克，巴戟天10克，山茱萸9克，以补肾调冲任；腹胀坠者，加木香9克，小茴香6克。水煎服，每日1剂。具有理气活血通经的功效。适用于气滞血瘀之闭经。

（5）启宫丸加减：制半夏12克，香附10克，苍术10克，陈皮6克，茯苓15克，川芎6克，丹参15克，红花6克，皂角刺9克，石菖蒲9克。基础体温单相者，加锁阳9克，肉桂3克（后下）、淫羊藿9克，蛇床子10克，肥胖浮肿者，加猪苓15克，泽泻12克，薏苡仁10克，挟瘀者，加三棱10克，莪术12克，炮穿山甲10克。水煎服，每日1剂。具有豁痰除湿通经的功效。适用于痰湿阻滞之闭经。

❋ 287. 闭经如何按摩治疗

患者仰卧，双手掌相叠，右手掌在上，在整个腹部由上至下摩擦约5分钟。然后用拇指点揉中脘、天枢、气海、关元，每穴2分钟。最后，患者取坐位，施术者用手掌根部从上到下推背部督脉（脊柱正中）约5分钟。

❋ 288. 闭经患者如何针灸治疗

（1）毫针：取穴：关元、中极、血海、三阴交、足三里。针时力求关元、中极之针感下达阴部；三阴交之针感上越两膝，则功效较大。每日1次，5~7日为1个疗程。对功能失调所致闭经疗效较好。

（2）艾灸：①取关元、归来、三阳交、肝俞、脾俞穴，按艾炷无瘢痕灸法操作，每次选用2~3个穴位，每穴每次施灸3~5壮，艾炷如黄豆或麦粒大，隔日或3日灸治1次，5次为1个疗程。②取神阙、肾俞、三阳交穴，按敷灸法操作施灸。取益母草500克加水连煎3次，去渣，过滤沉淀，混合，浓缩成糊状。取药膏适量，敷于穴位上，覆盖玻璃纸、纱布、胶布固定。外加热敷。一次30分钟，每日1~2次。热敷时以有腹部湿热舒适感为度。

❋ 289. 闭经如何刮痧治疗

取大椎、肩井、膏肓、神堂穴，配刮气海至关元、血海、三阴交，5次。血枯加刮脾俞、章门、足三里、血滞加刮肝俞，太冲经穴部位。重刮主刮穴位及肝俞、太冲经穴部位3分钟左右；轻刮其他经穴部位3~5分钟。

❋ 290. 闭经患者如何敷脐治疗

（1）取蚕沙30克，麝香0.5克，黄酒适量。将麝香研末备用；再将蚕沙碾为细末，以黄酒适量调和成膏。将麝香0.25克填入患者脐孔中，再将药膏敷于脐上，然后用消毒纱布覆盖，再用胶布固定，每2天换药1次，连续敷至病愈为止。

（2）取鲜山楂10枚，赤芍3克，生姜15克。以上3味共捣成泥状，放在锅中炒热。将药糊趁热敷于患者脐部，每次30分钟，每日1~2次，连用3~5次。

（3）取益母草120克，月季花60克。以上2味共煎浓汁，再将2条厚棉巾浸于药汁内，取出拧干。趁热将毛巾覆盖于脐部，2条毛巾交替使用，以用药巾后少腹部有温暖舒适感为佳，一般4~6小时后月经可通行。

❋ 291. 闭经如何药浴治疗

（1）取生地黄15克，当归15克，赤芍15克，桃红15克，五灵脂15克，大黄15克，牡丹皮15克，茜草15克，木通15克。以上9味加1500毫升水，煎煮30分钟，去渣。淋洗脐下，每日1次，每次30分钟，7天为1个疗程。

（2）取益母草125克，蚕沙适量。以上前1味加1000毫升水，煎汤去渣。温洗小腹，洗后取蚕沙炒热，布包熨之。

❋ 292. 汤液疗法如何治痛经

汤液疗法是以药物配成方剂，加水煎煮去渣，制成汤液饮服的一种治疗方法。汤剂是中医应用最早、最为普遍的方法和剂型。其处方用药多为临时配制而成，可以根据患者病情的变化随时加以调整，因此具有更强的针对性。如病邪较盛时，则以攻邪为主；正气虚弱时，则以扶正为主；正虚邪盛者，又当攻补兼施。而且还可以集多种治法于一方，全面顾及患者的病情。本疗法体现了中医辨证论治的特色，有重要的临床价值。唯煎煮与携带不太方便，每次服用的量也较大，亟待研究改进，使之既保留中医汤剂之精华，又吸收现代科学技术之长处。

（1）加味乌药汤加味：乌药10克，砂仁3克（后下），木香10克，延胡索12克，制香附15克，失笑散10克（包煎），郁金10克，枳壳10克，艾叶3克。挟瘀者，加桃仁9克，红花9克，当归9克，赤芍10克，肝郁化热者，去艾叶，加栀子10克，夏枯草9克，益母草15克，若见呕吐黄水者，加吴茱萸5克，川连2.5克，生姜3片。水煎取药汁。口服，每日1剂。具有疏肝理气，调经止痛的功效。适用于气滞之痛经。

（2）温经汤加减：淡吴茱萸6克，当归10克，川芎10克，炒白芍12克，桂枝5克，牡丹皮6克，生姜5片，煨木香10克，延胡索15克，炙甘草5克，生蒲黄12克（包煎）。感冒风雨者，加荆芥9克，防风6克，腹痛喜热敷热按者，加胡芦巴12克，紫石英15克。水煎取药汁。口服，每日1剂。具有温经和营、调经止痛的功效。适用于寒凝之痛经。

（3）桃红酱灵汤：桃仁9克，当归10克，川芎6克，赤芍10克，五灵脂10克，败酱草30克，红藤15克，川楝子12克，牡丹皮9克。瘀血不下，腹痛拒按者，加失笑散15克（包煎）、莪术9克，热重者，加炒栀子9克，蒲公英15克，大便干结者，加生大黄9克（后下）。水煎取药汁。口服，每日1剂。具有清热除湿，化瘀止痛的功效。适用于痛经。

（4）胶艾汤加味：阿胶10克（烊冲），艾叶6克，当归12克，炒白芍15克，大川芎6克，熟地黄12克，失笑散10克（包煎），香附10克，炮姜5克。腰膝酸软，头晕耳鸣者，加菟丝子9克，紫石英10克，杜仲10克，下腹冷痛者，加巴戟天9克，锁阳9克。水煎取药汁。口服，每日1剂。具有益气养血，和营止

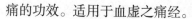

痛的功效。适用于血虚之痛经。

（5）少腹逐瘀汤加减：小茴香6克，干姜6克，肉桂3克，当归10克，川芎10克，赤芍10克，延胡索15克，五灵脂10克，生蒲黄12克（包煎），没药6克，制香附10克，血竭6克，焦山楂12克。水煎取药汁。口服，每日1剂。具有活血化瘀，通经止痛的功效。适用于膜样痛经。

✳ 293. 原发性痛经如何辨证论治

（1）气滞血瘀：经前或经期小腹胀痛，拒按，坐卧不宁，月经量少或经行不畅，经色紫黯，有血块，血块排出后痛减，平时烦躁易怒，胸胁乳房作胀，舌质紫黯或舌边有瘀斑瘀点，脉弦或弦涩。治宜理气活血，化瘀止痛。方药：枳壳、延胡索、乌药、制香附、当归、川芎、红花、牡丹皮、炒五灵脂各10克，赤芍15克，桃仁12克，炙甘草6克。

（2）寒凝血瘀：经前经期小腹冷痛或绞痛，得热痛减，拒按，经量少，色紫黯，有血块，块下痛减，畏寒肢冷，舌质紫黯或有瘀斑瘀点、苔白滑，脉沉弦或沉紧。治宜温经散寒，活血止痛。方药：炒小茴香、干姜、肉桂、川芎、生蒲黄（包）、五灵脂、延胡索、制没药各10克，当归、赤芍各15克。

（3）湿热瘀结：经前经期小腹灼痛而胀，拒按，或伴腰骶部胀坠疼痛，或平时小腹胀痛，经来加剧，经色黯红，质稠有块，平时低热起伏，带下量多，黄稠，舌红、苔黄或黄腻，脉弦数或滑数。治宜清热除湿，祛瘀止痛。方药：牡丹皮、黄柏、川芎、桃仁、红花、制香附、延胡索各10克，生地黄、赤芍、莪术、败酱草、生薏苡仁各15克。

（4）胞宫虚寒：经行小腹冷痛，连及腰骶，喜温喜按，经量少，质稀，色淡黯，腰膝酸冷，小便清长，舌质淡、苔白润，脉沉细无力。治宜温阳暖宫，调经止痛。方药：吴茱萸、桂枝、制附片、炒小茴香、川芎、阿胶（烊化）、炙甘草各10克，当归、赤药、牡丹皮、麦冬各15克，艾叶6克。

❋294. 治疗痛经的单方有哪些

（1）紫丹参为末，备用。每服9克，每日1~2次，陈酒炖热送服。寒痛加红糖拌服。热痛加地骨皮饮送服。活血调经、清热凉血，用于血瘀性痛经。

（2）益母草30克，焙干存性为末备用。每次9克，酒煎服，可连用2~3次。活血调经、散瘀，用于血瘀性痛经。

（3）大当归1支，切片。浓煎服，或加水、酒各半煎服，每日1剂。补血、活血、调经，用于血虚性痛经。

（4）炒艾叶9克，加红糖用开水煎煮数沸后温服，或用黄酒煎服。温经散寒、止痛，用于寒湿凝滞性痛经。

❋295. 哪些中成药可以治疗痛经

（1）气滞血瘀型：经前或经期小腹胀痛或阵痛，不喜揉按，经色紫暗，夹有血块，块下后则痛减，兼有乳房胀痛，胸满胁痛，心烦易怒，舌质紫暗或有瘀点，苔白或舌中舌根微黄，脉弦涩或沉溺。治宜疏肝理气、活血化瘀。可选用的中成药有：①妇科得生丸：每次服 1 丸（9 克），每日服 2 次，温开水送服。②元胡止痛片：每次服 4~6 片，每日服 3 次，温开水送服。③七制香附丸：每次服 6 克，每日服 2 次，温开水送服。有阴虚发热者慎用。

（2）寒凝血滞型：经前或经期小腹冷痛，喜按喜暖，得热痛减，经血色暗有块，形寒怕冷，舌苔薄白，脉沉涩。治宜温经散寒，活血调经。可选用的中成药有：①痛经丸：每次服 6~9 克，每日服 1~2 次，临经时服用。气虚无瘀（经血色浅，无血块）者不宜服用。②艾附暖宫丸：大蜜丸每次服 1 丸，小蜜丸每次服 9 克，每日服 2~3 次，温开水送服。服药期间忌食生冷食物，避免受寒。

（3）气血两虚型：经期或经后小腹隐痛，有下坠感，喜揉按，经血色淡，气短懒言，面色萎黄或苍白，身疲乏力，舌质淡，苔薄白，脉细弱无力。治宜补气养血，调经止痛。可选用下列中成药：①当归丸：每次服 1 丸，每日服 2 次，温开水送服。②妇康片：每次服 5 片，每日服 2 次，温开水送服。③人参养荣丸：每次服 1 丸，每日服 2 次，温开水送服。

（4）湿热积滞型：经前小腹疼痛拒按，有灼热感。经色暗，质稠有块，带下量多，黄稠。舌质红，苔黄腻。治宜清热祛湿，化瘀止痛。可选用的中成药有：①二妙丸：每次服 6~12 克，每日服 2 次。阴虚者忌用。②调经止痛丸：每次服 9~12 克，每日服 1~2 次。感冒发热者忌服。

✽ 296. 丸散膏丹疗法治痛经

（1）血府逐瘀丸：每次 1 丸，每日 2 次，口服。具有活血化瘀、理气止痛的功效。以气滞血瘀为主要症状。经前或经期小腹疼痛剧烈，伴腹部发胀、结块、拒按，月经量少、行经不畅或经期延长，经血色紫暗，有血块，块下痛减，婚久不孕。平素性情抑郁或急躁，经前乳房胀痛，舌质紫暗或舌边有瘀斑、瘀点。

（2）少腹逐瘀丸：每次1丸，每日2次，温黄酒送服。具有活血祛瘀、温经止痛的功效。以寒凝血瘀为主要症状者。经前或经期小腹冷痛或绞痛、拒按，得热稍缓。下腹有结块，婚久不孕，月经量少或行经不畅，或经期延长，经色紫暗、有血块，血块排出腹痛减轻，伴四肢厥冷，面色苍白，舌质紫暗，舌边尖有瘀点、瘀斑。

（3）妇科通经丸：每次5~10粒，每日1~2次，口服。具有破血行气、清热祛瘀的功效。适用于热郁瘀阻型患者。患者可有下腹部结块、按之疼痛，经前或经期小腹灼痛难忍、拒按，得热痛减。月经量多、色红或深红、有血块，血块下后痛减。常伴口干口渴，喜冷饮，小便短黄，大便秘结，舌质紫暗，舌边尖有瘀点、瘀斑等。

（4）痛经散：全当归9克，大川芎9克，制香附9克，赤芍9克，桃仁9克，延胡索12克，肉桂12克，生蒲黄9克，琥珀1.5克。以上9味共研细末，备用。每次取药末3克，用30%酒精调和成药糊。于行经前1~2天或行经时将药糊湿敷于脐部，然后用消毒纱布覆盖，再用胶布固定，每天换药1次，连敷3~4天为1个疗程。具有活血行气、调经止痛的功效。适用于气滞血瘀所致的痛经。

（5）复方夏枯草膏：每次15克，每日2次，温开水送服。具有理气化痰、活血散结的功效。经前或经期小腹掣痛，疼痛剧烈、拒按。下腹结块，婚久不孕。平时形体肥胖，头晕沉重，胸闷纳呆，呕恶痰多，带下量多、色白质黏、无味，舌质暗，舌边尖有瘀斑、瘀点，舌苔滑或白腻。

（6）妇科回生丹：每次1丸，每日2次，口服。具有益气养血、活血祛瘀、攻补兼施的功效。下腹结块，经期或经后小腹、肛门坠痛，拒按，排便疼痛加重。月经量多或少色淡、质稀，或婚久不孕，伴倦怠乏力，气短懒言，不思饮食，舌质淡暗，舌边尖有瘀点、瘀斑。

✱ 297．女性痛经昏厥如何中医治疗

女性在经期因痛经昏厥，主要有气厥与血厥两大症型，每一症型又有虚与实的不同，临床上应根据患者病情分别施治。

（1）气厥：分属实者与属虚者两类。属实者一般为平素情绪紧张，或行经时受情绪刺激而诱发。主要症状是突然昏倒，四肢逆冷，牙关紧闭，两手紧握，经行量少不畅。平时可服逍遥丸。亦可用乌药10克，槟榔、藿香各6克，木香、枳实、檀香各5克，沉香3克。水煎服，每日1剂。属虚者一般为突然昏倒，面色苍白，汗出如雨，气息微弱。治疗宜补气回阳。平时可服补中益气丸。可用人参12克，炮附子10克，炮姜、炙甘草各6克，龙骨、牡蛎各15克。水煎服，于发作过后，每日1剂，连用5~8剂。

（2）血厥：血厥者的主要症状为月经量少，小腹疼痛剧烈，冷汗淋漓，面色苍白，舌质暗，有瘀点或瘀斑，脉弦紧。中医治疗宜活血化瘀，理气止痛。可用阿胶（烊化）12克，艾叶炭4.5克，白芍、当归、制附子各10克，熟地黄、龙骨、牡蛎、茜根各15克，川芎4.5克。水煎服，每日1剂。

✱ 298．如何按摩治疗痛经

痛经的发生有多方面的因素，主要有器质因素、内分泌因素和精神因素。在未婚少女中，原发性痛经较多见，多数女子在月经初潮或初潮后数月即发生痛经，每次月经来潮小腹疼

痛，经血紫黯或有血块，痛经轻者一般用热水袋热敷一会儿可缓解。重者腹痛如刀绞，冷汗淋漓，唇青肢凉，头晕，甚至发生昏厥。因此，痛经较严重的女子每次来月经，精神都极度恐惧，紧张焦虑。加上月月遭受痛经折磨，耗血失血，则会引起贫血、面色苍白、形体消瘦乏力、头晕眼花、心慌气短，并易引起其他疾病，影响健康。对待痛经，临时用索米痛片只能解一时之急，但不治本。其实，用按摩的方法治疗痛经往往比药物效果好，而且无不良反应。以下介绍痛经的按摩治疗方法。

先是按摩背腰部，再按摩腹部，后按摩下肢。先涂擦活血药液（如药油、药酒），后再进行按摩：①用手指或掌根揉按背腰部胸椎第11节至腰椎第2节，并揉按两侧的肌肉和相关的脊中、悬枢、命门、夹脊、脾俞、胃俞、三焦俞、肾俞、志室等穴。②用拳头轻捶背腰部压痛处。③用手指揉按腹部疼痛的肌肉和神阙、气海、关元、天枢、外陵、大巨等穴。④用手指捏按下肢的阴包、血海、三阴交、太冲等穴。

一般按摩背腰部5分钟后开始减轻腹部疼痛。继续按摩背腰部和腹部20分钟，腹痛可消失。每天按摩1次，连续按摩3~5天，以往有痛经史者，可在月经到来前2天开始按摩。如要巩固疗效，可隔2~3天按摩1次，要达到理想的效果需持之以恒。

痛经患者在治疗中，要注重自我保健，经期要注意保暖，避免淋雨，忌食生冷食品。情绪稳定，精神愉悦。膳食合理平衡。生活规律，劳逸结合，保证睡眠。适度参加运动锻炼，但忌干重活及剧烈运动。若能做到以上几点，则有利减少痛经发作。

✳ 299. 如何按摩穴位治痛经

这里介绍对痛经非常有效果的几个穴位。

（1）肾俞：在后腰，与肚脐相平，脊椎旁边1.5寸（1寸=3.33厘米），左右各一穴。

（2）阿是穴：两侧腰部最痛的部位。

（3）气海：肚脐正下方1.5寸；关元：肚脐正下方3寸处。

（4）三阴交：内踝尖直上3寸，胫骨后缘处。

（5）腰阳关：以脊椎为纵坐标，髋骨最高点为横坐标就可以找到。

每个穴位按摩几秒。有痛经的女性平躺在床上，家人站在一旁帮她按摩，按摩时可以采用推法（用手掌根前后推），也可以用揉法（用手掌根做圆周运动），不论顺时针逆时针，以达到发热、酸胀感为宜。在月经来潮前1周治疗，每日1次，连续治疗3个月为1个疗程。另外在按摩穴位的同时，可以在痛经期配合用热敷法，将500克左右的粗盐用铁锅炒热，放在布袋里，敷在腹部痛的地方，每天1次。需要强调的是，痛经的女性平时在生活中要注意经期保暖，不要过度疲劳。

✳ 300. 如何按摩手部治痛经

手部按摩疗法，就是通过对手部一些与身体内外器官、组织有特异联系的穴位或反应区、反应点，用特定的手法刺激，调节相应组织器官的功能，以达到治疗疾病或养生保健为目的的一种疗法。手部按摩的基本手法有按法、点法、揉法、推法、掐法、摇转法、拨法、擦法、摩法等。

治疗痛经的手法介绍如下。

（1）摩法：就是以手掌面或示指、中指、环指的指腹，附于手部一定的穴位区上，以腕关节连同臂部摆动，使掌部穴位区做顺时针或逆时针方向的环形擦动，即为摩法。

（2）按法：用拇指指尖或指腹垂直平压穴位或反应区、反应点，称为按法。

（3）推法：就是用指掌、单指、多指及掌根、大小鱼际侧，用力于一定部位，单向直线移动。

（4）掐法：就是用手指顶端甲缘重刺激穴位，一般多用拇指顶端及桡侧甲缘施力，也有以拇指与其余各指顶端甲缘相对夹持穴区施力。

手部按摩治疗痛经多选手部肾区、生殖区、生殖腺区、手部大小鱼际、第4~5掌骨间隙、命门等穴区。操作方法是：双手摩擦发热，推按大鱼际、小鱼际区，重按肾区、生殖区、生殖腺区，掐按第4~5掌骨间隙，重掐命门点。

❋ 301. 如何按摩足部反射区治痛经

足部反射区按摩疗法，是中医学中独特的治疗方法之一，又是中医的宝贵遗产。它运用不同的手法，刺激双足反射区（人体各组织器官在其双足相应的位置），产生神经反射作用，来调节机体内环境的平衡，发挥机体各组织器官潜在的原动力，从而达到治疗和保健的目的。足部反射区按摩疗法，简单易学，不受时间、地点、条件所限，适合各层次人员学习掌握。对某些系统的疾病，特别是功能性疾病，疗效好，见效快，有时可收到意想不到的效果。在临床上，常用于失眠、心悸、肠胃功能紊乱（腹胀、腹泻、便秘）、过敏性哮喘、月经不调、痛经、更年期综合征等疾病的治疗。但对出血性疾病如吐血、便血、尿血等，以及在妇女妊娠时应慎用。对肺结核活动期、急性心肌梗死、严重心力衰竭、肾衰竭、肝坏死等病人禁用。

按摩足部反射区法，就是用按摩的方法刺激足的特定部位，而达到防病治病目的的一种方法。人体的各个脏腑器官在足部均有其对应的反射区，运用按摩的手法刺激这些反射区，可以反射性地调节人体各组织器官的功能，从而起到防病治病、自我保健的效果。有人曾用按摩足部反射区法治疗痛经，取得了较好的临床效果。该方法简单，易掌握，效果好。

（1）按摩的反射区及穴位

①反射区：基本反射区（肾、输尿管、膀胱、尿道、腹腔神经丛等5个），大脑，垂体，甲状腺，甲状旁腺，肾上腺，肝，胸腺，子宫，生殖腺，腹股沟，下腹部，胸部，胸部淋巴结，上下身淋巴结，膈等反射区。

②穴位：三阴交、阴陵泉、地机、足三里等。

（2）按摩的程序与方法：示指关节刮压基本反射区1~2分钟。拇指点按或刮压大脑、垂体、甲状腺、甲状旁腺、肾上腺、肝反射区各30~50次。拇指腹按揉或推按子宫、下腹部反射区各3~5分钟。根据病情需要也可延长按摩时间。拇指腹按揉或推按胸部、胸腺、生殖腺、腹股沟、胸部淋巴结、上下身淋巴结、膈反射区各20~30次。拇指腹推按下腹部、腹股沟各3~5分钟。拇指点按足三里、三阴交、地机、阴陵泉等穴位各30~50次。重复刮压5个基本反射区1~2分钟。

❋ 302. 如何刮痧治痛经

主要刮拭大椎、肩井、大杼、膏肓，配刮关元至中极、地机至三阴交，5次。肝郁加刮太冲经穴部位，气血虚加刮足三里、命门经穴部位。轻刮足三里、命门经穴部位3分钟；重刮其他穴位3~5分钟。

✱303．如何拔罐治痛经

方法1

（1）腹部取关元、气海穴，留罐10分钟。

（2）背部取肝俞、脾俞、胃俞、肾俞穴，留罐5~10分钟。

（3）下肢取血海、足三里、三阴交穴，留罐5~10分钟。

王玉国医师采用刺血加拔罐法治疗痛经患者55例，取得了治愈率78.18%、有效率98.18%的良好效果。方法：取次髎、关元穴，次髎穴用三棱针挑针后拔罐10分钟，令其出血2~5毫升；关元穴向下斜刺1.5~2寸，使针感达小腹及阴部为宜。实证用毫针泻法，虚证用补法，留针20分钟。于每次月经来潮前3~5天开始施治，每日1次，至月经来潮时止，每个月经周期为1个疗程。

方法2

（1）取穴：肾俞、胸腰部（后背）、骶椎两侧、下脘。

（2）施术：选用大小适当的玻璃火罐，用闪火法将罐吸附于所选部位上，每次只拔2~3罐，留罐25~30分钟，每日1次，7~10次为1个疗程。

✱304．如何针刺治痛经

方法1

（1）取穴：分2组。①承浆、大椎；②十七椎下、阿是穴。配穴：承山、三焦俞、肾俞、气海俞。阿是穴位置：下腹部压痛点。

（2）施术：主穴每次取一组，效不显时加用或改用配穴。承浆穴，以28号1寸针向下斜刺5分，待患者有针感后，快速提插捻转约30分钟，留针30分钟，每隔10分钟行针1次。大椎穴将针刺入皮下，向深部缓慢进针，使针感向背部下方传导，亦留针30分钟。十七椎下，以28号1.5~2寸针快速刺入皮下后，针尖对准第5腰椎棘突下，向下斜刺捻转提插，针感要求向下达子宫，并朝会阴方向放射，待剧痛缓解可根据症情，持续提插捻转运针5~10分钟，予以留针30分钟。阿是穴用艾卷做温和灸，距离以局部温热不灼烫为度。承山穴双侧均取，以6寸毫针速刺入皮，徐徐捻转进针，以有强烈针感为度，留针15~30分钟。其他穴位，亦用提插捻转，使针感扩展到小腹部，留针15分钟。上法每日1次，不计疗程，以愈为期。

方法2

（1）取穴：按证型分3组。①气滞血瘀：中极、气海、三阴交；②气血两虚：关元、足三里、血海；③寒湿凝滞：命门、带脉、归来。配穴：肾俞、次髎、地机、天枢。

（2）施术：据所辨之证型取主穴，酌加配穴。用28号2寸长之毫针，迅速破皮，然后沿皮下刺入1.5寸。针刺的方向，腹背部穴均向下，四肢穴均向上。然后施行提插加小捻转的补泻手法，气滞血瘀型用泻法，寒湿凝滞型用平补平泻手法，气血两虚型用补法。但刺激宜轻。留针20~30分钟，每隔3~5分钟运针1次。针后，关元、足三里及归来可以艾卷做温和灸15分钟。每日1次，不计疗程，以愈为期。

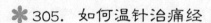

❋ 305. 如何温针治痛经

（1）取穴：太冲、足三里、三阴交、内关、肾俞。配穴：关元、命门。

（2）施术：主穴每次取二穴，均双侧，配穴酌加1穴。以28号毫针针刺得气后留针，选一对主穴行温针。其方法为：用薄铁皮卷成高3~5厘米，直径2~4厘米圆筒，在筒壁上穿5~7排孔，每排8~10孔，在筒下端1.5厘米处做一铁箅上装满艾绒。先将鲜姜片中间穿孔套于针体贴放在皮肤上，点燃筒下端艾绒套在针体上，并行固定，随时从底部用橡皮球打气助燃。当皮肤有灼热感时再加生姜片垫上，保持筒内一定温度。于月经来潮3~5日行第1次温针，以后每周1次，3次为1个疗程。

❋ 306. 如何电针治痛经

（1）取穴：中极、关元、血海、三阴交、曲骨。配穴：足三里、地机、太冲、商丘、合谷。

（2）施术：以主穴为主，如效不显，加用或改用配穴。主穴之前面四穴用28号毫针刺之得气后，连接电针仪，用连续波，频率为200次/分，强度以患者能耐受为宜。曲骨穴用红外线照射。每次均为30分钟。配穴亦施以电针，法同上。每日1次。

❋ 307. 如何皮肤针治痛经

（1）取穴：行间、公孙、隐白、太冲、三阴交、关元。

（2）施术：主穴均取。常规消毒后，用七星针以腕力进行弹刺，刺时要求落针要稳、准，针尖与皮肤垂直。每分钟叩刺

70~90次。每穴叩刺约1分钟，中等强度刺激，以局部微出血为度。于每次月经来潮前3天治疗，每日1次，3次为1个疗程，观察3个疗程（3个月）。

✱ 308. 如何梅花针治痛经

梅花针，又名七星针、皮肤针，是一种多针浅刺的针术。适用于许多疾病的治疗。梅花针针刺的方法分重刺和轻刺，重刺叩打时用力较重，以微出血为度，适用于背部、腰部及臀部肌肉较厚的部位施针；轻刺用力较小，以不出血为度，适用于眼周围及头部等肌肉较薄的部位施针。弹刺部位因病而异。梅花针治疗一般隔日1次，10~15次为1个疗程，休息5~10天后可再行第2个疗程。

梅花针治疗痛经可选用腰骶部的夹脊穴，一般以肾俞到次髎穴范围内的夹脊穴（离脊柱后中线旁左右0.5寸范围内，每一脊突一组穴位）。采用重刺法，顺着肌肤纹理由肾俞到次髎，由内到外弹刺一遍，从月经前2~3天开始，隔日1次，到月经完止。另外，治疗痛经的梅花针也可选用腰骶部、下腹部、带脉区的关元穴为主，配胸椎8~10两侧、三阴交穴等，采用中等强度刺激。从经前1周开始，每日或隔日1次，至月经完为止。

针刺可选用单穴，也可选用几个穴位为一组进行。若欲增强某一方面功能者，可用单穴，以突出其效应；如果想要调整整体功能者，可选一组穴位，以增强其效果。在具体运用中，可酌情而定。

用针刺保健养生益寿，用针宜和缓，刺激强度也要适中，一般不宜过大。留针时间不要太久，得气后即可出针；针刺深度也应因人而异。尤其是年老体弱及小儿，进针更不宜过深，但形盛体胖之人，则要酌情适当深刺。

针刺时应避开血管，防止出血。凡有自发出血倾向的患者不宜针刺，过于疲劳、饥饿、精神高度紧张者，不宜针刺。怀孕3个月以内者，下腹部禁针；3个月以上者，上下腹部、腰骶部禁针。此外，凡能引起子宫收缩的腧穴，如合谷、三阴交、昆仑、至阴等均不宜针刺。皮肤有感染、溃疡、瘢痕或肿瘤部位，不宜针刺。

✳ 309. 如何艾灸疗法治痛经

（1）寒湿凝滞

治则：温经散寒、祛湿止痛。

取穴：中极、归来、地机。

配穴：湿甚者加阴陵泉。

灸法：每日施灸1~2次，每次5~10壮，可以艾条悬灸。

（2）肝气郁结

治则：疏肝解郁、活血调经。

取穴：气海、归来、太冲、三阴交。

配穴：胁肋胀痛加阳陵泉。

灸法：每日施灸1次，每穴3~5壮，可用艾条悬灸。

（3）肝肾亏损

治则：补益肝肾、调理冲任。

取穴：肝俞、肾俞、关元、太溪、足三里。

配穴：肾阳虚者加命门，肾阴虚者加三阴交。

灸法：每日施灸1~2次，每穴5~10壮，或用艾条悬灸。

❋ 310. 如何用发疱疗法治痛经

取穴：中极、关元、次髎、归来。

（1）大蒜乳没饼天灸：大蒜瓣20克，乳香、没药各15克，黄酒少许。先将乳香、没药共研为细末，次将大蒜捣烂如泥。于月经来潮前5天，取药末10克，大蒜泥5~10克，混合调黄酒少许，制成2个药饼如五分硬币稍厚大，贴敷在上述2个穴位上，外用胶布固定。各穴交替使用。2天换药1次。贴药后局部有灼热、辣痛感，务须极力忍耐。皮肤出现小水疱，可按常规处理。

（2）朝天椒天灸：朝天椒（如无朝天椒时，可用小辣椒代之）1~2个（大者）。将朝天椒捣烂如泥膏分为2份，分别贴在1~2个穴位上。上述穴位交替使用。贴药后盖以纱布，胶布固定。24小时后局部有烧灼感、发疱，即揭去。局部出现小水疱，按常规处理。隔日贴药1次，痛止停药。

（3）白芥子敷灸：白芥子适量研末，敷神阙穴（脐），用胶布固定，上置热水袋，每次30分钟，亦可用白芥子适量，研末酒调（醋调亦可），敷少腹部（气海、关元之处），烧灼疼痛时取掉。

（4）复方白芥子发疱灸：白芥子、吴茱萸、熟附片各等量。诸药混合粉碎成极细末，过筛后盛入瓶中，封闭贮存备用。临用时取药末5~10克，加黄酒适量调和，软硬适度，捏成圆形药饼一个，贴敷于中极穴上，外用纱布覆盖，胶布固定之。贴药5~6小时后局部发赤，随之发疱，由小变大，3~4天水疱自然吸收结痂，每月敷一次，于每次月经来潮前敷药。本方发疱力较强，如水疱过大，可用消毒银针挑破，排尽黄水，再以紫药水涂之，以防感染。

（5）子午效灵膏：皂角100克，白芥子20克，白芷10克，桃仁10克，甘遂10克，川乌10克，草乌10克，细辛5克，山栀子20克，芦荟10克，杏仁10克，白胡椒5克，使君子10克，草决明10克，冰片2克，红花10克。诸药共研细末，密封干燥处保存，用时取适量，用鲜生姜汁调成膏状，摊于方形硬纸上，每块5~8克，每次取6~8块，贴于穴位，胶布固定。每次贴48~72小时，贴3次为1个疗程，于经前3~5天贴治或痛时贴。贴药处可有热、红、痛、痒，起水疱，为有效征象。水疱按常规处理。

（6）发疱膏：取斑蝥、白芥子各20克，研极细末，以50%二甲基亚砜调成软膏状。敷时取麦粒大小一团，置于2厘米×2厘米的胶布中心，贴于穴位。每于经前5天贴第一次，月经始或始觉腹痛贴第二次。两个月经周期为1个疗程。一般贴3小时揭去药膏，当时或稍后即出现水疱，逐渐增大隆起，常2~3天逐渐干瘪结痂。

发疱疗法治疗痛经有较好的止痛作用，对各种证型均有效果，其中对因寒凝经脉引起的病例效果尤佳。本法对原发性痛经治疗效果颇为满意，但对继发性痛经则疗效较差。关于灸治的时间，宜于每次月经来潮前3~5天开始治疗，根据发疱情况，每日1次，或隔日1次。

❋311. 如何耳压治痛经

气滞血瘀型痛经，可再加用耳穴肝、内分泌；寒湿凝滞型痛经，可再加耳穴肾、卵巢；气血亏损型痛经，可再加耳穴脾、膈。如果防治痛经的发作，应以月经前第10天开始，每日1次，每次留针30分钟，可双耳交替行针直至月经干净为1个疗程，一般用2~3个疗程即可。采用耳针疗法治疗痛经，应于出现痛经时行针，每日1次，每次留针30分钟。采用中强度刺激疗法，每10分钟捻针刺激1次。

耳压疗法就是不用针，而采用王不留行子，或应用小磁珠、油菜籽、细小圆沙子、小圆豆粒等刺激物，固定于小方块胶布上，再贴于上面所选用的耳穴上，随时按压刺激，以达到防治疾病的一种方法。实践证明，耳压疗法比耳针疗法更为方便实用，患者本人就能随时用手指按压刺激物，而且效果良好。该方法适应证广，奏效迅速，不良反应少，简便实用，痛苦少，无感染之弊，易被患者接受。方法是每隔3~6日做1次，双耳轮流交替进行，5~10次为1个疗程，间隔1周后可进行第2个疗程。如果为防治痛经发作，选穴同上，月经前可压2次，每周1次，先压右耳，再压左耳。如果是治疗痛经，痛经时压双耳，每2~3小时自己用手指按压刺激耳穴1次（每次按压以耳穴部疼痛，耳朵发热、发红为度），痛经严重时可随时按压耳穴。

❋ 312. 如何点穴治痛经

（1）以示指指腹点按合谷（位于手背部第1、2掌骨之间）、三阴交穴（位于足内踝上三寸胫骨后缘），各点按1分钟，有酸、麻、重、胀感时效果较好。也可在地机穴（位于小腿内侧，膝下五寸胫骨后缘处）周围扣按，寻找最敏感点，用拇指的指腹由轻及重地按压敏感点，以能忍受为度。持续按压1分钟，疼痛会很快缓解或消失。按压后局部可产生酸胀痛感，或向会阴及小腹部放射。点穴法可于经前数日及月经期间进行，每日1~2次。

（2）病人取仰卧位，全身要自然放松。自己用右手的拇指或中指点按气海、关元穴，每穴点3~5分钟，用力可稍重。然后坐起，用双手拇指分别点捏气海、足三里、三阴交穴，几个穴位轮流进行点捏，时间约10分钟。

❀ 313. 如何敷贴治痛经

（1）郁金红花散：广郁金15克，红花15克，香附子15克，当归15克，赤芍15克，延胡索15克，白酒适量。以上前6味共研细末，每次取末10克，用白酒调和成糊状，涂敷腹部痛处，干则再涂，并洒少许白酒，以保持药层湿润。具有活血理气止痛的功效。适用于经期和经净腹痛。

（2）痛经灵：当归50克，吴茱萸50克，肉桂50克，细辛50克，乳香50克，没药50克，樟脑3克。以上前4味加水煎汤2次，合并煎液，浓缩成糊状，混入溶于95%乙醇的乳香、没药液中，烘干后研为细末，加樟脑混匀，于月经前3天取药末5克，用黄酒调成糊状，敷于脐部神阙穴或脐下关元穴，然后用消毒纱布覆盖，再用胶布固定。药干则调换1次，月经3天后取下，每月1次，连续使用，治愈为度。具有活血调经，散寒止痛的功效。适用于寒凝气滞所致的痛经、经行不畅、经色紫暗或夹有血块。

（3）麝香止痛膏穴位敷贴：取气海、子宫、三阴交或腹部痛点，痛经发作时或经前3~7日将膏贴在上述部位，每日更换1次，痛经消失后除去。

❀ 314. 如何敷脐治痛经

（1）二草调经方：益母草60克，夏枯草30克。以上2味共捣烂炒热，备用。具有活血调经，清肝解郁的功效。适用于肝郁血热、瘀阻冲任所致的月经不调、痛经、闭经等症。趁热贴敷于脐部神阙穴、关元穴。

（2）白芥子饼：白芥子15克，面粉150克。以上前1味捣为细末，加入面粉，用沸水调匀，制成饼状。趁热贴敷于脐部，一般3～4小时即痛止，如果不愈可再贴敷1次。具有温里散寒止痛的功效。适用于痛经。

（3）吴萸桂茴散：吴茱萸20克，肉桂10克，茴香20克。以上3味共研细末，用少量白酒炒热。趁温热敷于脐部，然后用消毒纱布覆盖，再用胶布固定。每月行经前敷3日即效。具有温肾暖肝、散寒止痛的功效。适用于寒湿痛经，症见妇女经前或经行小腹冷痛，甚则牵引腰脊疼痛、得热则痛减、受寒冷则痛剧、经行量少、色暗有块、畏寒便溏等。

（4）乳没散：乳香、没药各等量。以上2味共研细末，用水调和，制成药饼。敷于脐部，然后用胶布固定。具有活血调经止痛的功效。适用于瘀阻型痛经。

（5）痛经散：全当归9克，大川芎9克，制香附9克，赤芍9克，桃仁9克，延胡索12克，肉桂12克，生蒲黄9克，琥珀末1.5克。以上9味共研细末，备用。每次取药末3克，用30%酒精调和成药糊。于行经前1～2天或行经时将药糊湿敷于脐部，然后用消毒纱布覆盖，再用胶布固定，每天换药1次，连敷3～4天为1个疗程。具有活血行气、调经止痛的功效。适用于气滞血瘀所致的痛经。

（6）山楂元胡姜散：山楂20克，延胡索6克，炮姜10克。以上3味共研细末，每次取药末6克，用黄酒调和成糊状。敷于脐部，然后用消毒纱布覆盖，再用胶布固定，每天换药1次。具有温经活血，理气止痛的功效。适用于月经不调、痛经、腰酸怕冷之症。

（7）痛经敷脐方：山楂100克，葛根100克，乳香100克，没药100克，穿山甲100克，川朴100克，白芍150克，甘草30克，桂枝30克，细辛挥发油3克，鸡矢藤挥发油3克，冰片6克。以上前9味共研细末，加入细辛挥发油、鸡矢藤挥发油和冰片，混匀密贮备用。于行经前3~5天取药末0.2克，用醋或姜汁调成糊，敷于脐部，经后第3天去药。具有理气活血、散寒止痛的功效。适用于气血滞瘀、寒湿凝滞所致的经期腹痛，症见小腹胀痛或刺痛、拒按、或伴胸肋乳房胀痛、经行不畅、月经中夹有瘀块（排出后痛可减轻）、舌质紫暗或有瘀点、脉弦或弦滑等。

（8）二香乌砂散：木香10克，香附10克，甘草5克，乌药10克，砂仁5克。以上5味共研细末，用酒调成药糊。敷于脐部，然后用消毒纱布覆盖，再用胶布固定。具有疏肝调经、活血止痛的功效。适用于寒性痛经。

（9）益母草桂枝膏：益母草9克，桂枝6克，茯苓9克，白术6克，当归6克，泽泻6克，香附6克，川芎4.5克，延胡索4.5克，麻油150克，黄丹120克。以上前9味用麻油炸枯去渣，熬至滴水成珠，加入黄丹，搅匀，收膏；摊于牛皮纸上。每次膏药1帖贴敷于脐部或关元穴。具有活血调经止痛的功效。适用于经期腹痛、经后小腹隐痛、舌淡脉细之症。

（10）白芷五灵脂散：白芷6克，五灵脂6克，青盐6克。以上3味共研细末。每次取药末3克，填敷于脐中，上盖姜片，用艾炷灸之。以自觉脐腹内有温暖感为度，隔日1次。具有化瘀通经、散寒止痛的功效。适用于胞宫寒凝瘀滞所致的经期腹痛、拒按、喜温、肢冷。

（11）甘草炮姜散：炙甘草、炮姜各适量。以上2味共研细末，炒热。趁热敷于脐部。具有温经止痛的功效。适用于痛经。

（12）细辛散：细辛适量。以上1味研为细末。敷于脐部，然后用消毒纱布覆盖，再用胶布固定。具有散寒止痛的功效。适用于痛经喜温热之症。

（13）灵脂痛经散：白芷8克，五灵脂15克，炒蒲黄10克，盐5克。以上4味共研细末。于月经前5~7天，取末3克，纳入脐内，上置生姜片，用艾炷灸2~3壮，以脐内有热感为度，然后，药末用胶布固定，月经过后停止。具有活血祛瘀、散寒止痛的功效。适用于寒凝瘀阻所致的痛经。

（14）蛴螬威灵仙饼：蛴螬1条，威灵仙9克，白酒少许。以上前2味烘干，共研细末，加入白酒和匀，做成小药饼。每晚睡前将药饼敷于患者脐部，然后用消毒纱布覆盖，再用胶布固定，次日清晨除去，连用5~7天为1个疗程。具有逐瘀通络止痛的功效。适用于瘀血内阻型痛经。

✳ 315. 如何热敷治痛经

（1）白芷五灵脂散：白芷6克，五灵脂6克，青盐6克。以上3味共研细末，备用。每次取药末3克，填敷于脐中，上盖姜片，用艾炷灸之。以自觉脐腹内有温暖感为度，隔日1次。具有化瘀通经、散寒止痛的功效。适用于胞宫寒凝瘀滞所致的经期腹痛、拒按、喜温、肢冷。

（2）甘草炮姜散：炙甘草、炮姜各适量。以上2味共研细末，炒热。趁热敷于脐部。具有温经止痛的功效。适用于痛经。

（3）香附苏木桃仁散：香附30克，苏木60克，桃仁30克。将苏木、香附烘干，研为细末，过筛；再把桃仁研为细末，混合，调均匀，用黄酒调成膏，烘热。趁热敷阿是、气海、关元穴（下垫一层纱布）。外盖纱布，胶布固定。再加热敷。每日3次，1次30~60分钟。用于痛经。具有温经止痛的功效。适用于痛经。

✱ 316. 如何药熨疗法治痛经

（1）芎归散：川芎、当归各等量。以上2味共研细末，每取10克，炒热。趁热熨脐部，热气透入，血下痛止。具有活血调经止痛的功效。适用于痛经。

（2）葱姜盐熨方：葱白250克，生姜125克，食盐250克。以上3味共炒热，装入布袋中。趁热熨脐部及下腹部，凉后再炒再熨，每次20~30分钟，每天1~2次。具有祛寒通脉止痛的功效。适用于寒凝痛经、喜温畏寒者。

（3）五味醋熨方：当归12克，延胡索20克，红花10克，胡椒6克，蚕沙6克，醋适量。将以上前5味用醋炒热，装入布袋中。热熨痛处。具有活血化瘀、调经止痛的功效。适用于瘀血阻滞型之痛经。

（4）痛经盐醋方：粗盐250克，陈醋50克。将粗盐爆炒，再将陈醋慢慢地洒入，边洒边炒，洒完后再炒片刻，装入布袋。热熨腰和腰骶部。具有理气止痛的功效。适用于经期小腹痛和腰痛者。

（5）菖蒲白芷丁香方：石菖蒲30克，香白芷30克，公丁香9克，精盐500克。以上前3味共研细末，食盐入锅炒至干燥，再将药末和入，拌炒片刻，装入厚毛巾袋中。趁热熨脐部及腹痛部，凉后再炒再熨，每次20~30分钟。具有温经散寒、通经止痛的功效。适用于经前腹痛。

❋317. 如何取嚏治痛经

取嚏疗法，是通过给病人鼻腔以刺激，使之连续不断地打喷嚏，从而达到祛除病邪治疗疾病的一种治疗方法。临床上有抹入取嚏法、吹鼻取嚏法、滴鼻取嚏法、塞鼻取嚏法和探鼻取嚏法5种。

临床观察发现，药物取嚏对痛经有明显疗效，方法：取药用皂荚3份，冰片1份，共研极细末装瓶备用。

凡遇病人痛经时，取药末少许置病人手帕或手掌中，令其捂鼻呼吸，顷刻病人张口收腹，喷嚏频作，继而周身微汗，精神振奋，每天1~2次，一般1~3次痛经可止，一个月经周期为1个疗程，连续1~2个疗程。

中医学认为，痛经多为气滞血瘀、血虚寒凝所为，当以活血散寒、行气止痛为治，皂荚、冰片辛香走窜，可通络开窍，用以取嚏可有效且迅速地鼓动中气，增强内脏压力，起到宣畅气机的作用，故能治疗痛经。但因喷嚏有耗气之弊，故气血虚弱的痛经患者应慎用。

❋318. 如何薄贴治痛经

（1）大黄玄参膏：大黄128克，玄参64克，生地黄64克，当归64克，白芷64克，赤芍64克，肉桂 64克，麻油1000克，以上前7味用麻油炸枯去渣，熬至滴水成珠，加黄丹收膏，取药膏适量，敷于关元穴或痛处，然后用消毒纱布覆盖，再用胶布固定。

（2）益母草桂枝膏：益母草9克，桂枝6克，茯苓9克，白术6克，当归6克，泽泻6克，香附 6克，川芎4.5克，延胡索4.5

克，麻油150克，黄丹120克，以上前9味用麻油炸枯去渣，熬至滴水成珠，加入黄丹，搅匀，收膏，摊于牛皮纸上，每次取膏药1帖，贴敷于脐部或关元穴。

❋ 319. 如何药浴治痛经

（1）三棱莪术浴足方：三棱50克，莪术50克，五灵脂40克，桂枝30克，川芎20克。将以上药物同入锅中，加水适量，煎煮30分钟，去渣取汁，倒入泡足桶中。具有活血化瘀、行气止痛的功效。适用于痛经并有腹部胀痛、经色紫暗夹血块者。先熏蒸后泡足30分钟，每晚1次。于经前10天开始泡足，直至月经结束。

（2）山楂蒲黄浴足方：生山楂50克，蒲黄20克，五灵脂20克，青皮15克，川芎20克。将以上药物同入锅中，加水适量，煎煮30分钟，去渣取汁，倒入泡足桶中。具有活血化瘀、行气止痛的功效。适用于痛经并有腹部胀痛、经色紫暗夹血块者。先熏蒸后泡足30分钟，每晚1次。于经前10天开始泡足，直至月经结束。

（3）香附五灵脂浴足方：香附30克，五灵脂20克，蒲黄20克，延胡索30克，当归15克，桃仁20克，川芎15克。将以上药物同入锅中，加水适量，煎煮30分钟，去渣取汁，倒入泡足桶中。具有活血化瘀、行气止痛的功效。适用于痛经并有腹部胀痛、经色紫暗夹血块者。先熏蒸后泡足30分钟，每晚1次。于经前10天开始泡足，直至月经结束。

（4）益母草玄胡浴足方：益母草100克，延胡索30克，红花15克，桃仁30克，白芷10克。将以上药物同入锅中，加水适量，煎煮30分钟，去渣取汁，倒入泡足桶中。具有活血化瘀、行气止痛的功效。适用于痛经并有腹部胀痛、经色紫暗夹血块者。先熏蒸后泡足30分钟，每晚1次。于经前10天开始泡足，直至月经结束。

（5）艾叶生姜浴足方：艾叶60克，生姜30克，当归15克，川芎20克。将以上药物同入锅中，加水适量，煎煮30分钟，去渣取汁，倒入泡足桶中。具有温经散寒、活血止痛的功效。适用于痛经伴有小腹疼痛、经色暗黑夹血块、畏寒肢冷者。先熏蒸后泡足30分钟，每晚1次。于经前10天开始泡足，直至月经结束。

（6）附子桂枝浴足方：熟附子20克，桂枝30克，延胡索30克，细辛10克。将以上药物同入锅中，加水适量，煎煮30分钟，去渣取汁，倒入泡足桶中。具有温经散寒、活血止痛的功效。适用于痛经伴有小腹疼痛、经色暗黑夹血块、畏寒肢冷者。先熏蒸后泡足30分钟，每晚1次。于经前10天开始泡足，直至月经结束。

（7）丹参小茴香浴足方：丹参60克，小茴香15克，艾叶30克，桃仁20克。将以上药物同入锅中，加水适量，煎煮30分钟，去渣取汁，倒入泡足桶中。具有温经散寒、活血止痛的功效。适用于痛经伴有小腹疼痛、经色黯黑夹血块、畏寒肢冷者。先熏蒸后泡足30分钟，每晚1次。于经前10天开始泡足，直至月经结束。

（8）败酱草知母浴足方：败酱草40克，知母20克，黄柏20克，木香15克，生蒲黄15克，五灵脂20克。将以上药物同入锅中，加水适量，煎煮30分钟，去渣取汁，倒入泡足桶中。具有清热利湿、化瘀止痛的功效。适用于经前或经期腹痛、腹部有灼热感、低热口苦、尿黄便秘者。先熏蒸后泡足30分钟，每晚1次。于经前10天开始泡足，直至月经结束。

（9）红藤垂盆草浴足方：红藤30克，垂盆草40克，败酱草20克，青皮15克，丹参30克。将以上药物同入锅中，加水适量，煎煮30分钟，去渣取汁，倒入泡足桶中。具有清热利湿、化瘀止痛的功效。适用于经前或经期腹痛、腹部有灼热感、低热口苦、尿黄便秘者。先熏蒸后泡足30分钟，每晚1次。于经前10天开始泡足，直至月经结束。

✱320. 如何灌肠治痛经

（1）红藤败酱草灌肠方：红藤、败酱草、白花蛇舌草各15克，三棱、莪术、丹参、延胡索、黄柏、五灵脂、生蒲黄各10克，生大黄6克。将上药加水浓煎取汁100~150毫升。药汁温度为37~40℃，保留灌肠，每日1次，15次为1个疗程。经期停用。具有止痛的功效。适用于包块位于子宫直肠陷凹处者。

（2）桃红没药灌肠方：桃仁、红花、没药、延胡索、小茴香、肉桂、三棱、莪术、枳实各10克。将上药加水浓煎取液100~150毫升。药温降至37~40℃时，保留灌肠，每日1次，3个月为1个疗程。经期停用。具有止痛的功效。适用于子宫内膜异位症及所引起的痛经。

（3）祛痛灵：大黄6克，丹参30克，三棱10克，莪术10克，延胡索15克，香附10克，昆布10克，黄芪12克，桂枝10克。将上药以水煮取药液200毫升。每晚灌肠1次，连续5日，停药1日，月经期暂停，3个月为1个疗程。具有止痛的功效。适用于痛经。

（4）散结止痛汤：桃仁、红花、没药、延胡索、小茴香、肉桂、三棱、莪术、枳实各10克。将上药水煎至100毫升。每晚灌肠1次，3个月为1个疗程。具有止痛的功效。适用于痛经。

（5）活血散结汤：丹参、红藤、三棱、莪术、苏木、皂角刺、牛膝、当归各15克。将上药浓煎100毫升。用灌肠器由肛门注入，每晚1次，经期停用，3个月为1个疗程。具有止痛的功效。适用于痛经。

（6）七厘失笑棱莪汤：七厘散0.3克，失笑散（包煎）15克，莪术15克，三棱15克，皂角刺10克。将上药浓煎100毫升。保留灌肠。每晚灌肠1次，灌肠保留时间以患者忍耐的最长时间为度，3个月为1个疗程。具有止痛的功效。适用于痛经。

✽ 321. 如何阴道塞药治痛经

阴道塞药疗法或称阴道纳药疗法，就是将药物塞入阴道内，以药物的吸收和局部刺激作用治疗痛经的一种方法。可用蛇床子、五倍子、艾叶各15克，公丁香、雄黄、枯矾各9克，麝香0.3克，研细末炼蜜为丸（3克）。使用时将药丸制成条状塞入阴道深部，隔日1丸，连用3丸，对各种痛经均有较好的效果。

✽ 322. 如何药枕治痛经

（1）当归枕：当归1200克，甘松500克，黄芪1000克，白术、茯苓、熟地黄、仙鹤草各500克，大枣200克，葛根100克。上药分别烘干，研成粗末，混匀，装入枕芯，制成药枕，令病人枕药枕。病人应坚持枕疗3个月。具有活血止痛的功效，适用于血虚型痛经。

（2）磁石菊花枕：磁石2000克，生铁落1000克，菊花、葛根各500克，川牛膝200克。将磁石、生铁落打碎；葛根、川牛

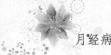

膝一起烘干，研成粗末，菊花烘干，搓碎，诸药混匀，装入枕芯，制成药枕，令病人枕药枕，病人应坚持枕疗3个月。具有止痛的功效，适用于肝火上炎型痛经。

（3）桃叶枕：桃树叶2000克。将上药烘干，搓成粗末，装入枕芯，制成药枕。令病人枕药枕，病人应坚持枕疗3个月。具有活血化瘀止痛的功效，适用于血瘀型痛经。

✳ 323. 经前乳房胀痛患者如何用中药汤药治疗

（1）柴胡疏肝散加减：柴胡9克，炒白芍12克，当归9克，香白芷9克，大川芎9克，橘叶6克，八月札9克，郁金9克，生地黄15克，天花粉10克，生麦芽15克。乳房有块者，加夏枯草9克，橘核6克，露蜂房9克，肝郁化火者，加牡丹皮9克，生栀子9克，月经先后无定期者，加郁金9克，八月札12克。水煎服，每日1剂。具有疏肝解郁通络的功效。适用于肝郁气滞之经行乳房胀痛。

（2）二仙汤加减：仙茅9克，淫羊藿9克，当归9克，巴戟天9克，大白芍12克，柴胡9克，石楠叶10克，枸杞子12克，八月札9克，菟丝子12克，白术10克，知母9克。伴不孕而基础体温提示黄体期升温较低者，加党参12克，黄芪15克，如基础体温提示单相者，可于月经中期加锁阳9克，蛇床子12克，桃仁9克，如有便溏者，加锁阳9克，蛇床子12克，莪术9克。水煎服，每日1剂。具有益肾疏肝通络的功效。适用于肾虚肝郁之经行乳房胀痛。

（3）一贯煎加减：沙参15克，麦冬10克，当归9克，生地黄12克，川楝子12克，枸杞子12克，山茱萸9克，生栀子9克，菟丝子10克。乳胀而有结块者，加夏枯草9克，牡蛎30克（先煎），炙鳖甲12克（先煎），女贞子9克，腰酸较甚者，加杜仲12克，川断9克，怀牛膝9克，阴虚内热便秘者，加制何首乌15克，天花粉9克，经行量多者，加墨旱莲12克，地榆15克。水煎服，每日1剂。具有滋肾养肝通络的功效。适用于肝肾阴虚之经行乳房胀痛。

❋324. 经前乳房胀痛患者如何针灸治疗

（1）毫针：①取穴：内关、中脘、太冲、足临泣。采用泻法。适用于肝气郁滞型患者。②取穴：乳根、肓门、太冲、三阴交。采用平补平泻法。适用于肝肾阴虚型患者。

（2）耳针：取穴：子宫、卵巢、盆腔、肾、内分泌、皮质下、乳腺、胸外。采用毫针刺，中等刺激，每次选3~5穴，留针15~30分钟，每日针1次。

❋325. 经前乳房胀痛如何按摩治疗

（1）常规按摩：揉摩胸胁部，点揉章门、期门、中府、云门等穴各5分钟；顺时针方向摩腹部，按揉气海、天枢、关元各3分钟；按揉肝俞、膈俞、肾俞、八髎各1分钟。

（2）耳穴按摩：取肝、肾、胸椎、内生殖器、内分泌等穴，施以压、掐、捻手法强刺激3~5分钟，每日2次。

（3）手足穴按摩：点揉手掌侧太渊、鱼际、子宫点。点按足部涌泉，背侧行间、太冲等穴。推手部掌面掌根关节及掌骨间隙，擦掌根，点揉肺区、肾区、生殖区。按推足部反应区胸膈、生殖、卵巢、子宫、肾区，推揉脊椎系。

✱326. 经前乳房胀痛如何熏蒸治疗

（1）马鞭草60克，土牛膝40克，鲜橘叶30克，苏木20克。水煎趁热熏洗，每日2~3次。

（2）透骨草、泽兰、丝瓜络、芒硝、乳香、没药、红花、川芎、香附、连翘、瓜蒌、鸡血藤、生大黄各15克。共为细末，以纱布袋包裹，置蒸笼内蒸热后热熨乳房，每次40分钟，每日1~2次。

✱327. 经行头痛患者如何用中药汤药治疗

（1）八珍汤加味：当归15克，川芎10克，白芍10克，熟地黄15克，人参3克，白术10克，茯苓10克，炙甘草6克，枸杞子10克，何首乌10克。水煎服，每日1剂。具有养血益气的功效。适用于血虚型经行头痛。

（2）杞菊地黄丸加味：熟地黄15克，山药10克，泽泻10克，牡丹皮10克，茯苓10克，枸杞子10克，菊花6克，苦丁茶10克，夏枯草10克，白蒺藜10克。水煎服，每日1剂。具有养阴清热、柔肝息风的功效。适用于肝火型经行头痛。

（3）通窍活血汤：赤芍15克，川芎10克，桃仁20克，红花5克，老葱根5克，麝香0.1克（绢包），生姜6克，大枣6枚。水煎服，每日1剂。具有调气活血、化瘀通络的功效。适用于血瘀型经行头痛。

✿328. 经行头痛如何按摩治疗

（1）用拇指点揉太阳穴。

（2）点揉百会穴。

（3）推揉风池穴。

（4）分推天庭。

（5）以五指分开，自前向后像梳头一样推按头皮。

（6）以手指无规律地叩击头部。

以上动作，每天早、晚各1次。

✿329. 经行头痛患者如何针灸治疗

（1）毫针：取太阳、合谷、外关、百会、风池、印堂。每次取2~3穴，用平补平泻法针刺，中强度刺激以止痛。

（2）耳穴埋藏：取额、脑点、皮质下、枕、神门。每次取2~3穴针刺，或用王不留行子贴压。

✿330. 经行头痛如何药枕治疗

（1）取桃叶2000克，蒸热烘干，搓碎装入枕芯中，做成药枕。让血瘀型患者睡眠时枕头。

（2）取菊花1000克，川芎400克，牡丹皮200克，白芷200克，竹叶500克。以上5味共研细末，装入枕芯中，做成药枕。让肝火型患者睡眠时枕头，可持续用半年以上。

（3）取当归1200克，甘松、白术、茯苓、熟地黄、仙鹤草各500克，黄芪1000克，大枣200克，葛根100克。上药分别烘干，研成粗末，装入枕芯中，做成药枕。让血虚型患者睡眠时枕头。

✱ 331. 经行头痛患者如何敷贴治疗

（1）取3克川芎，3克白芷，15克大葱。以上前2味研成细末，再与大葱共捣如泥。敷贴于太阳穴。

（2）取6克细辛，6克白芷，6克天花粉，6克生石膏。以上4味研极细粉，水泛为丸如绿豆大小。每次取1丸塞入鼻孔内，头痛者交替塞入左、右鼻孔，偏左头痛者塞入右鼻孔，偏右头痛者塞左鼻孔。每日用药1次，汗出见效。

（3）取30克胡椒，30克百草霜，适量葱白。以上前1味研为极细末，加入百草霜混匀，装瓶收贮；用时取6克药末与葱白一同捣烂成泥状，敷于脐部，外用消毒纱布覆盖，再用胶布固定。并让患者吃热粥，覆被而卧，以助发汗而痛止。

（4）取3克川芎，3克花椒壳，1克薄荷脑，适量葱白。以上前2味研成细末，然后加入薄荷脑研碎和匀，再将葱白捣碎绞取汁液，与药末和匀制成2个药饼。将药饼贴敷于两侧太阳穴，外用胶布固定，通常敷药后10分钟后症状减轻，4小时后取下药饼。

（5）取适量朴硝，研极细粉。每次取少许药末吹入鼻孔中，头痛者交替塞入左、右鼻孔，偏左头痛者吹入右鼻孔，偏右头痛者吹入左鼻孔。每日用药1~2次。

（6）取9克香白芷，3克郁金，9克薄荷，3克芒硝，6克石膏。以上5味研为细末，每次用药棉裹少许药末，交替塞入左、右鼻孔，每日用药1次。

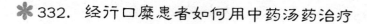

✳ 332. 经行口糜患者如何用中药汤药治疗

（1）导赤散加减：生地黄15克，玄参15克，竹叶10克，川黄连6克，牡丹皮10克，黄柏10克，丹参15克，泽泻10克，川楝子10克，甘草10克。便结加大黄，腰酸选加女贞子、枸杞子、墨旱莲；糜烂周围肿胀疼痛，选加赤芍、桃仁、红花，有脓性分泌物，选加金银花、连翘、土茯苓、大青叶等。水煎服，每日1剂。具有清心养阴的功效。适用于心火内炽型经行口糜。

（2）泻黄散加减：黄芩10克，黄柏10克，石膏20克，生地黄12克，栀子10克，大黄6克，麦冬12克，川楝子10克。口干加石斛、沙参，苔厚腻加藿香、佩兰；胸闷加枳壳。水煎服，每日1剂。具有泄脾清胃生津的功效。适用于脾胃热逆型经行口糜。

（3）清胃散加减证：石膏25克（先煎），知母10克，黄芩10克，石斛15克，大黄8克，当归10克，牡丹皮10克，川楝子10克，升麻5克，生地黄15克。呕逆加竹茹、枳壳；咽干加麦冬、玄参；糜烂处肿痛，加红花、赤芍。水煎服，每日1剂。具有泄火养阴的功效。适用于阳明火升型经行口糜。

（4）十全大补丸加减：党参10克，当归10克，白术10克，淫羊藿10克，茯苓12克，川芎5克，白芍12克，广木香5克，肉桂5克，炙甘草5克。腹冷便溏选加干姜、吴茱萸，浮肿加车前子，并重用党参、白术；寒甚加附片；经少加桃仁、红花。水煎服，每日1剂。具有扶脾益气温肾的功效。适用于脾肾阳虚型经行口糜。

✳333. 经行口糜患者如何敷贴治疗

（1）取适量细辛，研成细末，用茶水调成糊，敷于脐部，每日更换。

（2）取适量锡类散，敷患处。

✳334. 经行发热患者如何用中药汤药治疗

（1）补中益气汤加减：黄芪15克，白术10克，陈皮6克，升麻9克，柴胡6克，当归9克，仙鹤草30克，党参12克，炙甘草3克，炒白芍10克，防风9克。发热形寒、营卫不和者，加桂枝6克，大枣10枚，去党参、升麻；经行量多色淡者，加荆芥炭9克，墨旱莲15克，生地炭15克，阿胶（烊冲）9克。水煎服，每日1剂。具有补中益气除热的功效。适用于气虚型经行发热。

（2）青蒿鳖甲汤加减：青蒿10克，炙鳖甲（先煎）12克，生地黄12克，肥知母9克，地骨皮10克，牡丹皮10克，银柴胡9克，玄参12克，麦冬10克，秦艽10克，白薇10克，生甘草3克。低热口干、汗出热不退者，为气阴两虚，加党参12克，五味子9克，沙参12克，金银花9克，去黄芪、鳖甲、玄参；烦躁失眠者，加黄芩9克，栀子9克，夜交藤15克，柏子仁9克或炒枣仁9克。水煎服，每日1剂。具有滋阴养血清热的功效。适用于阴虚型经行发热。

（3）清经散加减：牡丹皮12克，地骨皮12克，生白芍10克，熟地黄10克，青蒿9克，黄柏9克，茯苓10克，荆芥穗9克，麦冬9克，墨旱莲15克，生地榆12克，黄芩9克，当归9克。经行腹胀腹痛拒按者，加红藤12克，败酱草12克，生蒲黄12克（包煎），去墨旱莲、地榆；尿赤者，加六一散9克（包煎），知母

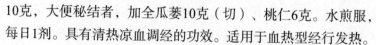

10克，大便秘结者，加全瓜蒌10克（切）、桃仁6克。水煎服，每日1剂。具有清热凉血调经的功效。适用于血热型经行发热。

（4）桃红四物汤加减：桃仁9克，红花6克，当归9克，川芎6克，赤芍10克，熟地黄10克，川楝子10克，延胡索10克，红藤15克，败酱草12克，牡丹皮10克。瘀热重者，加蒲公英30克，金银花9克。发热无汗者，加薄荷5克（后下）；瘀热便结者，加生大黄6克（后下）；腹痛甚者，加炙乳香、没药各6克，延胡索改为20克。水煎服，每日1剂。具有活血化瘀除热的功效。适用于瘀热型经行发热。

❋ 335. 经行不寐患者如何用中药汤药治疗

（1）天王补心丹加减：党参10克，玄参10克，丹参10克，茯神10克，远志5克，五味子6克，当归10克，天冬、麦冬各10克，酸枣仁9克，生地黄15克，柏子仁10克。经量多者，加墨旱莲15克，心烦者，加生栀子10克，八月札10克，热盛伤阴者，加川黄连1.5克，阿胶9克（烊冲），鸡子黄1枚（冲）。水煎服，每日1剂。具有养阴清火宁神的功效。适用于阴虚火旺型经行不寐。

（2）龙胆泻肝汤加减：龙胆草5克，生栀子10克，赤芍10克，牡丹皮6克，泽泻12克，茯苓10克，夜交藤12克，远志6克，川黄连2克，丹参12克。心悸乳胀者，加麦冬15克，郁金10克，磁石30克（先煎），酸枣仁10克，头痛头胀者，加钩藤12克，菊花6克。水煎服，每日1剂。具有清肝泻火安神的功效。适用于心肝火旺型经行不寐。

（3）归脾汤加减：党参10克，黄芪15克，白术10克，茯神10克，酸枣仁10克，夜交藤12克，当归10克，远志6克，木香

6克，砂仁3克（后下），龙眼肉10克。经血多者，加阿胶9克（烊冲），生蒲黄12克（包煎）；腰酸耳鸣者，加川断9克，桑寄生12克，紫石英15克，巴戟天9克。水煎服，每日1剂。具有健脾养心宁神的功效。适用于心脾失养型经行不寐。

❋ 336. 经行不寐如何针灸治疗

（1）体穴：神门、内关、足三里、心俞、脾俞、肾俞、三阴交。每次取3~4穴针刺，或艾灸。

（2）耳穴：皮质下、脑点、神门、心、交感穴。每次取2~3穴针刺，或用王不留行子贴压。

❋ 337. 经行情志异常患者如何用中药汤药治疗

（1）甘麦大枣汤加味：炙甘草、酸枣仁、柏子仁、茯神各10克，淮小麦30克，大枣5枚，远志6克，石菖蒲6克，龙齿15克，百合12克。水煎服，每日1剂。具有养心安神的功效。适用于心血不足型经行情志异常。

（2）丹栀逍遥散加减：炒栀子、牡丹皮、茯神、甘松、郁金各10克，远志8克，黄连3克，珍珠母、龙齿（先煎）各30克，朱灯心3扎，柴胡9克。水煎服，每日1剂。具有清肝解郁安神的功效。适用于肝郁化火型经行情志异常。

（3）黄连温胆汤加味：川黄连2克，茯苓、制半夏、竹茹、郁金、磁石滚痰丸（吞）各10克，陈皮、远志、石菖蒲各8克，枳壳6克，炙甘草5克。水煎服，每日1剂。具有理气化痰开窍的功效。适用于痰蒙心窍型经行情志异常。

（4）桃核承气汤加味：桂枝6克，桃仁10克，大黄（后入）、芒硝（冲）各3克，甘草3克，益母草10克，木香8克，生山楂15克，丹参30克。水煎服，每日1剂。具有活血化瘀、攻下通便的功效。适用于瘀血上扰型经行情志异常。

❀ 338. 经行情志异常如何针刺治疗

（1）毫针：①取穴：肝俞、心俞、内关、神门、三阴交。采用泻法的功效。适用于肝郁气滞型患者。②取穴：人中、内关、百会、大陵、丰隆、十宣。采用泻法的功效。适用于痰火上扰型患者。③取穴：肝俞、肾俞、关元、气海、三阴交。采用补法，并加艾灸的功效。适用于气血虚弱型患者。

（2）耳针：取穴：脑点、脑子、颈、神门、子宫、卵巢、肾、内分泌、皮质下。耳针埋穴。

❀ 339. 经行情志异常如何药枕治疗

（1）取柴胡、乌药、合欢、旋覆花各500克，香附、木香、当归、川芎、佩兰各400克，上药一起烘干，研成粗末，装入枕芯枕头。适用于肝气郁结患者。

（2）取朴硝、明矾、磁石各500克，生大黄300克，厚朴、全瓜蒌、枳实各200克，上药诸石打碎，余药烘干，共研粗末，混匀，装入枕芯枕头。适用于痰火上扰型经行情志异常。

❀ 340. 经行情志异常如何敷贴治疗

取甘遂、大戟、黄连、艾叶、石菖蒲各10克，白芥子6克，共研细末，取适量敷贴于神阙穴，盖以纱布，胶布固定。每日1次。适用于经期出现癫狂症状者。

✳ 341. 经行情志异常如何吹鼻治疗

取牙皂、细辛各6克，樟脑1.5克，以上3药混合研成细末，每次3克，吹入两侧鼻孔，取嚏。吹鼻15分钟后开始呕吐痰涎。该法尤适用于痰蒙心窍型经行情志异常。

✳ 342. 经行情志异常如何塞鼻治疗

取牙皂、细辛、白芷、藜芦各10克，煎汁去渣，将小纱布条浸泡于药汁中，取出塞入一侧鼻腔中。若鼻腔中出现分泌物后要及时取出纱条，使之流出，然后重新塞入。

✳ 343. 经行情志异常如何滴药治疗

取甘遂、鹅不食草、白芷各10克，藜芦6克，冰片5克，前4味药加水煎至50毫升，溶入冰片，装入滴眼液瓶中，点滴于鼻腔中4~5滴，每日3次。

✳ 344. 经行情志异常如何药浴治疗

取透骨草、礞石（先煎）各20克，石菖蒲、远志、郁金、胆南星、茯苓、法半夏各10克，上药煎好后去渣，将纱布浸泡于药汁中，使之湿透。取出，温度适中后湿敷于患者神阙、气海、关元穴处15分钟。然后湿敷于心俞穴15分钟，每日1次。

✿ 345. 经前面部痤疮患者如何用中药汤药治疗

（1）龙胆泻肝汤加减：龙胆草5克，生栀子9克，茵陈10克，生薏苡仁10克，黄芩10克，泽泻12克，萆薢10克，丹参10克，荆芥6克，生甘草5克。面部痤疮多而瘙痒者，加赤芍12克，玄参12克，土茯苓12克，地肤子12克，便秘热重者，加生大黄5克（后下），金银花9克，苔黄厚腻者，加川朴12克，石斛10克，月经淋漓不净者，加荆芥炭9克，生地榆15克，墨旱莲12克。水煎服，每日1剂。具有清热利湿的功效。适用于肝脾湿热型经行面部痤疮。

（2）泻白散加味：地骨皮、桑白皮、枇杷叶各12克，黄芩、连翘、牡丹皮各9克，桔梗6克，生甘草3克。水煎服，每日1剂。具有清泻肺热的功效。适用于肺经郁热型经行面部痤疮。

（3）丹栀逍遥散加减：牡丹皮、炒栀子、赤芍、生大黄、连翘各9克，柴胡、郁金各6克，合欢皮、茵陈各12克。水煎服，每日1剂。具有清火解郁的功效。适用于肝郁化火型经行面部痤疮。

✿ 346. 经前面部痤疮患者如何针刺治疗

（1）毫针：取穴：灵台、委中、合谷。肺经风热配大椎、肺俞；脾胃积热配足三里、三阴交。方法：上穴均施泻法，出针后挤针孔出血少许。

（2）耳针：取穴：内分泌、交感、皮质下、神门、肾上腺、脑点。方法：每次选用2~3穴。将撳针刺入，胶布固定并按压。15日为1个疗程。起针后在另一侧耳穴行针。

（3）三棱针：取穴：双侧耳背近耳轮处明显的血管。方法：局部消毒后用三棱针刺入，放血5~10滴，盖上消毒敷料。1次为1个疗程，未愈者间隔1周后，另选一根血管放血。

✳347. 经前面部痤疮患者如何针灸治疗

取穴：大椎、肺俞、膈俞。

方法：用大号玻璃火罐，以闪火法迅速拔在穴位上。亦可用三棱针点刺大椎出血，用毫针针刺肺俞、膈俞后再加拔火罐。留罐10~15分钟，每日1次，10~15日为1个疗程。

✳348. 经前面部痤疮患者如何药浴治疗

（1）枇杷叶煎汤，擦洗面部，每日2~3次。

（2）丝瓜水擦洗面部。

（3）取野菊花240克，朴硝480克，花椒、枯矾各120克，上药分作7份，每次1份，加水适量煮沸后倾入容器内先熏后洗患处。每日1~2次，每次20分钟，7日为1个疗程。

✳349. 经前面部痤疮患者如何敷贴治疗

（1）取白石脂、白蔹、苦杏仁各30克，研为细末，用鸡蛋清调，敷患处。

（2）取大黄、硫黄等分为末，以凉水调敷患处。

（3）取白芷、白及、辛夷各6克，共研细末，水调成糊状，敷患处。

（4）取轻粉、黄芩、白花、白附子、防风各3克，研为

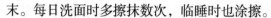

末。每日洗面时多擦抹数次，临睡时也涂擦。

（5）取防风、樟脑各6克，冰片、水银各1.5克，大枫子、胡桃仁各9克，将上药捣烂，用布包上，随时擦用。

（6）取丹参、白芷、野菊花、腊梅花、金银花、月季花、大黄各9克，煎水，以纱布蘸取药液热敷患处，每日2~3次，每次20分钟。

❋350. 经前面部痤疮患者如何药枕治疗

（1）取桑叶500克，薄荷200克，菊花400克，蝉衣100克。上药分别快速烘干，共研粗末，装入枕芯枕头。适用于肺经郁热者。

（2）取黄连、黄柏、黄芩、紫荆皮、雄黄各500克，栀子、桑白皮、牡丹皮各400克，蔓荆子、青黛各300克，冰片20克，上药除冰片外，分别烘干，研成细末，兑入冰片，和匀，装入枕芯枕头。适用于肝脾湿热者。

❋351. 经行风疹患者如何用中药汤药治疗

（1）当归饮：当归、生地黄、白蒺藜、白芍、川芎、荆芥、防风各10克，制何首乌15克，黄芪12克，甘草9克。方中可加蝉衣、白鲜皮各10克，以祛风止痒；伴有燥热者加牡丹皮10克，紫草12克，以凉血清热；瘙痒重者加僵蚕10克，以止痒；大便干者加胡麻仁10克，当归12克，黑芝麻15克，以养血润肠通便。水煎服，每日1剂。具有养血祛风的功效。适用于血虚型经行风疹。

（2）消风散：荆芥、当归、生地黄、煅石膏各12克，防风、苦参、炒苍术、蝉蜕、牛膝各10克，木通、升麻、知母、甘草各6克。方中可加白蒺藜、白鲜皮各12克，以祛风止痒；风邪偏盛者加浮萍、威灵仙各10克，以祛风；热邪偏盛者加黄芩10克，以清热。水煎服，每日1剂。具有疏风清热的功效。适用于风热型经行风疹。

（3）桃红四物汤加味：生地黄、豨莶草各15克，当归、凌霄花、荆芥各8克，川芎6克，赤芍、牡丹皮、桃仁各10克，红花5克，紫草20克。水煎服，每日1剂。具有活血祛风的功效。适用于血瘀型经行风疹。

❋352. 经行风疹患者如何针灸治疗

（1）取穴：①风门、膈俞、脾俞；②气海、血海、足三里。方法：两组穴位每日一组轮流交换拔罐。适用于血虚型患者。

（2）取穴：风门、风池、曲池、膈俞、血海。方法：先用三棱针点刺同一侧的穴位，用闪火法拔5分钟。第二日则取另一侧穴位。两侧交替进行。适用于风热型患者。

（3）取穴：①肝俞、膈俞；②期门、关元、血海、三阴交，每日1次，每次1组，交替进行。适用于血瘀型患者。

（4）艾条灸：取穴：曲池、合谷、血海、风市、三阴交、大椎。方法：每穴灸5~10壮，每日2次。适用于风热型者。

❋353. 经行风疹患者如何药浴治疗

（1）取地肤子、苍耳草各60克。水煎洗。

（2）取夜交藤200克，苍耳子、白蒺藜各100克，白鲜皮、蛇床子各50克，蝉蜕20克，上药加水5000毫升，煎煮20分钟后，趁热先熏患处，待药液温后，用毛巾外洗患处，每剂可洗3~5次，一般熏洗2小时后全身风团消退。

（3）取桂枝15克，鸡血藤30克，大黄10克，地肤子20克，加水后煎30分钟，用药汁熏洗患处，每日1~2次，每次20分钟。

✳ 354. 经行风疹患者如何敷脐治疗

取苦参30克，防风15克，氯苯那敏30克，将上药各自单独研为细末，临用时各取10克混合均匀，填入脐窝，以纱布覆盖，胶布固定。每日1次，10日为1个疗程。

✳ 355. 经行吐衄患者如何用中药汤药治疗

（1）清肝引经汤加减：当归10克，生白芍15克，生地黄12克，牡丹皮10克，生栀子10克，黄芩10克，川楝子10克，茜草12克，川牛膝10克，生甘草3克，墨旱莲12克。肝火旺盛、急躁易怒者，加龙胆草5克，郁金9克，麦冬12克，便秘者，加生大黄3克（后下）。水煎服，每日1剂。具有清肝泻火，调经止衄的功效。适用于肝经郁火型经行吐衄。

（2）顺经汤加减：当归10克，生地黄15克，牡丹皮9克，大白芍15克，沙参10克，茯苓10克，荆芥炭6克，川牛膝10克，藕节炭10克，芡实12克，白薇10克。出血量多者，加百草霜30克，茜草炭12克，三七末3克（吞服）；肾阴虚相火上亢，见目赤口干、头痛耳鸣者，加知柏地黄丸9克（分吞）。水煎服，每日1剂。具有滋肾润肺、调经止衄的功效。适用于肺肾阴虚型经行吐衄。

❋356. 经行吐衄患者如何针灸治疗

（1）毫针：取穴：①风池、太冲、上星、迎香。②太溪、三阴交、列缺、风池、迎香。方法：①组穴用泻法的功效。适用于肝经郁热型患者；②组穴用补法，适用于肺肾阴虚型患者。

（2）耳针：取穴：内鼻、肾上腺、神门、肾、子宫、卵巢、皮质下、内分泌。方法：每次选3~5穴，毫针刺，用中度刺激，每日1次，每次留针15~30分钟。

❋357. 经行吐衄患者如何敷贴治疗

（1）令病人仰卧，头低位，额部用冷毛巾敷。同时用手拇指按压迎香穴。

（2）用药棉浸京墨塞于鼻孔。同时令病人仰头坐位，冷敷额部。

（3）取大蒜31克，捣烂如泥，包两脚心，鼻有蒜气时即效。

（4）取黄柏、牡丹皮、栀子、广郁金各15克，大蒜适量，共捣烂作饼状，敷贴在患者的双脚涌泉穴及神阙穴。

（5）取炙鸡内金、赤石脂、煅龙骨各6克，黄柏、枯矾各10克，蚕茧衣5克，上药共研极细末，先用冷开水将脐部洗净擦干，再将药末适量掺入脐内，并用消毒纱布包扎。每日早晚各1次，直到痊愈。

🌸 358. 经行泄泻患者如何用中药汤药治疗

（1）参苓白术散加减：党参10克，黄芪15克，炒白术12克，茯苓15克，桔梗6克，陈皮6克，炮姜5克，淡吴萸6克，淮山药12克，六神曲12克。经行量多者，加仙鹤草30克，花蕊石15克，腹胀者，加木香9克，枳壳9克，纳少者加砂仁3克（后下），木香6克，脾阳虚甚者，加附子6克（先煎）。水煎服，每日1剂。具有健脾止泻的功效。适用于脾气虚弱型经行泄泻。

（2）痛泻要方加减：炒白术12克，炒白芍9克，防风炭6克，陈皮6克，柴胡9克，吴茱萸3克，木香6克，茯苓10克，生姜3克，炙甘草3克。胁痛者，加郁金9克，八月札10克，月经先后无定期、量少者，加女贞子10克，淫羊藿10克，佛手片9克，苔腻者，加川朴10克，枳壳9克，山楂炭10克。水煎服，每日1剂。具有抑肝健脾的功效。适用于肝旺脾弱型经行泄泻。

（3）健固汤合四神丸加减：党参12克，炒白术10克，茯苓12克，炮姜炭9克，补骨脂12克，肉豆蔻10克，巴戟天10克，肉桂5克（后下），炙甘草3克，大枣10枚。大便久泻不止者，加诃子9克，乌梅肉10克，禹余粮12克，月经失调、腰酸膝软者，加淫羊藿10克，巴戟天10克，怀牛膝9克，经量少者，加益母草12克，香附9克。水煎服，每日1剂。具有温肾健脾的功效。适用于脾肾两虚型经行泄泻。

🌸 359. 经行泄泻患者如何针灸治疗

（1）取足三里、肾俞、大肠俞等穴，温针或艾灸，每日1次，每次选2穴，交替选穴。用于脾虚或脾肾两虚之泄泻。

（2）取大肠、小肠等耳穴，每次针刺或用王不留行子贴压。

✳360. 经行泄泻患者如何敷贴治疗

（1）取大青盐500克，川椒、丁香各30克。炒热后熨腹部。

（2）取五倍子研粉，醋调敷脐（上方适用于脾肾两虚者）。

（3）取肉桂粉、黄酒各适量，调敷脐部。

（4）取吴茱萸、白胡椒各等份为末，黄酒调后敷脐（上方适用以肾虚为主者）。

✳361. 经行浮肿患者如何用中药汤药治疗

（1）五皮饮加减：白术15克，茯苓皮10克，陈皮6克，生姜皮5克，大腹皮12克，冬葵子12克，当归10克，白芍10克，木香6克，桂枝5克。浮肿甚，伴乏力者，加党参10克，黄芪12克；大便溏薄者，去当归，加山药10克，扁豆衣10克，肉桂2.5克（后下）；经行量多者，加仙鹤草30克，墨旱莲15克，黄芪15克，小蓟草12克，生蒲黄12克（包煎）。水煎服，每日1剂。具有健脾渗湿，调经消肿的功效。适用于脾虚型经行浮肿。

（2）真武汤加减：茯苓20克，白术15克，白芍12克，熟附片9克（先煎），生姜9克，淫羊藿10克，巴戟天10克，猪苓12克，当归9克，泽泻10克，小茴香6克，陈皮6克。腰骶冷痛较甚者，加杜仲10克，菟丝子12克，鹿角胶12克（烊冲）、怀牛膝9克；大便溏薄者，去当归，加丹参10克，赤芍12克，以调经；乏力者，加黄芪15克，党参12克。水煎服，每日1剂。具有温肾

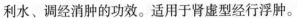

利水、调经消肿的功效。适用于肾虚型经行浮肿。

（3）天仙藤散加减：天仙藤15克，制香附9克，陈皮6克，甘草3克，乌药10克，木瓜9克，生姜皮9克，槟榔10克，桑白皮12克，当归10克，白术9克，川芎6克。经前乳胀者，加柴胡9克，八月札9克，郁金9克；经行不畅，少腹胀痛者，加赤芍12克，泽兰叶10克，红花6克，路路通9克，浮肿较严重者，加泽泻12克，车前子10克（包煎），防风9克。水煎服，每日1剂。具有健脾理气、调经消肿的功效。适用于气滞型经行浮肿。

❋362. 经行浮肿患者如何针灸治疗

（1）毫针：取地机、合谷、三阴交、血海、水分穴，用泻法。每日1次或隔日1次，适用于气血阻滞型经行水肿者。

（2）耳针：取膀胱、肾上腺、子宫、肾皮质下等穴。每日选上穴3~5个，取毫针中度刺激，留针30分钟，每日或隔日1次。

（3）耳穴压迫法：取穴同上。每次选3~4穴，用王不留行子在上述穴位贴压，每日按3~5分钟，每日行2~3次按穴。

（4）灸法：取肾俞、气海、中极、三阴交等穴。每次取3穴，每穴用艾条灸或熏5~7分钟，每日1次，7次为1个疗程。适用于肾虚患者。

❋363. 经行便血患者如何用中药汤药治疗

（1）脏连丸加减：生地炭15克，山茱萸9克，当归9克，炒白芍9克，牡丹皮9克，地榆15克，槐花炭12克，墨旱莲12克，黄柏9克。经少不畅伴痛经者，加生蒲黄12克（包煎），败酱草

15克，口干苔黄腻者，加川朴10克，麦冬12克，大便秘结者，加天花粉12克，火麻仁9克，或生大黄5克（后下）。水煎服，每日1剂。具有清热凉血止血的功效。适用于脏热型经行便血。

（2）补中益气汤加减：黄芪15克，党参12克，炒白术15克，大白芍12克，陈皮6克，升麻6克，柴胡6克，当归身10克，仙鹤草30克，地榆炭12克，灶心土30克（包煎）。出血量多者，加阿胶10克（烊冲），花蕊石15克，牛角鰓12克；脏虚挟热者，加麦冬12克，牡丹皮9克；有腹痛者，加延胡索12克，生蒲黄12克（包煎）。水煎服，每日1剂。具有补中益气止血的功效。适用于脏虚型经行便血。

❋364. 经行便血如何灌肠治疗

取仙鹤草、地榆、白及各30克，水煎成200毫升浓缩汁，保留灌肠。

❋365. 经行便血患者如何敷脐治疗

取槐花6克，川芎3克，当归3克，黄连6克。以上4味混匀，取其3/4加水煎汤，余下部分共研细末。先用药液反复洗抹患者的脐部和肛门处，再将药末敷于脐部，然后用消毒纱布覆盖，再用胶布固定。

❋366. 经行尿感患者如何用中药汤药治疗

（1）八正散加减：生地黄12克，牡丹皮10克，赤芍9克，生栀子10克，萹蓄12克，金银花9克，石斛10克，瞿麦12克，木通6克，生甘草5克。热毒盛者，加蒲公英15克，败酱草15克，带多色黄者，加椿根皮12克，黄柏9克，知母10克，伴滴虫感染者，加蛇床子12克，龙胆草9克，伴真菌感染者，加土茯苓15克，苦参9克，去瞿麦，伴尿血者，加小蓟草15克，茜草12克。水煎服，每日1剂。具有清热利湿通淋的功效。适用于湿热下注型经行尿感。

（2）知柏地黄丸加减：知母10克，黄柏10克，生地黄12克，泽泻12克，牡丹皮9克，茯苓10克，山茱萸9克，金银花9克，生甘草3克，萹蓄12克。尿赤、口舌生疮者，加淡竹叶9克，琥珀末3克（分吞）。水煎服，每日1剂。具有滋阴降火通淋的功效。适用于阴虚火旺型经行尿感。

✳ 367. 经行尿感患者如何针灸治疗

（1）毫针：取穴：膀胱俞、中极、阴陵泉、行间、太溪。发热加合谷、外关、大椎；有泌尿系结石者加委阳、然谷；尿血加血海、三阴交；气虚排尿乏力者加灸气海、水道；小便混浊如膏加灸气海俞、百会。刺法：针用泻法或补泻兼施，虚证酌用灸法。

（2）耳针：取穴：膀胱、交感、肾上腺等。刺法：强刺激。每次取2~3穴，留针20~30分钟，每日1次，10次为1个疗程。

✳ 368. 经行尿感如何药浴治疗

（1）取蛇床子30克，苦参15克，煎水，坐浴。
（2）取土茯苓30克，萆薢15克，煎水，坐浴。

（3）取败酱草60克，煎水，坐浴。

�֍ 369. 经行身痛患者如何用中药汤药治疗

（1）当归补血汤加减：当归10克，炙黄芪、鸡血藤、夜交藤各20克，炒白芍、枸杞子各12克。水煎服，每日1剂。具有补气益血、柔筋止痛的功效。适用于气血虚弱型经行身痛。

（2）蠲痹汤加味：羌活、独活、海风藤各12克，桂枝、秦艽、当归各9克，川芎、炙甘草、乳香、木香各5克，桑枝30克，细辛4克。水煎服，每日1剂。具有散寒祛湿、和血通络的功效。适用于寒湿型经行身痛。

（3）益肾缓带汤：补骨脂、葫芦巴、杜仲、胡桃肉、桑寄生、白芍各12克，小茴香、炙甘草各4.5克，九香虫、川断各10克。水煎服，每日1剂。具有益肾气、缓带脉的功效。适用于带脉虚弱型经行身痛。

�֍ 370. 经行身痛患者如何针灸治疗

（1）毫针：①取穴：肾俞、腰阳关、命门、委中。方法：用补法的功效。适用于带脉虚弱型患者。②取穴：曲池、肩髃、手三里、足三里、阳陵泉、风市、肾俞、阿是穴。方法：用泻法或先针后灸的方法。适用于寒湿型患者。

（2）艾灸：取川乌、防风、白芷、穿山甲（炒）各9克，麝香0.9克，陈艾绒30克，细辛6克，共研极细末，用纸卷成条，点燃，隔布灸痛处。适用于寒湿型患者。

（3）耳针：取穴：子宫、内分泌、神门。每次取2~3穴针刺，或埋针治疗。

❋371. 经行身痛患者如何敷贴治疗

取肉桂、干姜各120克，白胡椒、细辛各60克，公丁香、生川乌、生草乌、甘松各30克，研为细末，蜂蜜500克炼成膏，将药末纳入蜜膏内，拌匀，将药摊在白布上，贴痛处。适用于寒湿型患者。

❋372. 经行身痛患者如何熨烫治疗

取吴茱萸300克粉碎为末，过筛，加酒拌匀放锅内炒热，搅成糊状，熨于痛处，冷后即换。

❋373. 经行身痛患者如何药浴治疗

取干萝卜叶子100克，先洗净尘土，然后放在澡盆里用温开水泡开，再加热水洗澡。

❋374. 经行眩晕患者如何用中药汤药治疗

（1）杞菊地黄汤合钩藤汤加减：枸杞子12克，菊花10克，生地黄12克，泽泻10克，牡丹皮10克，沙苑子12克，何首乌12克，钩藤12克，天麻10克，郁金10克。躁怒失眠，选加栀子、黄连、夏枯草；心悸加枣仁，胁胀、郁闷、欲呕，选加柴胡、橘叶、川楝子、玫瑰花、竹茹。水煎服，每日1剂。具有滋养肝肾的功效。适用于肝肾阴虚型经行眩晕。

（2）归脾汤加减：黄芪12克，枸杞子12克，党参12克，白术10克，当归10克，广木香6克，白芍15克，熟地黄10克，何首乌12克，炙甘草5克。心悸失眠加龙眼肉、枣仁，血多选加茜草、墨旱莲、艾叶炭，血少加桃仁、红花。其他选用药：鸡血藤、丹参、桑椹子等。水煎服，每日1剂。具有补气养血的功效。适用于气血两虚型经行眩晕。

（3）二陈汤加减：半夏10克，陈皮10克，茯苓1.2克，胆南星10克，厚朴10克，佩兰10克，当归10克，石菖蒲10克，川芎6克，苍术10克。呃逆加竹茹，形寒选加附片、干姜、肉桂，浮肿加车前子，便溏加白术、山药，烦热加黄芩、黄连，心悸加远志。水煎服，每日1剂。具有祛痰降浊的功效。适用于痰湿阻中型经行眩晕。

❋375. 经行眩晕如何按摩治疗

（1）抹额。以两手示指屈成弓状，示指的末节桡侧紧贴前额正中，由中央向两侧分向抹至两侧太阳穴，约30次，以酸胀为宜。

（2）抹颞。以两手拇指桡侧面紧贴两侧太阳穴，由前上向后下推抹至耳上方，约30次，以酸胀为宜。

（3）按揉风池。以两手拇指面紧按两侧风池穴，适当用力做旋转按揉，约30次，以酸胀为宜。

（4）振耳击顶。两手掌心紧贴两耳，做有节奏地一放一收动作，约30次；随后以掌心轻拍头顶，约10次。

（5）擦后脑。用手掌心紧贴后脑，做由上向下推擦，约50次。以热为度。

（6）按神门穴。用拇指轻按揉神门穴，左右同之，各300次。

（7）按揉内关。用拇指与示指相对按揉内外关穴，以内关穴处酸胀为宜，约30次。

（8）揉颈肌。家属以一手扶定患者头部，以另一手拇指鱼际部及其余四指指腹前下方轮番揉擦项后肌肉30~60次。

八、如何预防月经失调

✳376. 月经后期如何预防

①要根据气候环境变化，适当增减衣被，不要过冷过凉，以免招致外邪，损伤血气，引起月经疾病。②要注意饮食应定时定量，不宜暴饮暴食或过食肥甘油腻、生冷寒凉、辛辣香燥之品，以免损伤脾胃而致生化不足，或聚湿生痰或凉血、灼血引起月经不调。③要保持心情舒畅，避免忧思郁怒，损伤肝脾，或七情过极，五志化火，扰及冲任而为月经疾病。④要积极从事劳动（体力和脑力劳动），但不宜过度劳累和剧烈运动，过则易伤脾气，可导致统摄失司或生化不足而引起的月经疾病。⑤要重视节制生育和节欲防病，避免生育或人流过多过频及经期、产后交合，否则损伤冲任、精血、肾气，导致月经疾病。⑥经期应注意多食清淡而富有营养的食品，如出现月经异常要及时调治。上述各项在平时应多加注意，在经期、产后更要重视，以减少本病的发生。

✳377. 如何预防上环后月经过多

上环后月经过多是需要认真诊治的。有些人认为"月经多点没有什么，没必要大惊小怪，不需要进行治疗"，这种观点是错误的。因为在正常情况下上环是不会导致月经过多的，月经过多本身就是疾病。

凡是上环后月经明显增多，而且伴有腹痛、腰痛、下坠、发热、出血过多，阴道分泌物有异味等症状，就应引起警惕，及时去医院找医师诊治。

当然，上环要严格掌握适应证，不可勉强为之。上环后一定记住医师的话，不要"闯红灯"，上环后的1周内忌食辛辣、酒类等刺激性较强的食物，不要过于劳累，不要洗盆池澡。应注重个人保健，注重阴部卫生。

上避孕环后出现异常，应及时查明原因，针对病因进行治疗。如果经X线、B超、子宫造影证实属于避孕环形状、位置的问题，则应及时更换。这对于因避孕环压迫局部造成的溃疡性出血有良好效果，因更换后出血部位有修复机会，便于溃疡面的愈合。

对于出血偏多者，可在医师的指导下进行一般的止血治疗。有炎症表现者，应进行抗生素治疗。

出血较多者，应及时去医院查明原因，针对出血原因采取措施。除了一般的止血药物外，还可运用中医药进行辨证施治。如果出血较多，颜色鲜红，口干舌燥，大便秘结，可用白茅根、生地炭、茜草、炒栀子、生地榆等治疗；倘若出血较多，颜色紫暗，腹痛较重，小腹有下坠感，宜用当归、川芎、丹参、红花、益母草、三七等；假如出血颜色较淡，时间较长，面色无华，四肢乏力，头晕耳鸣，则用炙黄芪、阿胶、墨旱莲、太子参、三七、余禹粮、贯众炭等。

药物治疗没有明显效果，而且出血量又大者，可考虑暂时取出避孕环，俟适宜时再做打算。

✱ 378. 如何预防原发性痛经

妇女行经期间或行经后有轻微腹痛、下坠等不适，是正常现象。但若这些不适明显加重，以致影响工作及生活需要治疗时，则称为痛经。痛经可分为原发性和继发性两种，原发性痛经于初潮后即开始，多为功能性，以未婚未育年轻女性多见;疼痛多在行经数小时后，或在经前1~2天开始，经期加重，可为腹绞痛、胀痛、坠痛，疼痛剧烈时可有恶心、呕吐、面色苍白、四肢发冷，甚至虚脱等现象。原发性痛经一般由以下几种因素引起。

（1）内分泌因素：排卵后在孕激素作用下，分泌期子宫内膜能合成和释放较多的前列腺素，前列腺素可促进平滑肌收缩、痉挛，以致子宫缺血引起痛经。多数均在有排卵的月经期发生。

（2）子宫因素：子宫发育不良可由子宫收缩力差或不协调引起痛经，子宫畸形，子宫过度倾屈，子宫颈口狭窄梗阻，经血流通不畅，造成经血潴留，从而刺激子宫收缩引起痛经。有少数由于精神紧张，以致产生恐惧而疼痛。

痛经程度往往因人而异，除了与疼痛发生的原因有关外，在一定程度上与个人对疼痛敏感的程度有关，痛经可影响工作和生活，因此预防和治疗痛经应引起重视。

原发性痛经中，精神因素占比较重要的位置。青春期少女由于生殖器官发育尚不成熟，精神情绪不够稳定，对月经缺乏正确的认识，最易出现痛经。因此要学习有关的生理卫生知识，正确认识月经是一种正常的生理现象，经期要注意保持情绪乐观，消除对月经恐惧或紧张的心理，以免血液流动不畅而气滞血瘀加重痛经的症状。

注意经期卫生，避免剧烈运动、过度劳累。经期忌食生冷食物，注意腹部保暖，冷天外出要注意加衣服，以防寒冷刺激，避免冷水洗浴，或在冷环境中工作。平时注意加强身体锻炼，增强体质。加强营养，多食高蛋白食物，如鱼、肉、蛋等及新鲜蔬菜、水果。蔬菜中含有大量维生素和矿物质，与高蛋白食物搭配既保证营养又增进食欲，还有利于大便通畅，从而改善痛经。

✳ 379. 防范痛经有哪些方法

妇女由于经、带、胎、产的特殊生理现象，易于导致病邪的侵害而发生痛经。所以日常注意个人卫生保健，是预防痛经的有效措施。

（1）学习掌握月经卫生知识：月经的来临，是女子进入青春期的标志，然而有些女青年由于对月经出血现象缺乏了解，会产生不必要的恐惧、紧张与害羞等心理变化。这些不良的心理变化过度持久的刺激，则易造成气机紊乱，血行不畅而诱发痛经。学习一些有关的生理卫生知识，解除对月经产生的误解，消除或改善不良的心理变化，是预防痛经的首要问题。正如《素问·上古天真论》中所说："恬淡虚无，真气从之，精神内守，病安从来。"

（2）生活起居要有一定规律：《素问·上古天真论》中说："其知道者，法于阴阳，和于术数，饮食有节，起居有常，不妄作劳，故能形与神俱，而尽终其天年，度百岁乃去。"就是说要保持身体健康，就要遵守一定的法度，适应自然环境的变化，饮食、起居、劳逸等要有节制并科学安排，方不致生病。妇女由于特殊的生理现象，在生活与起居、劳作方面必须要合理安排，有一定的规律。不宜过食生冷，不宜久居寒湿之地，不宜过劳或过逸等，尤其是月经期更需要避免寒冷刺激，淋雨涉水，剧烈运动和过度精神刺激等。

（3）积极做好五期卫生保健：五期卫生保健是指妇女月经期、妊娠期、产褥期、哺乳期、更年期的卫生保健。在这五个时期，妇女抗御病邪的能力降低，易于导致病邪的侵害而发病。认真做好五期卫生保健，对于预防痛经有着重要意义，特别是一些继发性痛经患者，往往是由于五期卫生保健不利而造成的。在这五期，无论是个人卫生，还是饮食起居，情志调养，劳动锻炼等，都要恪守一定的保护措施，方不致引起妇女病，从而保证身体健康。

（4）锻炼身体提高健康水平：经常锻炼身体，能增强体质，减少和防止疾病的发生。如汉代医学家华佗就早已认识到体育锻炼能促进血脉流通，关节流利，气机调畅，可防治疾病，从而创立了"五禽戏"，供世人健身运用。妇女经常地参加一些体育锻炼，对于预防和治疗月经期腹痛也是有好处的。

（5）积极进行妇科病的诊治：积极正确地检查和治疗妇科病，是预防痛经的一项重要措施。首先月经期应尽量避免做不必要的妇科检查及各种手术。若行放环、通液术，以及妇科检查等，均应在月经干净后3~7天进行，这样可防止细菌上行感染。再则在行剖宫产、子宫切开术时，缝合肌层，缝线不要穿过子宫内膜，避免造成子宫内膜异位。关键是发现患有妇科疾病，要做到积极治疗，以祛除引起痛经的隐患。

总之，预防痛经，要从月经初潮之前开始积极进行，直至绝经之后方可避免痛经的发生。特别是中年妇女，不要错误地认为自己没有痛经病就放松警惕，这一阶段多是继发性痛经的高发病阶段，必须注意个人卫生，正确采取预防措施，倘若发生痛经病后就要积极进行检查和治疗，以保证自己的身体健康。

✱ 380. 青春期如何防治痛经

少女和未婚女青年的痛经大都是原发性的。这类痛经的严重程度与情绪有关。恐惧、紧张、忧虑、郁闷都会使疼痛加重。

痛经固然在月经过后会自然消失，但若不采取积极的预防措施，将会造成肉体和精神上的痛苦。首先要预防痛经的发生，做到平时加强体格锻炼、保持心情开朗。其次，患有原发性痛经的青少年应对月经生理知识有正确的认识，消除对月经的恐惧、紧张情绪，注意营养及经期卫生。另外，行经时避免过度劳累，少吃寒凉生冷或刺激性的食物，并避免淋雨或洗冷水澡、在冷水中劳动等。

经常痛经者平时可以服用一些调经片、痛经丸，疼痛较重时也可以服用索米痛片等。

大多数原发性痛经者在婚后或生育后疼痛即可减轻或消失。继发性痛经的患者应及时请医生检查，查明痛因，及时治疗。不管是原发性痛经还是继发性痛经，如果痛得很严重，则都应该到医院就诊。

✱ 381. 如何预防子宫内膜异位症及痛经的发生

子宫内膜异位症是由于子宫内膜的腺体及间质生长在子宫腔以外的组织器官而造成的。因此，防止子宫内膜的播散和异位种植对防止其痛经至关重要。防止子宫内膜异位症的具体措施应从以下几个方面着手。

（1）消除经血逆流入盆腔的因素：及时矫正过度后屈子宫及宫颈狭窄，经期避免剧烈运动，正确使用卫生栓，及时治疗原发性痛经等都是防止和消除经血逆流入盆腔的重要措施。

（2）防止医源性子宫内膜异位种植：妇科手术应避开月经期，必须进行时，注意术中要动作轻柔，避免用力挤压子宫体。人工流产吸引术应防止宫腔内负压骤然变化，以减少子宫内膜或蜕膜碎片逆流的机会。经前或经期不做输卵管通畅性检查或取放宫内节育器；宫颈电灼或冷冻治疗应在月经干净后 4~5 日进行，以防子宫内膜种植在创面处。

（3）适龄婚育及药物避孕：妊娠可减少本症的发生。分娩后口服避孕药，既可避孕，又可减少子宫内膜异位症的发生。

（4）避免刺激因素：注意经期卫生及产褥保健，防止寒、湿、热邪侵入，保持心情舒畅，避免情感因素干扰等也是防止瘀血、痛经的重要措施。

（5）其他：搞好计划生育，采取积极有效的避孕措施，防止房劳过度，注意性交卫生，减少人工堕胎，月经期不做盆腔检查等都对防止子宫内膜异位症的发生有好处。

✱ 382. 如何预防子宫腺肌病及痛经

子宫腺肌病是子宫内膜的腺体和间质生长在子宫肌层内

而引起的病症，多由于反复妊娠、分娩或炎症造成子宫内壁损伤，或多量雌激素的刺激促使内膜向肌层生长而引发的。因此，要防止本病及痛经的发生，应该做到以下几点。

（1）首先要搞好计划生育，采取有效的避孕措施，避免反复妊娠、人工流产时对子宫壁的损伤而导致本病的发生。

（2）注意经期和产褥期卫生，在经期和产褥期不能游泳、涉水、盆浴，更不能性交，以防发生生殖器官感染而诱发本病。不能用凉水洗头、洗脚、洗手、洗衣服等，防止寒邪入侵而引发本病的发生。

（3）加强体育锻炼，提高机体抗病能力，注意劳逸结合，注意经期饮食卫生，保持心情舒畅，防止情志因素的干扰也是预防子宫腺肌病发生不可忽视的重要措施。

✳ 383. 如何预防充血性痛经的发生

充血性痛经多由自主神经不稳定、盆腔血管充血而致。多见于精神不稳定、长期从事站立工作、子宫后位、早婚、早育及多产、不恰当的盆腔手术、体外排精等因素，使盆腔压力持续增高引起盆腔静脉淤血造成的。因此，为了避免其发生应从以下几个方面着手。

（1）平时注意锻炼身体，不断增强体质和抗病能力。锻炼时要着重加强腹肌和盆底肌的锻炼，如收腹、憋气、提肛运动等，可加强盆底肌肉的张力，促进盆腔血液流动，减少盆腔淤血的形成。休息和睡眠时要采取两侧交替侧卧位，这样有利于盆腔血液的回流。

（2）饮食不但要注意选择含有营养丰富的食物，而且要选择能使大便保持通畅的食物，如苹果、香蕉、芹菜、韭菜、白菜等。多饮水，保持大便通畅。因大便不通畅，排便时可使腹腔压力增高，盆腔静脉回流受阻，使盆腔淤血加重。

（3）要实行计划生育，不要早婚、早育、多产，性生活要适度，不要采用体外射精法避孕。

（4）长期从事站立工作的妇女要注意休息，适当变换体位，增加活动量以促进血液循环。工间休息可适当增加活动量或平卧休息。

（5）子宫后位的妇女要及早进行治疗。